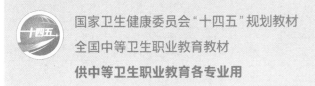

国家卫生健康委员会"十四五"规划教材

全国中等卫生职业教育教材

供中等卫生职业教育各专业用

中医学基础

第4版

主　编　刘全生

副主编　马国红

编　者（以姓氏笔画为序）

马国红（天门职业学院）

王玉华（郑州卫生健康职业学院）

朱　玛（云南省临沧卫生学校）

刘全生（天水市卫生学校）

闫记灵（长治卫生学校）

李位昌（玉林市卫生学校）

杨丽锋（大理护理职业学院）

张　瑾（山东省青岛卫生学校）

人民卫生出版社

·北　京·

图书在版编目（CIP）数据

中医学基础 / 刘全生主编 . —4 版 . —北京：人民卫生出版社，2023.4（2024.12重印）

ISBN 978–7–117–34630–6

Ⅰ. ①中… Ⅱ. ①刘… Ⅲ. ①中医医学基础 – 中等专业学校 – 教材 Ⅳ. ①R22

中国国家版本馆 CIP 数据核字（2023）第 045429 号

人卫智网	www.ipmph.com	医学教育、学术、考试、健康，购书智慧智能综合服务平台
人卫官网	www.pmph.com	人卫官方资讯发布平台

中医学基础
Zhongyixue Jichu

第 4 版

主　　编：刘全生
出版发行：人民卫生出版社（中继线 010-59780011）
地　　址：北京市朝阳区潘家园南里 19 号
邮　　编：100021
E - mail：pmph @ pmph.com
购书热线：010-59787592　010-59787584　010-65264830
印　　刷：北京市艺辉印刷有限公司
经　　销：新华书店
开　　本：850×1168　1/16　印张：22
字　　数：468 千字
版　　次：1982 年 5 月第 1 版　　2023 年 4 月第 4 版
印　　次：2024 年 12 月第 4 次印刷
标准书号：ISBN 978-7-117-34630-6
定　　价：65.00 元

打击盗版举报电话：010-59787491　E-mail：WQ @ pmph.com
质量问题联系电话：010-59787234　E-mail：zhiliang @ pmph.com
数字融合服务电话：4001118166　E-mail：zengzhi @ pmph.com

出版说明

为服务卫生健康事业高质量发展,满足高素质技术技能人才的培养需求,人民卫生出版社在教育部、国家卫生健康委员会的领导和支持下,按照新修订的《中华人民共和国职业教育法》实施要求,紧紧围绕落实立德树人根本任务,启动了全国中等卫生职业教育第四轮规划教材修订工作。

第四轮修订坚持以习近平新时代中国特色社会主义思想为指导,全面落实党的二十大精神进教材和《习近平新时代中国特色社会主义思想进课程教材指南》《"党的领导"相关内容进大中小学课程教材指南》等要求,突出育人宗旨、就业导向,强调德技并修、知行合一,注重中高衔接、立体建设。

第四轮教材按照《儿童青少年学习用品近视防控卫生要求》(GB 40070—2021)进行整体设计,纸张、印制质量以及正文用字、行空等均达到要求,更有利于学生用眼卫生和健康学习。

第四轮修订各教材章节保持基本不变,人民卫生出版社依照最新学术出版规范,对部分科技名词、表格形式、参考文献著录格式等进行了修正,并根据调研意见进行了其他修改完善。

第 3 版前言

　　第 3 版《中医学基础》全面落实党的二十大精神进教材要求,紧紧围绕落实立德树人根本任务,坚持"三基"(基础理论、基本知识、基本技能)、"五性"(思想性、科学性、先进性、启发性、适用性)、"三特定"(特定目标、特定对象、特定限制)的原则编写而成。

　　本教材可分为基础理论、临床技能、实训指导三个模块。第二章中医学与中国古代哲学是将中国古代哲学的精气学说、阴阳学说、五行学说的内容与中医学的关系加以论述。基本理论和基本知识以"必需、够用"为度,适当扩展,强调基本技能的培养。本教材融传授知识、培养能力、提高素质为一体,重视培养学生的创新、获取信息和终身学习的能力。遵循技术技能人才成长规律,把学生在未来工作的职业能力和服务水平作为目标,以岗位需求为导向,培养学生成为全面发展的高素质技术技能人才。

　　本教材针对中等卫生职业教育学生的知识基础和学习能力编写,内容叙述简明扼要、深入浅出、通俗易懂。在每章列出学习目标,以便学生自主学习;附本章小结、目标测试,便于学生复习和自测学习情况;增加"病例分析""知识拓展"等模块。增加数字内容,以学生为主体,立体化编写。数字内容包括与本教材相关的课件、方剂汤头歌等,有助于学生开阔视野、加深对知识的理解和掌握、提高分析问题与解决问题的能力。

　　本教材在编写过程中,得到了编者及编者所在单位的大力支持,在此谨致谢意。

　　各编者在本书编写过程中做出多方面努力,但由于水平有限、时间仓促,难免存在不足之处,诚恳希望各院校师生在使用过程中提出宝贵意见,以便进一步修订完善。

刘全生

2023 年 9 月

目　录

第一章 ｜ 绪 论

01章

01章 数字内容

中医学是中华民族在长期医疗、生活实践中,积累总结而成的具有独特理论风格和丰富诊疗经验的医学体系。在科学技术突飞猛进的今天,仍然有效地应用于临床实践,是防治疾病、维护健康不可缺少的重要手段,也必将对人类保健事业和世界医学科学的发展产生相当的影响。

一、中医学的形成与发展概况

(一)中医学的形成

中医药起源于生活实践。人们为了生存,与自然界和猛兽进行了长期的斗争。食物是生存的保证,人们在与饥饿作斗争的过程中,自然会寻找新的食物以充饥,也就可能发现新的食物,或误食某些毒物,引起中毒反应;也可能吃了某些植物、动物之后,使原有的病痛减轻甚至消除。人们正是经过无数次这样的尝试和长期的经验积累,才逐渐认识了哪些植物、动物对人体有害,哪些植物、动物对人体有益并有意识地加以利用。食物、食疗、药物的概念就这样产生了。正如《淮南子·修务训》记载"于是神农……尝百草之滋味,水泉之甘苦,令民知所避就。当此之时,一日而遇七十毒",生动地反映了祖先们发现植物药的过程;《山海经》关于"河罗之鱼……食之已痛"和"有鸟焉……名曰青耕,可以御疫"的记载,是从食用动物中发现动物药的佐证。继而,随着金属冶炼时代的到来,矿物药也相继被发现。

原始社会,人兽杂处,碰撞搏斗在所难免。对于外伤,人们用泥土、野草、树叶和树皮等敷裹伤口,这便是外治法的开始,同时也为外治药的发现打下了基础。

创伤,也发现了腧穴。从意外的创伤将病痛治愈,到有意创伤来治疗疾病。砭石的发现,是祖先使用简单针具的佐证。针灸术的起始约在新石器时代,人们首先是掌握了打制、挖制和磨制的技术,能够制出种类较多的石器,继而开始有了适合医用的砭石,久而久之发展成为针刺术;原始人在烘火取暖时,发现身体某些病痛得到缓解,进而用兽皮或树皮包上烧热的石块或砂土,贴附在身体的某一部位,以解除某些病痛,形成了原始的热熨法,后来经过不断改进,采用树枝或干草作为燃料,进行局部固定的温热刺激,治愈了许多病痛,从而形成了灸法。

陶器的发明和应用,可使多种药物组成复方煎熬成汤剂,增强了药物的治疗功效,逐渐形成了药物配伍理论。

中医学是古代劳动人民为了自身的生存和发展,长期与疾病乃至一切危险因素作斗争的文明史。它来源于感性认知,服务于理性实践。人类在长期的医疗实践活动中,逐渐形成了医疗理性认识,经过反复验证,不断更新、创造和发展,形成了中华民族特有的传统医药理论体系,这就是中医学的起源史,也是人类文明史的一部分。

(二)中医学的四个学术活跃期

中医学植根于中华民族文化土壤之中,伴随中华民族与中华文化的发展,形成富有中华文化特色的理论体系。人类的生存与发展,必然伴随着与疾病的斗争。早在三千多年前商代的甲骨文中就有疾、医、疗、龋、浴、沫等关于疾病和医药卫生的记载,在周代就有食医(营养医)、疾医(内科)、疡医(外伤科)和兽医等分科,并有了除虫灭鼠和改善环境卫生等防病活动的记载。中医古典著作达八千余种,丰富了博大精深的中医文化。中医学的发展,经历了四个学术活跃期。

1. 第一个学术活跃期　春秋时期,学术争鸣空前繁荣,孔子、老子、庄子、墨子等学派的产生,形成诸子百家蜂起的局面,中医学亦伴随中华文化的发展而发展。《黄帝内经》的问世,奠定了中医学理论的基础,成为中医学术发展的第一个活跃期的代表。

《黄帝内经》包括《素问》和《灵枢》两部分,原书各九卷,每卷九篇,各为八十一篇,合计一百六十二篇。大约成书于春秋战国至秦汉时期,是早期的一部医学总集,系统地阐述了人体的结构、生理、病理,以及对疾病的诊断、治则、针灸、汤液治疗和养生等问题。它是我国现存最早的、系统论述中医学理论的著作,奠定了中医学的理论基础。

《黄帝内经》以哲学思想作为指导,推动了医学科学的发展,许多内容在当时都处于领先地位,智慧地论述了人体生命运动。在人体结构方面,食管与肠的长度比例记载为1:35,现代医学认为是1:37,基本符合实际情况。在血液循环方面,《素问·痿论》认为"心主身之血脉",并在《素问·举痛论》中提出人体血液"流行不止,环周不休"的观点,比英国的哈维(公元1628年)发现血液循环早一千多年。

与《黄帝内经》同时期的《难经》(书名中的"难",是质难的意思,即问答之意),全书共有81个问答,称为"八十一难"。该书用问答方式阐述了人体的结构、生理、病因、病机、诊断、辨证、治则和治法等，尤其在脉诊和针灸治疗方面，其内容在《黄帝内经》的基础上有所发展。《五十二病方》大约成书于殷商至春秋战国时期，是我国现存最古老的方书。

2. 第二个学术活跃期　《伤寒杂病论》的问世，创立了辨证论治的基本原则，成为中医学术发展的第二个活跃期的代表。

《神农本草经》约成书于西汉时期，托名神农所著，是我国现存最早的中药学专著。书内收载中药 365 种，根据养生、治病和有毒、无毒，分为上、中、下三品；将药物分为寒、凉、温、热四性，酸、苦、甘、辛、咸五味，为后世中药理论体系奠定了基础。

《伤寒杂病论》为东汉末年张仲景"勤求古训，博采众方"所编著。由于原书散失，后经晋代王叔和搜集整理分编为《伤寒论》和《金匮要略》两书，宋代高保衡、孙奇、林亿等人奉命校订颁行于世。

张仲景继承了《黄帝内经》的学术思想，结合前人和同代医家的临床经验，以六经论伤寒、脏腑论杂病，创造性地融理、法、方、药于一体，开中医辨证论治及临床治疗学的先河。《伤寒论》以外感病为主，《金匮要略》以内伤杂病为主，二书为中医辨证论治建立了较为系统的理论体系，创立了辨证论治的基本原则，成为历代医家辨证论治之楷模。

与张仲景同时代的著名医家还有华佗，首先使用麻沸散进行全身麻醉，施行外科手术，是世界上最早的外科手术记载。他还创编"五禽戏"，开创了体育保健的先例。三国名医董奉"杏林春暖"的典故，使医术、医德传为佳话。

至晋、隋、唐时期，中医理论体系得到了进一步的充实和系统化，尤其在脏腑辨证方面有了长足的进步。例如，晋代皇甫谧著《针灸甲乙经》，是我国第一部针灸学专著；晋代王叔和著《脉经》，是我国第一部脉学专著；晋代葛洪著《肘后备急方》，收集民间简、便、廉、验方，以备临证急救。隋代巢元方等编著的《诸病源候论》，是世界上第一部探讨病因病机学的专著。唐代苏敬等人（公元 659 年）编著的《新修本草》，是我国最早的官修中药著作。另外，还有唐代孙思邈著《备急千金要方》《千金翼方》和王焘著《外台秘要方》等，使中医学理论的内容更加丰富和系统化。

3. 第三个学术活跃期　金元四大家促进了中医学术的争鸣，成为中医学术发展的第三个活跃期的代表。

中医学经过历代医家不断丰富和发展，到宋金元时期，学术思想发展空前。医家们在总结前人理论和实践的基础上，结合自己的临床实践，提出了许多独到见解，其中最具代表性的是刘完素、李杲、张从正、朱震亨，后人尊之为"金元四大家"，形成了以"金元四大家"为代表的第三个学术活跃期。

刘完素在研究《黄帝内经》病机学说和运气学说的基础上，结合自己的临床实践，提出百病多因于"火"的理论，认为外感"六气皆从火化""五志过极，皆为热甚"。因此治病多用寒凉方药，被后世医家称为"寒凉派"。刘氏的学术思想和临床经验对后世影响很大，尤其对温病学说的形成起了重要作用。

李杲继承了张元素的学术思想，认为脾胃为元气之本，饮食不节，劳逸过度，或情志所伤,皆损伤脾胃,从而导致百病丛生。故养生首先保护脾胃,治病以补脾胃之气为先。他被后世医家称为"补脾派"或"补土派"。

张从正认为,人之所以生病,多因邪气侵入人体所致,故治病应当以祛邪为要务,"邪去则正安"。他深入钻研《伤寒论》,治病多用汗、吐、下三法,以达到祛邪外出的目的,被后世医家称为"攻下派"。

朱震亨在《相火论》中提出了"阳常有余,阴常不足"的理论,治病善用养阴方药,被后世医家称为"养阴派"。

以"金元四大家"为代表,在各抒己见、百家争鸣的气氛中,中医理论体系产生了突破性的进展,涌现出了许多各具特色的医学流派。

北宋时期,毕昇发明活版印刷术,使大批医学书籍得以刊印和流传,为医学的发展创造了条件。北宋朝廷令陈师文等人,将成药处方范本校订而成《太平惠民和剂局方》;钱乙著《小儿药证直诀》;王惟一著《铜人腧穴针灸图经》,并铸针灸铜人两具;王怀隐等撰官奉敕修中医方剂著作《太平圣惠方》载方16 384首;宋徽宗赵佶敕撰官修中医方剂著作《圣济总录》,载方2万余首。南宋时期,陈自明著《妇人大全良方》;宋慈著《洗冤集》,是重要的法医著作;陈言著《三因极一病证方论》,确立三因之病因分类法,进一步发展了中医学理论。

4. 第四个学术活跃期 "温病学派"的兴起,进一步完善了中医学,成为中医学术发展的第四个活跃期的代表。

温病学说的理论渊源于《黄帝内经》《难经》《伤寒论》,宋金元时期开始逐渐脱离伤寒学说体系,明清时期形成一门独立的学科。

明代吴有性著《温疫论》,创立了"戾气"学说,认为传染病是由"戾气"致病,传染途径从口鼻而入。清代叶天士在总结前人学术成就及临床实践的基础上,创立了"卫气营血辨证",被尊为温病学派的创始人;清代吴瑭进一步总结并发展了温病学说,著《温病条辨》,创立了三焦辨证的方法。三焦辨证与卫气营血辨证一纵一横,形成了一套完整的温热病辨证论治体系。清代薛生白的《温热论》、王孟英的《温热经纬》对温病学的发展均有一定的贡献,使温病学说逐渐成为在病因、病机、辨证论治等方面都自成体系的一门独立的学科。"温病学派"的兴起,推动中医学进入了第四个学术活跃期。

明清时期的主要特点是在集古代中医基础理论大成的基础上,结合该时期医家的临床经验和哲学研究成果,经过反复探讨,提出许多创新见解,大大地提高了中医对正常人体和疾病的认识水平,使中医理论体系得到进一步的发展。例如,集成性著作有明代楼英的《医学纲目》、明代王肯堂的《证治准绳》和清代吴谦等撰写的《医宗金鉴》《四库全书·子部》等。尤其是清代陈梦雷主编的《古今图书集成·医部全录》对中医历代的论述,举其要者,按书目罗列,条理清晰,为后世学习中医者提供了极大的方便。另外,学术成就较高者还有明代张介宾著《景岳全书》、明代赵献可著《医贯》、明代李中梓著《医宗必读》、明末清初喻嘉言著《医门法律》、清代程钟龄著《医学心悟》、清代徐大椿著《医学源流论》、清代王清任著《医林改错》、清代唐宗海著《血证论》等。在历代中医藏象学说的基础上，明代医家开始探索调节人体全身脏腑阴阳的枢纽所在，赵献可、张介宾提出了"命门学说"，认为命门中所藏的阴阳水火，是全身五脏六腑阴阳的根本，命门中阴阳盛衰决定着全身脏腑阴阳的盛衰，所以命门是调节全身脏腑阴阳的枢纽；同时李中梓在总结前人对脏腑认识的基础上，明确提出了"肾为先天之本，脾为后天之本"的论断，至今仍被医家广泛应用。

（三）中医学的发展与展望

中国医药学是一个伟大的宝库，对世界医学的发展有很大的影响。早在16世纪《种痘新书》问世，成为世界医学在人工免疫方面的先驱；明代李时珍的《本草纲目》译成多种文字流传国外。

 知识拓展

《本草纲目》

《本草纲目》为明代李时珍历时27年著成；载药1 892种，附方11 096首，插图1 109幅；采用植物、动物、矿物分类方法，并按生物的生长环境、性能、形态来区别，被誉为"东方医药巨著"，也是一部具有世界性影响的博物学著作。

在科学高速发展的现代，中医学越来越被医学家、科学家及广大群众所重视，同时也被越来越多的国家和人民关注与信赖。中华人民共和国成立后，中医药事业得到了空前的发展。在1982年颁布的《中华人民共和国宪法》中，将"发展现代医药和我国传统医药"正式载入总纲第二十一条，我国传统医药的发展有了法律的保障；1986年，我国批准成立国家中医药管理局，加强了对中医药事业的全面领导，并发掘、整理和出版了一大批中医古典医籍及中医学著作；中医学专业杂志不断有新的科研成果发表；同时建立了中医学的教学与科研体系，培养了一大批中医学人才，为21世纪中医学的发展奠定了基础。

从20世纪70年代以后，中医药更引起了国际医学界的重视，数度出现了国际性"中医热""针灸热""中药热"。发达国家越来越重视中医药的教育、研究和开发应用，成立了不少中医药团体和医疗、科研机构。目前，我国的许多中医院校和医疗机构也采取了多种形式为世界各国培养中医药人才。自1975年起，受世界卫生组织（WHO）的委托，我国为许多国家和地区培养了一大批针灸人才，服务于世界各地。

同时，有些国家如日本、法国、韩国、新加坡等也在创办自己的中医教育，为中医药学在世界范围的广泛传播做出了贡献。不断壮大的中医药研究队伍和不断提高的科研水平，必将加快中医药的发展。

进入21世纪，2015年屠呦呦"从中医药古典文献中获取灵感，先驱性地发现青蒿素，开创疟疾治疗新方法"，获得诺贝尔生理学或医学奖；2016年获国家最高科学技术奖。中医学以其源于自然的治疗方法和独特的疗效，随着其影响的日益扩大以及研究工作的深化,迎接着中医学一次新飞跃的到来。

二、中医学的基本特点

整体观念、恒动观念、辨证论治是贯穿整个中医学理论体系的三个最基本特点。

(一)整体观念

整体,就是事物本身所存在的统一性、完整性和联系性。也就是说,事物是一个整体,事物内部的各个部分是相互联系不可分割的,任何部分只有置于整体之中才能被正确地认知;事物与事物之间也有着密切的联系。中医学的整体观念既重视人体自身的统一性和完整性,又强调人和自然环境、社会环境之间是相互影响,且不可分割的整体。这个思想贯穿于生理、病理、诊法、辨证、养生和治疗等整个中医理论体系之中。

1. 人体是一个有机整体　具体体现在三个方面。

(1) 人体结构的整体性:人体脏腑器官在结构上是相互关联、不可分割的,每一个脏腑器官都是机体整体的一个组成部分。

(2) 人体生命基本物质的同一性:精、气、血、津液是组成各脏腑器官并维持其功能活动的基本物质,这些物质分布并运行于全身,以维持机体统一的功能活动。

(3) 人体功能活动的联系性:形体结构和生命基本物质的统一性,决定了功能活动的统一性。

机体整体统一性的形成,是以五脏为中心,配合六腑,通过经络系统"内联脏腑,外络肢节"的作用实现的。五脏是构成整个人体五个系统的中心,通过经络系统,把六腑、五体、五官、九窍、四肢百骸等全身组织器官有机地联系起来,构成一个表里相联、上下沟通、密切联系、协调共济、井然有序的统一整体,并通过精、气、血、津液的作用来完成机体统一的功能活动。

心理和生理是人的两大基本功能活动,心身之间存在着相互依赖、相互促进、相互制约的协同关系。所以,古人强调:"形与神俱""形神合一",认为人的正常生命活动是心理和生理功能的有机融合。人的各个脏腑、组织、器官有着不同的功能,这些功能都是整体功能活动的组成部分,它一方面受到整体功能活动的制约和影响,另一方面又影响着其他脏腑器官的功能活动,从而使身心功能活动表现出整体统一性。

2. 人与自然界的统一性　人类生活在自然界中,自然界存在着人类赖以生存的必要条件。大自然存在的阳光、空气、水、生物圈等,构成了人类生存、繁衍的最佳环境。自然界的变化,必然直接或间接地影响着人体的生理活动。所以人体的生理活动与自然环境之间存在着既对立又统一的整体关系。这就是中医学认为"人与天地相应"的观点。

(1) 昼夜晨昏对人体的影响:昼夜晨昏的变化,对人体生理也有不同影响,而人体也要与之相适应。如《素问·生气通天论》指出:"故阳气者,一日而主外。平旦人气生,日中而阳气隆,日西而阳气已虚,气门乃闭。"说明人体阳气在白天多趋于表,夜晚多趋于里的现象,也反映了人体阴阳(如体温的升降,精神的兴奋与抑郁等)与自然界阴阳之间存在着适应性的自我调节变化。对疾病过程的影响发现:一般病症,大多是白天病情较轻,傍晚加重,夜间最重。正如《灵枢·顺气一日分为四时》所说"夫百病者,多以旦慧昼安,夕加夜甚",这是因为,在一日之中,正气表现出朝始生、午最盛、夕始弱、夜半衰的波动,从而影响到邪正力量的对比,病情也因此呈现出周期性的起伏变化。

(2)季节气候对人体的影响:四季气候的更替变化,使人表现出规律性生理适应过程。如《灵枢·五癃津液别》指出:"天暑衣厚则腠理开,故汗出……。天寒则腠理闭,气湿不行,水下留于膀胱,则为溺与气。"《素问·八正神明论》说:"是故天温日明,则人血淖液而卫气浮,故血易泻,气易行;天寒日阴,则人血凝泣而卫气沉。"这说明人体随春夏秋冬气候的交替变化而出现相应的变化。

(3)地区方域环境对人体的影响:由于各个地区都有它各自的自然环境和条件,因此各地区的气候、地理环境和生活习惯等也都存在差异,如南方的气候较热而多潮湿,故人体的腠理较疏松;北方的气候较寒冷而多干燥,故人体的腠理较致密。它揭示人们生活在特定的地理环境中,久而久之可逐渐在功能方面表现出某些适应性变化。一旦异地而居,环境突然改变,初期多感不太适应,所谓"水土不服",需经过一定时间,通过机体本身的自我调节,才能逐渐地适应环境的变更,否则会因此而患病。

人与天地相应,不是消极的、被动的,而是积极的、主动的。人类不仅能主动地适应自然,更能主动地改造自然,和自然作斗争,从而提高健康水平,减少疾病。

3. 人与社会环境的统一性　人生活在自然环境中,也生活在复杂的社会环境中;人体的生命活动,不仅受到自然环境变化的影响,也受到社会环境的影响。社会性是人的特征之一,社会环境不同,可造成个人身心功能与体质的差异。一般来说,良好的社会环境,有力的社会支持,融洽的人际关系,可使人精神振奋,勇于进取,有利于身心健康;而不利的社会环境,可使人精神压抑,或紧张、恐惧,从而影响身心健康。政治、经济、文化、宗教、法律、婚姻、人际关系等社会因素,都影响人体的各种生理、心理活动和病理变化,人体必须进行自我调节,与之相适应,才能维持生命活动的稳定、有序、平衡和协调,这就是人与社会环境的统一性。

人对自然环境、社会环境的适应能力是有限的,而人与人之间也存在着较大的差异。一旦自然环境、社会环境的变化过于剧烈,或由于个体本身适应及调节能力偏弱,不能对自然环境、社会环境的变化作出相应的调整,就会发生某种疾病。所以因时、因地、因人制宜,是中医治疗学上的重要原则。

(二)恒动观念

恒动,就是不停的运动、变化和发展。中医理论认为:一切物质,包括整个自然界,都处于永恒而无休止的运动之中,"动而不息"是自然界的根本规律,运动是物质的存在形式及固有属性。自然界的各种现象,包括生命活动、健康、疾病等都是物质运动的表现形式。因此,运动是绝对的、永恒的。摒弃一成不变、静止、僵化的观点,这就是恒动观念。

恒动观念的主要内容有：

1. 生理上的恒动观　人体脏腑器官的生理功能活动,处于永恒无休止的运动中。如生命活动的生、长、壮、老、已过程,充分体现了"动"。欲维持健康,就要适度锻炼身体,"生命在于运动",使生命活动处于健康状态。又如人体对食物的吸收,津液的环流代谢,气血的循环灌注,物质与功能的相互转化等,都是在机体内部以及机体与外界环境之间阴阳运动之中实现的,这就是生理上的恒动观。

2. 病理上的恒动观　中医学以"动"的观念,从病因作用于机体,到疾病的发生、发展、转归,对整个疾病的全过程进行动态观察,发现疾病的病理也处于不停的发展变化之中。如外感表寒证未及时治疗,则可入里化热,转成里热证;实证日久可转为虚证;旧病未愈又添新疾,新病又往往引动旧病等。另一方面,疾病的病理变化多表现为一定阶段性,发病初、中、末期都有一般规律和特点。例如风温,初期在肺卫,中期在气分,末期多致肺胃阴伤。又如气血瘀滞、痰饮停滞、糟粕蓄积等,都是发病机体脏腑气化运动失常的结果,这就是病理上的恒动观。

3. 疾病防治的恒动观　疾病过程是一个不断运动变化的过程。一切病理变化,都是阴阳矛盾运动失去平衡协调,阴阳偏盛偏衰的结果。治病必求其本,治疗应以扶正祛邪、调整阴阳的动态平衡为基本原则,体现了运用对立统一的运动观点指导临床治疗的特点。中医学主张未病先防、既病防变的思想,就是运用运动的观点去处理健康和疾病的矛盾,以调节人体的阴阳偏盛偏衰而使之处于生理活动的动态平衡。因此,不断地把握病人出现的新情况、新变化,细心分析,随时调整治法及方药,才不致贻误病情。

所以,中医学养生及防治疾病的基本思想,均体现了动静互涵的恒动观念。

（三）辨证论治

辨证论治,是中医诊断、治疗疾病的基本方法,是中医临床的诊疗特点,也是中医学的基本特点之一。中医学在注重辨病论治,对症治疗的同时,更注重辨证论治。

辨证的关键是"辨",即审辨、甄别的意思。要明白证的概念,就要把"病""症"和"证"作比较。"病",是指有特定的病因、发病形式、病机、发展规律和转归的一种完整的过程。"症",是指疾病的具体临床表现。所谓"证",即"证候",它是机体在疾病发展过程中某一阶段的病理概括。辨证是将望、闻、问、切等诊法所收集来的资料,在中医理论指导下,通过比较、分析和综合,辨清疾病的原因、性质、部位、发展阶段及正邪之间的关系等,最后概括、判断为某种性质的证或病。因而,辨证的过程就是对病情做出正确的分析、推理、判断的过程。

论治是根据辨证的结果,确定相应的治疗原则和具体治疗方法,并加以实施。治疗的效果,又可以检验辨证是否正确,论治是否得当。辨证论治的过程,也是认识疾病和治疗疾病的过程。辨证是确定治疗的前提和依据,论治是治疗疾病的手段和方法。两者密切相连,是不可分割的两个环节,也是理论和实践的有机结合,理、法、方、药在临床上的融会贯通。

辨证论治要求辨证精当,抓住本质,运作中既有原则性,又有灵活性。例如,临床上"同病异治"与"异病同治"的治疗方法,就是其原则性与灵活性的具体体现。

辨证论治还强调人、病、证三者之间的关系,强调个体差异,侧重辨证与辨病相结合,重视整体与局部、宏观与微观的辩证关系。针对疾病过程中不同情况,随机应变,抓住主要矛盾,因时、因地、因人制宜,选择最佳治疗方案。也就是具体情况具体分析,力求做到每方、每药都有针对性。同时,注重证候的时空变化,证变方药变,方药随证转,表现为灵活应变的随机模式。这就是辨证论治的实质与精髓。

 知识拓展

几 个 名 词

1. "形与神俱""形神合一" 形,形体;神,心理,精神,生命现象。其是指人体的各种生命活动协调统一。

2. 同病异治 同一疾病,在疾病发展的不同阶段,病理变化不同,表现的"证候"不同,所以治疗方法也不同。

3. 异病同治 不同的疾病,在疾病发展过程中,会出现相同的或相似的病理变化,表现出相同的或相似的"证候",所以,采用相同的方法治疗。

4. 宏观辨证 症、证、病,它们都是疾病外在的宏观表现。

5. 微观辨证 辨证的对象正在走向微观,如尿蛋白、尿潜血、血清病毒标志物、酶系统、血液检验等,并且已积累了许多宝贵经验。

三、中医学的认知与思维方法特点

中医学的认知与思维方法,是中医学理论体系构建过程中理性认识的方法学。它借助于语言,运用概念、判断、推理等认知与思维形式反映人体内外的本质联系及其规律性。在长期医疗实践的基础上,运用中国古代哲学的认知与思维方法,对人体的组织结构、生理功能、病因、病机、养生与治则等进行了分析、归纳和总结,逐渐形成了中医学的理性认识。中医学的认知与思维方法的特点,主要有以下四个方面:

(一)司外揣内

司外揣内是指通过观察外在表象,以揣测分析其内在变化的方法,又称作"以表知里"。

(二)整体恒动

中医学主要是对有生命的人体,对生命现象的长期观察与研究。认为人体是一个有机整体,人与自然环境、社会环境之间,天地相感,人应其中。基于这一思维方法,既注重人体生命的运动,又注重人与自然环境、社会环境的统一性;既注重人体解剖组织结构、内在脏腑器官的客观存在,更重视人体各脏腑组织器官之间的功能联系。强调人体自身内部以及人与自然环境、社会环境之间的统一和谐,形成了具有中医学特色的整体恒动观。

(三)援物比类

援物比类,又称取象比类,是运用形象思维,根据被研究对象与已知对象在某方面的相似或类同,从而认为两者在其他方面也可能有相似或类同,并由此推测被研究对象某些性状特点的认知方法,如五行学说。

(四)摆脱表象的束缚

摆脱表象的束缚是指摆脱肉眼可见的形象等概念形式。中医学的诸多重要概念,其真谛往往在肉眼可见的形态之外,与对生命现象的长期观察与研究有关。如"藏象",是"藏于内而象于外"的,虽源于解剖,却无法用肉眼可见的解剖形态来比拟,其功能更是脱离了解剖概念,而成为以五脏为中心的五大功能系统。

上述中医学的认知与思维方法特点,对于深入揭示生命活动的本质,有着重要的启迪意义。

 知识拓展

形 象 思 维

形象思维是认识客观世界的一种重要思维方法,它既不是简单的取象比类,也不同于逻辑思维。它是以形象的、直观领悟为特征的、复杂的、多途径、多回路的思维方式。钱学森认为:思维学又可以分为抽象(逻辑)思维学、形象(直感)思维学和灵感(顿悟)思维学三个组成部分。

四、中医学基础的主要内容与学习方法

本门课程的主要内容可分为基础理论、临床技能和实训指导三大模块。中等卫生职业教育各专业学生通过学习中医学基本知识,理解中医防治疾病的特点,树立辨证论治思想,为今后临床实践奠定基础。中医学是伴随中华文化的发展而发展起来的,是具有中华文化特色的理论体系,学习时要特别注意。

绪论,对中医学的形成与发展、基本特点、认知与思维方法等进行简要介绍。

基础理论模块:中医学与中国古代哲学,中国古代哲学的内容如阴阳、五行、精气学说等应用到中医学,并成为中医学的重要组成部分。人体结构与功能,包括藏象学说、精、气、血、津液、经络三大部分,重点阐述脏腑、精、气、血、津液、经络的生理功能及其相应的病理变化,阐述人体生命活动的规律,是中医基础理论的主体。病因病机,主要内容是病因、发病、病机,探讨各类疾病发生、发展、演变的内在机制及一般规律,是中医学对疾病认

识的理性总结,是指导各科临床辨证的应用基础。诊法,主要是四诊,即通过望、闻、问、切收集病情资料,是诊察疾病的基本方法。辨证,是根据四诊所提供的病情资料进行综合分析以判断疾病证候的过程,是中医认识疾病的基本方法。

养生与防治原则是中医学对保持健康、防治疾病的理性认识。其中除了有具体的养生与防治的方法和经验之外,还有着一整套缜密而颇具特色的理论指导。对今天的养生保健及疾病防治,依然具有指导作用。

中药与方剂:中医药学是一个伟大的宝库,有着以大自然为依托的天然药库和经过长期积累的药物学知识。《中药大辞典》记载的药物已多达 5 000 余种。中药知识之丰富,可见一斑。中药有丸、散、膏、丹等多种应用剂型,以及丰富的内服、外敷等不同用药途径。本书只做概要介绍。

临床技能:主要介绍常见病证的辨证预防治疗、针灸、推拿按摩的基本知识与操作方法。

中医学既是一门科学、一门技能,也是一种生活方式。中医学应中华民族生息繁衍的需求,融进了人们的日常生活,成为生活文化的重要部分。经数千年的探索,积累了大量与日常生活相关的医学知识,以及一系列行之有效的养生保健的方法,如针灸、推拿、太极拳、食疗、药膳等。

临床知识与技能主要体现在病证、针灸、推拿按摩,这部分内容非常丰富,具有应用学科的鲜明特征;是数千年积累起来的各种解决病证的措施和方法,具有实用价值,弥足珍贵。中医学能延绵至今而不绝,就是以其优异的临床效果为基础的。

实训指导:根据各学校的实际情况,建议尽可能进行实践、见习、操作,使理论与实践相结合,激发学生的学习兴趣,掌握操作技能,提高教学效果。

本章小结

中医药起源于生活实践,中医学的理论体系在实践中不断地深化与充实。经历了四个学术活跃期:第一个学术活跃期,以《黄帝内经》为代表,奠定了中医学理论的基础;第二个学术活跃期,以张仲景的《伤寒杂病论》为代表,奠定了中医辨证论治体系;第三个学术活跃期,以"金元四大家"为代表的金元学术活跃期;第四个学术活跃期,"温病学派"的兴起,以叶天士创立的"卫气营血辨证"为代表,成就了清初学术活跃的鼎盛时期。

整体观念、恒动观念、辨证论治是贯穿整个中医学理论体系的三个最基本特点。

中医学的认知与思维方法特点:司外揣内、整体恒动、援物比类、摆脱表象的束缚。

(刘全生)

一、选择题

A1 型题

1. 神农尝百草,一日而遇七十毒是指

    A. 针刺   B. 中药   C. 砭石

    D. 火罐   E. 热敷

2. 我国现存最早的系统论述中医学理论的著作是

    A.《五十二病方》   B.《神农本草经》   C.《黄帝内经》

    D.《伤寒论》   E.《难经》

3. 提出"邪去则正安"论点的医家是

    A. 张子和   B. 李杲   C. 刘完素

    D. 朱震亨   E. 李时珍

4. 中医学理论体系的三个最基本特点是

    A. 整体观念、恒动观念、辨证论治

    B. 病、症、证

    C. 人体结构的整体性、生命基本物质的同一性、功能活动的联系性

    D. 形与神俱

    E. 形神合一

5. 中医学中成功地应用辨证论治的第一部专书是

    A.《伤寒杂病论》   B.《黄帝内经》

    C.《神农本草经》   D.《难经》

    E.《新修本草》

6. 恒动观念是指

    A. 动而不息是自然界的根本规律,运动是生命的基本形式

    B. 天人合一

    C. 司外揣内

    D. 援物比类

    E. 方书之祖

7. 中医学的认知与思维方法的特点,主要有

    A. 司外揣内,整体恒动,援物比类,摆脱表象的束缚

    B. 异病同治

    C. 同病异治

    D. 藏象

    E. 经络

二、名词解释

1. 整体观念　　2. 恒动观念　　3. 辨证论治　　4. 同病异治　　5. 证、症、病

三、问答题

1. 中医学发展的基本法律保障是什么?
2. 简述中医学理论发展经历的四个学术活跃期。

第二章 | 中医学与中国古代哲学

02章 数字内容

中医学和中国古代哲学是中华文化的代表。中国古代哲学是中华民族智慧的理性沉淀和理性思维；中医学是中华民族的瑰宝，为中华民族的繁衍昌盛做出了巨大贡献。

哲学，是人们对客观世界运动规律的概括和认识。中医学理论形成于中国古代，受当时科学水平的限制，中医学更多地运用了中国古代先进的哲学思想以解说人体的生理和病理现象。中国古代哲学的发展，促进了中医理论的形成和发展。同时中医学的研究对象也为哲学提供了丰富的素材，因此学习中医学，就要认识中国古代哲学思想，了解中国古代哲学思想在中医学中的具体运用。

精气学说、阴阳学说和五行学说是对中医学影响最大的中国古代哲学。中国古代医学家在长期的医疗实践中，把精气学说、阴阳学说和五行学说运用到中医学的各个领域，成为中医学方法学体系的重要组成部分，促进了中医学理论的形成。

第一节　精　气　学　说

一、精气学说的形成与发展

精气学说，是中国古代很重要的哲学范畴。它认为气是构成宇宙万物的本原，宇宙万物由精气构成，是机体生命活动的动力。《周易·系辞上》记载："精气为物。"中医学吸收和发展了这一学说，把古代哲学中的精气学说与大量医学实践相结合，形成了中医学的精气学说。

中医学认为,气是一种不断运动的精微物质,是构成和维持人体生命活动的根本,气的升降出入运动构成了人体的生命活动的基本形式。《素问·宝命全形论》记载:"人以天地之气生,四时之法成。"没有气化,就没有大自然的一切变化,也就没有了人的生命活动。故《素问·六微旨大论》中记载:"出入废则神机化灭,升降息则气立孤危。故,非出入则无以生长壮老已,非升降则无以生长化收藏。"

二、精气学说的基本概念

在古代哲学中,精,又称精气,泛指气,是指无形且运动不息的极细微物质,是构成世界万物的本原。在某些情况下,精气又专指气的精粹部分,是构成人体的本原。

气是古代人们对于自然现象的一种朴素认识,是构成物质世界的本原。宇宙间的一切事物,都是由物质的气的运动变化而生成的。这种朴素的唯物主义观点被引进中医学领域,逐渐形成了中医学的气的概念。

三、精气学说的基本内容

(一)精气是构成万物的基本物质

精气学说认为,精气是构成天、地和自然界万物的基本物质。万物生成皆因精气聚合,万物的消亡则是由于精气的离散。万物的生死在于精气的聚散,但作为物质元素的精气,其运动变化也是永恒的。精气可分为有形和无形两个方面,有形之气和无形之气交感,阴阳二气相互作用,从而化生万物,一切事物和现象都是精气运动变化的结果。

(二)气化推动世界的变化

气的运动,称为气机。气的运动形式多种多样,将其归纳为升、降、出、入四种基本形式。升,即由下向上;降,即由上向下。所谓升降,是指机体内部的气机运动形式;出,即由内向外;入,即由外向内。所谓出入,是指机体与外界环境的气机运动形式。只有升降出入相互协调运动,才能保持机体的有序稳定,才能维持正常的生命活动。气的运动产生各种各样的变化,称为气化。气化的表现十分复杂,如无形之气变为有质之形、有质之形化为无形之气的形气之间的转化,即属于气化。由于万物都是由气构成的,故万物之变化,皆属于气化。如人之生、长、壮、老、已,植物之生、长、化、收、藏,无一不属气化之列。气化运动是永恒的。气构成了整个世界,气的运动决定了自然界的运动和变化。

(三)气是天、地、万物之间的中介

万物之间看似相对独立、没有联系,其实不然,万物之间相互联系,相互作用,天地万物之间充满着气,精气充斥于天、地、万物之间,成为相互联系的中介,使万物得以相互感应。如天地、日月、昼夜、季节、气候变化等,都是以气为中介而相互感应的自然现象。

四、精气学说在中医学中的应用

（一）说明人体的基本构成

精气构成了宇宙万物，人同样也因禀受了精气而构成人体的五脏六腑、筋骨肌肉、四肢百骸等组织器官以及精、血、津液等人体的基本物质。人体精气就其来源而言，有先天之精和后天之精。先天之精禀受于父母，是构成人体的原始物质；后天之精来源于食物中的营养物质和自然界中的清气。两者相互作用，以维持生命的生生不息。

（二）说明人体的生理功能

精气不仅是构成人体的物质基础，也是人体生理活动的根本动力。精气充沛，则正气强盛；精气不足，则正气亏虚，身体羸弱。人体的生理活动都是气化功能的具体表现，气机升降出入正常，则脏腑功能活动正常，促进物质和能量的相互转化，维持人体的正常生命。如肺的宣发肃降、肝的疏泄升发、脾升胃降、心火下降、肾水上腾等，都是气机升降出入的生理现象。

（三）说明人体的病理变化

人体的病理变化主要是气化功能失调，即气机失常所致。升降出入失常，则脏腑功能紊乱，人体代谢失调，疾病由此而生。气机失调，往往先出现气虚、气郁、气陷、气滞、气逆等气机本身的病变，继而脏腑功能失调，波及形质，影响津血，导致痰凝、血瘀等。

（四）用于疾病的诊断和治疗

精气学说把精气不足和气机失调当成疾病产生的重要病因病机，把固护精气和调理气机作为治疗疾病的重要原则。精气不足，即"正虚"，必然导致疾病的发生，治疗、护理就应补益精气。精气对于人体至关重要，故在治疗疾病过程中，要把"扶正固本"固护精气放在极其重要的地位。调理气机是治疗的另一个关键环节，调理气机的指导原则是以通为顺、因势利导。

五、精、气、神之间的关系

精，泛指人体中一切有用的成分。如先天之精、后天水谷之精等。这种精禀受于先天，并受后天精气的滋养而充盈。肾精化生元气，运行全身，促进人体的生长、发育和生殖，并且推动和调节全身的生理功能，是人体生命活动的原动力。同时，在生殖过程中，男女之精交合，则产生新的生命。气，是人体生命活动的动力，是指肾精所化生之气、水谷精气和自然界之清气，三者共同组成人体的精气。气还包括肾中所藏之精气，即肾精。有形之精与无形之气，可以相互转化，即所谓"精气互化"。神，指人体生命活动的外在表现，还指人的精神意识思维活动。

历代中医学家都非常重视精气学说,创立了"精气神学说"。精可化气,气可化精,精气互化;精气生神,精气养神,神有统摄精气的作用。故三者可分而不可离。

第二节 阴 阳 学 说

一、阴阳学说的起源与形成

阴阳是中国古代哲学的一对重要范畴。阴阳的概念,早在夏商时代就已经形成,战国时期已形成阴阳理论。《易传》:"一阴一阳之谓道",即认为阴阳是天地万物运动和发展变化的根源及规律。阴阳相合,万物生长,在天形成风、云、雷、雨各种自然气象,在地形成河海、山川等大地形体,在方位则是东、西、南、北四方,在气候则为春、夏、秋、冬四季。考阴阳原义,"阴"为云之覆,"阳"为日之出;月为阴、日为阳。从字形上分析,阴阳二字均有"阝"(偏旁),"阝"即"阜","阜"为山,为岗,为高地。所谓阴阳,无非是山的两面,一面为暗,一面是明,阴阳是对立的,又是统一的,它们都以"阜"为坐标,没有阜,也就无法分阴阳。由此引申出阴是指山之北,河之南;阳是指山之南,河之北。高山的北面,河水的南面,都是太阳照不到的地方,因此为阴;高山的南面,河水的北面,则是阳光普照的地方,因此称为阳。

二、阴阳学说的基本概念

阴阳,是对宇宙中相互关联的事物和现象对立双方属性的概括。阴阳的含义最初是指日光向背,即向日为阳,背日为阴,后来引申为气候的寒暖,方位的上下、左右、内外,光线的明暗,运动的动静等。古代哲学家发现宇宙万物都存在着正反两个方面,于是就以阴阳这一概念来解释其相互关系与运动发展变化的规律。

《素问•阴阳应象大论》记载:"阴阳者,天地之道也,万物之纲纪,变化之父母,生杀之本始,神明之府也。治病必求于本。"阴阳既可以存在于事物之间,代表两个既对立又统一的事物,又可以存在于同一事物内部,代表同一事物内部存在的对立统一的两个方面。凡是运动的、外向的、上升的、温热的、明亮的、兴奋的、强大的、功能的都属于阳;静止的、内向的、下降的、寒冷的、晦暗的、抑制的、弱小的、物质的都属于阴。阴阳的相对属性引入到中医学领域,对人体具有推动、温煦、兴奋等作用的属于阳,对人体具有凝聚、滋润、抑制等作用的属于阴。必须指出,事物的阴阳属性,存在于统一体内部相互联系、相互对立的双方之中,不是统一体内部相互联系、相互对立的双方就不能用阴阳来区分其相互属性(表2-1)。

表2-1　事物和现象的阴阳属性举例

属性	空间	时间	温度	亮度	季节	事物的动态
阳	日、天、上、左	昼	火、温、热	明亮	春、夏	动、向外、升、兴奋、亢进、功能
阴	月、地、下、右	夜	水、寒、冷	晦暗	秋、冬	静、向内、降、抑制、衰退、物质

事物和现象的阴阳属性并不是绝对的,而是相对的。一方面表现为阴阳双方是通过比较而分阴阳的,因此,单一事物就无法定阴阳。在一定条件下,阴和阳之间会发生相互转化,即阴可以转化为阳,阳也可以转化为阴。如四季的交替中,春夏到秋冬,是由阳转阴,秋冬到春夏,是由阴转阳。另一方面表现为阴阳的无限可分性,即阴阳之中可以再分阴阳,阴中包含着阴阳,阳中也包含着阴阳。如昼为阳,夜为阴,白昼的上午为阳中之阳,下午为阳中之阴;黑夜的前半夜为阴中之阴,后半夜为阴中之阳。《素问·金匮真言论》记载:"平旦至日中,天之阳,阳中之阳也;日中至黄昏,天之阳,阳中之阴也;合夜至鸡鸣,天之阴,阴中之阴也;鸡鸣至平旦,天之阴,阴中之阳也。"由此可见,宇宙间的任何事物都可以概括成阴和阳两类,任何一种事物内部又可以分为阴和阳两个方面,而每一事物内部阴或阳的任何一方,还可以再分阴阳。这种既相互联系而又相互对立的现象,在自然界里是无穷无尽的。

三、阴阳学说的基本内容

(一) 对立制约

对立制约是指属性相反的阴阳双方的互相排斥、互相斗争,相互制约。如以四季的寒热温凉,夏季本来是阳热盛,但夏至以后,阴气却渐次以生,用以制约炎热的阳;冬季本来是阴寒盛,但冬至以后,阳气却随之而复,用以制约严寒的阴。阴阳双方制约的结果,使事物取得了动态平衡。就人体的兴奋和抑制而言,兴奋为阳,抑制为阴,兴奋制约抑制,抑制制约兴奋,兴奋和抑制相互制约和排斥,从而维持人体功能的动态平衡,这就是人体的正常生理状态。

(二) 互根互用

阴阳互根是指阴阳双方具有相互依存、互为前提和根本的关系。阴或阳任何一方都不能脱离另一方而单独存在,每一方都以相对的另一方的存在作为自己存在的前提和条件。如对方位而言,上为阳,下为阴,没有上也就无所谓下,没有下也就无所谓上;对昼夜而言,没有昼也就无所谓夜,没有夜也就无所谓昼;对兴奋和抑制而言,兴奋属阳,抑制属阴,无兴奋就无所谓抑制,无抑制也就无所谓兴奋。所以说,阳依存于阴,阴依存于阳,中医学把阴阳这种相互依存的关系称为"互根"。

阴阳的互用是指阴阳之间还存在着相互资生、相互促进和助长的关系。如气主动属阳,血主静属阴,气能生血、行血,血能载气、养气。故有气为血之帅,血为气之母之说。

《素问•阴阳应象大论》记载："阴在内,阳之守也,阳在外,阴之使也。"就是对阴阳互根互用关系的高度概括。

如果由于某种原因,使阴阳双方这种互根互用的关系遭到破坏,就会导致"孤阴不生,独阳不长"。就人体而言,如人体物质与功能之间的互根互用关系失调,会导致疾病的发生,甚至危及生命。所谓"阴阳离决,精气乃绝",就是这个意思。

（三）消长平衡

"消"是消弱、减少;"长"是增强、增长。阴阳消长是指相互对立又相互依存的阴阳双方,不是处于静止不变的状态,而始终处于"阴消阳长"或"阳消阴长"的运动变化之中。所谓"消长",是说一方增长,会削弱对方的力量,导致对方相对不足,即"此长彼消";或一方的不足,导致对方的相对亢盛,即"此消彼长"。阴阳的平衡是指阴阳双方在这种消长变化的运动中,维持着阴阳之间的相对稳定的状态。所以说,阴阳之间的平衡,不是静止的和绝对的平衡,而是始终贯穿着阴阳双方的消长变化,是动态的、相对的平衡。这种平衡关系称为消长平衡,它反映了辩证唯物主义关于物质的绝对运动和相对静止的观点。

事物阴阳的消长平衡是普遍存在的。如在一年四季中,由春到夏,寒气(阴)渐减,热气(阳)日增,是"阴消阳长"的过程,由秋到冬,寒气(阴)渐增,热气(阳)递减,是"阴长阳消"的过程。一年四季春夏秋冬寒暑更迭的规律出现,正是阴阳在消长中保持着相对的动态平衡的结果。再从人体的功能活动和物质代谢关系来看:人体各种功能活动(阳)的产生,必然消耗一定的营养物质(阴),这是阳长阴消的过程;而各种营养物质(阴)的产生,又必定损耗器官的功能活动(阳),这就是阴长阳消的过程。人体在功能与物质消长过程中保持着相对动态平衡,维持着机体正常的生理活动。如果致病因素使这种平衡遭到破坏,就会造成阴或阳的偏盛或偏衰,形成"阳盛则热,阴盛则寒"的病理状态,引起疾病的发生。

（四）阴阳转化

阴阳对立的双方,在一定的条件下,可以各自向其相反的方向转化,即阴可以转化为阳,阳也可以转化为阴,从而使事物的性质发生根本性的改变。如昼夜的交替,寒暑的变化,疾病过程中寒证、热证的相互转化都是阴阳转化的实例。阴阳转化有渐变、突变两种方式。如一年四季中寒暑交替,一天之中昼夜的转化即属于渐变的方式;夏天极热天气的骤冷和下冰雹,属于突变形式。阴阳转化必须具备一定的条件,这种条件就是"重"或"极",即所谓"重阴必阳,重阳必阴""寒极生热,热极生寒"(《素问•阴阳应象大论》)。这里的"重"和"极"就是促成转化的条件。如急性热病中,由于热毒极甚,正气大伤,在持续高热,大汗淋漓的情况下,突然出现体温下降、面色苍白、四肢厥冷、脉微欲绝等阳气暴脱的危象,即属于阳证转化为阴证。此时若抢救及时,处理得当,四肢转温,色脉转和,阳气恢复,阴又转阳,病情又可转危为安。此病例中热毒极盛,致阳气随津液外泄就是阴阳转化的条件。

在阴阳消长和转化关系中,阴阳消长是事物发展变化的量变过程,阴阳转化是事物发展变化过程中的质变阶段,消长是转化的前提,转化是消长的结果。

四、阴阳学说在中医学中的应用

阴阳学说贯穿于中医理论体系的各个方面,用以说明人体的组织结构、生理功能、病理变化,并有效指导着临床诊断、治疗、护理、预防和养生。

(一)说明人体的组织结构

人体是一个有机整体,根据部位和功能活动特性可分为阴阳两部分。就人体部位来说,上为阳,下为阴;背部为阳,腹部为阴;体表为阳,体内为阴。按照脏腑功能特点划分,心、肝、脾、肺、肾五脏为阴,胆、胃、小肠、大肠、膀胱、三焦六腑为阳。五脏之中,又各有阴阳所属,即心、肺居于上部(胸腔)属阳,肝、肾位于下部(腹腔)属阴,脾为至阴。若具体到每一脏腑,则又有阴阳之分,如心有心阴、心阳,肾有肾阴、肾阳。总之,人体组织结构的上下、内外、表里、前后各部分,以及内脏之间,无不包含着阴阳的对立统一。所以,《素问·宝命全形论》记载:"人生有形,不离阴阳"(表2-2)。

表2-2 人体组织结构的阴阳属性归类

阴阳	人体部位	脏腑
阳	上部、体表、四肢外侧、背	六腑、心肺(上)、心阳、肾阳
阴	下部、体内、四肢内侧、腹	五脏、肝肾(下)、心阴、肾阴

(二)说明人体的生理功能

人体正常的生理活动,是阴阳两方面保持着对立统一的协调关系,使之处于动态平衡状态的结果。从阴阳角度来看,功能属阳,物质属阴,即组织结构和精、气、血、津液等物质属阴,脏腑组织器官和精、气、血、津液的生理功能属阳。各种功能活动(阳)的产生,必然要消耗一定的营养物质(阴);而各种营养物质(阴)的新陈代谢,又必定要消耗一定的能量(阳)。正常情况下,物质是功能的基础,功能是物质的反映,两者之间互相对立又互相依存。如果阴阳失调,人体就会生病以至死亡。如《素问·生气通天论》记载:"阴平阳秘,精神乃治;阴阳离决,精气乃绝。"

(三)说明人体的病理变化

人体所有疾病的发生均可用阴阳失调来概括说明。一切疾病的发生、发展决定于正气和邪气两个方面。正气分阴阳,包括阴精和阳气两部分;邪气(致病因素)也有阴邪和阳邪之分。疾病发生、发展的过程,就是邪正斗争的过程,无论其病理变化如何复杂,都不外乎阴阳的失调。

1. 阴阳偏盛 即阴盛、阳盛,是属于阴阳任何一方高于正常水平的病变。

(1)阳盛则热:阳盛是病理变化中阳邪亢盛而表现出来的热的病变。阳邪致病,如暑热之邪侵入人体可造成人体阳气偏盛,出现高热、汗出、口渴、面赤、脉数等表现,其性质属热,所以说"阳盛则热"。

(2)阴盛则寒:阴盛是病理变化中阴邪亢盛而表现出来的寒的病变。阴邪致病,如纳凉饮冷,可以造成机体阴气偏盛,出现腹痛、泄泻、形寒肢冷、舌淡苔白、脉沉等,其性质属寒,所以说"阴盛则寒"。

2. 阴阳偏衰　阴阳偏衰即阴虚、阳虚,是属于阴阳任何一方低于正常水平的病变。

(1)阳虚则寒:阳虚是人体阳气虚损,阳虚不能制约阴,则阴相对偏盛而出现寒象。如机体阳气虚弱,可出现面色苍白、畏寒肢冷、神疲倦卧、自汗、脉微等表现。

(2)阴虚则热:阴虚是人体的阴液不足,阴虚不能制约阳,则阳相对偏亢而出现热象。如久病耗阴或素体阴液亏损,可出现潮热、盗汗、五心烦热、口燥咽干、脉细数等。

3. 阴阳互损　根据阴阳互根的原理,机体的阴阳任何一方虚损到一定程度,必然导致另一方的不足。表现为阳损及阴和阴损及阳。

(四)用于疾病的诊断

任何疾病,不管临床表现如何错综复杂,千变万化;病理变化复杂多端,究其基本机制是阴阳失调。用阴阳来概括疾病的病变部位、性质及各种证候的基本属性,作为辨证的纲领。《素问·阴阳应象大论》记载"善诊者,察色按脉,先别阴阳"。

临床上常用的八纲辨证,是各种辨证的纲领,阴阳又是八纲的总纲,即表证、热证、实证属阳,里证、寒证、虚证属阴。正确的诊断,首先要分清阴阳,才能抓住疾病的本质,做到执简驭繁(表2-3)。

表2-3　疾病属性的阴阳归类

阴阳	辨证	症状(色泽、脉、声音)	疾病(黄疸、水肿)
阴	里证、寒证、虚证	晦暗、沉细迟、低微	阴黄、阴水
阳	表证、热证、实证	鲜明、浮洪数、高亢	阳黄、阳水

(五)用于疾病的防治

疾病发生、发展、变化的基本机制是阴阳失调,调整阴阳是中医学治疗、护理疾病的基本原则,也是阴阳学说用于疾病防治、护理的主要内容。调理阴阳,就是损其有余,补其不足,重新恢复阴阳平衡状态。针对疾病阴阳偏盛,治疗时采用"泻其有余"(实者泻之)的原则。凡"阴盛则寒"的病证,用"寒者热之"的治则;"阳盛则热",用"热者寒之"的治则。针对阴阳偏衰的治疗原则,采用"补其不足"(虚者补之)的原则。"阳虚则寒"产生的病证,宜用补阳治之,又称为"益火之源,以消阴翳"。"阴虚则热"的病证,宜用补阴治之,又称作"壮水之主,以制阳光"。

阴阳学说也可用来概括中药的性能。药物的性能包括四气、五味、升降浮沉,都可以用阴阳来归纳说明。药物有寒、热、温、凉四气,寒凉药属阴,温热药属阳;药物有辛、甘、酸、苦、咸五味,辛、甘属阳,酸、苦、咸属阴;药物有升、降、浮、沉四种作用趋向,升、浮药属阳,沉、降药属阴。在临床治疗、护理中,根据疾病阴阳盛衰的情况,结合药物的阴阳属性,调整阴阳,恢复阴阳平衡,从而达到治愈疾病的目的(表2-4)。

表2-4　药物阴阳属性归类表

阴阳	四气	五味	升降浮沉
阴	寒、凉	酸、苦、咸	降、沉
阳	热、温	辛、甘	升、浮

阴阳学说还可用于指导疾病的预防。善于调理阴阳是防病摄生的关键,养护正气的法则要求人体内部的阴阳变化与天地自然之间的阴阳变化协调。人与自然息息相通,大自然的阴阳消长及转化也必然影响人体阴阳变化,善于保养阴精阳气,则邪气不侵。中医学认为"正气存内,邪不可干""邪之所凑,其气必虚",人以正气为本。

第三节　五 行 学 说

一、五行学说的形成和发展

西周末年,已有唯物主义观点"五材说"。如《国语·郑语》记载"以土与金、木、水、火杂,以成百物"和《左传》"天生五材,民并用之,废一不可"等,均记载了"五材说"。夏商周的《尚书·洪范》"五行:一曰水,二曰火,三曰木,四曰金,五曰土。水曰润下,火曰炎上,木曰曲直,金曰从革,土爰稼穑。润下作咸,炎上作苦,曲直作酸,从革作辛,稼穑作甘。"的记载,开始把五行属性抽象出来,推演到其他事物,构成一个固定的组合形式。

春秋战国时期,《黄帝内经》把五行学说应用于中医学中,这对研究和整理古代劳动人民长期积累的丰富临床经验,形成中医特有的理论体系,起到了重要的推动作用。

二、五行的基本概念和特性

(一)五行的基本概念

五,指木、火、土、金、水五种物质;行,指它们的运动和变化。五行,就是指木、火、土、金、水五种基本物质和现象的运动变化。

五行学说认为,木、火、土、金、水是构成世界万物的基本元素,世界上所有事物和现象的发生、发展、变化都是这五种物质运动变化的结果。这五种物质各具特性,但都不是孤立存在的,而是紧密联系的。五行既相互资生,又相互制约,从而促进了自然界事物的发生和发展,维持着它们之间的协调和平衡。

(二)五行的特性

五行特性是在长期的生活和生产实践中,对木、火、土、金、水五种物质的直观观察和朴素认识的基础上,不断进行抽象概括而逐渐形成的理性概念。因此,五行的特性虽然来自于木、火、土、金、水,但实际上又超越了这五种具体事物的本身,具有抽象的特征和更广泛的内涵。

木的特性:古人称"木曰曲直"。曲,屈也;直,伸也。木具有能屈能伸、生长、升发、条达、舒畅的特性。木代表生发力量的性能,标示宇宙万物具有生生不已的功能。凡具有这类特性的事物或现象,都可归属于"木"。

火的特性:古人称"火曰炎上"。炎,热也;上,向上。火具有温热、上升的特性。火代表生发力量的升华,光辉而热力的性能。凡具有温热、升腾、茂盛性能的事物或现象,均可归属于"火"。

土的特性:古人称"土爰稼穑"。春种曰稼,秋收曰穑,指农作物的播种和收获。土具有生化、承载、受纳的特性,故称土载四行,为万物之母。土具生生之义,为世界万物和人类生存之本。凡具有生化、承载、受纳性能的事物或现象,皆归属于"土"。

金的特性:古人称"金曰从革"。从,顺从;革,变革、改革。金具有清洁、肃降、收敛的特性。凡具有这类性能的事物或现象,均可归属于"金"。

水的特性:古人称"水曰润下"。润,湿润;下,向下。水具有滋润、下行、寒凉、闭藏的特性。凡具有这类特性的事物或现象都可归属于"水"。

(三)事物属性的五行归类

五行学说采用取象比类和推演络绎的方法,将宇宙间的所有事物和现象的不同性质、作用和形态与五行的特性进行类比,从而分别归属于木、火、土、金、水五行之中。

五行学说对事物属性的归类推演法则是以天(指自然界)人相应为指导思想,以五行为中心,以空间结构的五方、时间结构的五季、人体结构的五脏为基本框架,将自然界的各种事物和现象以及人体的生理、病理现象,按其属性进行归纳。凡具有生发、柔和、条达、舒畅等性质和作用者,统属于木;具有温热、炎上等性质和作用者,统属于火;具有承载、生化、长养等性质和作用者,统属于土;具有收敛、肃降、清洁等性质和作用者,统属于金;具有寒凉、滋润、向下等性质和作用者,统属于水。从而将人体的生命活动与自然界的事物和现象联系起来,形成了人体内外互相关联的五行结构系统,用以说明人体的生理病理现象及人与自然环境的统一性(表2-5)。如日出东方,人体的肝喜条达与木的升发、条达特性相似,故将东方、肝归属于木,这就是取象比类法。根据已知的某些事物的五行归属,推演归纳其他相关事物的方法是推演络绎法。如已知肝属木,由于肝合胆,主筋膜,其华在爪,开窍于目,因此可推演络绎出胆、筋、爪、目归属于木。

表 2-5　自然界与人体的五行属性归类举例

自然界							五行	人体							
五味	五色	五气	五化	五方	五季	五音		五脏	五腑	五官	五体	五志	五液	五华	五声
酸	青	风	生	东	春	角	木	肝	胆	目	筋	怒	泪	爪	呼
苦	赤	暑	长	南	夏	徵	火	心	小肠	舌	脉	喜	汗	面	笑
甘	黄	湿	化	中	长夏	宫	土	脾	胃	口	肉	思	涎	唇	歌
辛	白	燥	收	西	秋	商	金	肺	大肠	鼻	皮毛	悲	涕	毛	哭
咸	黑	寒	藏	北	冬	羽	水	肾	膀胱	耳	骨	恐	唾	发	呻

三、五行学说的基本内容

五行学说不仅将事物归属于五行,而且进一步以五行之间的相生、相克关系来解释事物之间相互协调平衡的整体性、统一性和事物正常发展运动变化的规律,用相乘、相侮来解释事物间平衡失调的机制。

(一)五行相生

五行相生是指五行之间存在着某一事物对另一事物具有促进、助长和资生的作用,也叫母子相生关系,即生我者为母,我生者为子。如木生火,故木是火的母,火是木的子。五行相生的次序是木生火,火生土,土生金,金生水,水生木,依次资生,循环无端(图2-1)。

(二)五行相克

五行间存在着某一事物对另一事物具有抑制、制约、克服的作用。在相克关系中,任何一行都有"克我"和"我克"两方面的关系。"克我"者,为我"所不胜";"我克"者,为我"所胜"。如:木克土,故木是土的"所不胜",土是木的"所胜"。五行相克的顺序是木克土,土克水,水克火,火克金,金克木(图2-1)。

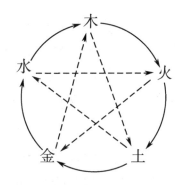

图 2-1　五行相生、相克示意图

⟶表示相生;--→表示相克。

在五行的生克关系中,任何一行都有"生我""我生""克我""我克"四个方面的关系。以木为例,生我者为水,我生者为火,克我者为金,我克者为土。这就说明,在五行系统中,各个部分不是孤立存在而是密切相关的,每一部分的变化,必然影响其他部分的状态,而其本身又受到五行整体的统一制约。

五行的相生相克是不可分割的两个方面。没有生,就没有事物的运动和变化;没有克,就不能维持正常协调关系下的变化与发展。因此,必须生中有克、克中有生、相反相成,才能维持和促进事物相对的平衡协调和运动变化。五行之间这种生中有克、克中有生、相互生化、相互制约的关系,称之为"制化"。如金可以克木,但木可以通过生火,使火来克金,以此来维持相互之间的平衡。其他依此类推。生克制化是五行之间存在的正常关系。由此可以看出,五行之间的协调平衡是相对的。因为在生克过程中,时刻会出现一定程度的太过或不及,从而引起再一次制化调节,随之出现新的协调平衡,由此推动着事物的发展和变化。因此,五行之间的协调平衡是相对的。

（三）五行相乘

相乘:乘,凌也,即欺负之意。五行相乘指五行中某一事物对其所胜一事物的过度克制。相乘的次序与相克同,即:木乘土,土乘水,水乘火,火乘金,金乘木(图2-2)。相乘有两种方式:

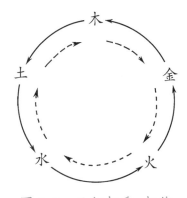

图2-2　五行相乘、相侮示意图

→表示相乘;--→表示相侮。

1. 太过相乘　是指五行某一事物过于亢盛,对其"所胜"的事物进行超过正常限度的克制,引起其"所胜"事物的虚弱,从而导致五行之间生克制化的异常。如木气过于亢盛,对土克制太过,土本无不足,也难以承受木的过度克制,导致土的不足,称之为"木乘土"。

2. 不及相乘　五行中某一事物过度虚弱,难以抵御其所不胜事物的正常限度的克制,使其本身更显虚弱。如土气过于不足,木虽然处于正常水平,土仍难以承受木的克制,使土更显不足,称之为"土虚木乘"。

（四）五行相侮

相侮:侮,即欺侮,有恃强凌弱之意。相侮是指五行之间的克制次序遭到破坏,出现逆向克制的异常相克现象,又称"反克"。因此,相侮的次序与相克的次序正好相反,即:木侮金,金侮火,火侮水,水侮土,土侮木(图2-2)。相侮也有两种方式:

1. 太过相侮　指五行中某一事物势力过于强盛,对原来"克我"的事物进行反克。例如,正常情况下木应受到金的克制,若木气太盛,不仅不受金的克制,反而反克金,称为"木侮金"。

2. 不及相侮　指五行中某一事物势力过于虚弱,不仅不能克制应克的事物,反而受到被克事物的反克。例如,正常情况下,金应克木,若金气虚弱,不仅不能克木,反而受到木的反侮,称为"金虚木侮"。

相乘、相侮是五行关系中正常的生克制化失调所出现的异常相克情况。实际上相乘、相侮可同时发生,即某一行力量过强时就会乘其所胜,侮其所不胜;某一行力量在虚弱时会导致其所不胜的相乘和其所胜的反侮。

四、五行学说在中医学中的应用

五行学说在中医学领域中的应用,主要是运用五行的特性来分析和归纳人体的形体结构及其功能,以及外界环境各种要素的五行属性;运用五行的生克制化规律来阐述人体五脏系统之间的局部与局部、局部与整体,以及人与外界环境的相互关系;用五行乘侮胜复规律来说明疾病的发生发展的规律和自然界五运六气的变化规律,不仅具有理论意义,而且还有指导临床诊断、治疗和养生康复的实际意义。五行学说的应用,加强了中医学关于人体以及人与外界环境是一个统一整体的论证,使中医学所采用的整体系统方法更进一步系统化。

(一)说明五脏的生理功能与相互关系

1. 说明人体组织结构的分属　根据脏腑组织的性能、特点,将人体的组织结构分属于五行,以五脏(肝、心、脾、肺、肾)为中心,以五腑(胆、小肠、胃、大肠、膀胱)为配合,支配五体(筋、脉、肉、皮毛、骨),开窍于五官(目、舌、口、鼻、耳),外荣于体表组织(爪、面、唇、毛、发)等,形成了以五脏为中心的脏腑组织的结构系统,从而为藏象学说奠定了理论基础。

2. 说明脏腑的生理功能　五行学说将五脏归属于五行,以五行的特性来说明五脏的生理功能特点。例如:木性可曲可直,条顺畅达,有生发的特性,肝属木,故肝喜条达而恶抑郁,有疏泄的功能;火性温热,其性炎上,心属火,故心阳有温煦之功;土性敦厚,有生化万物的特性,脾属土,故脾有消化水谷,运化精微,营养五脏、六腑、四肢百骸之功,为气血生化之源;金性清肃,收敛,肺属金,故肺具清肃之性,肺气有肃降功能;水性润下,有寒润、下行、闭藏的特性,肾属水,故肾主闭藏,有藏精、主水等功能。

3. 说明脏腑之间的相互关系　五行学说用五行相生的关系说明五脏之间的相互资生、相互为用的关系。例如:木生火,即肝木藏血养心;土生金,即脾主运化,化生气血,转输精微以充肺;金生水,即肺金养肾水,肺气肃降有助肾行水之功能;水生木,即肾水滋养肝木,精血互化,以助肝功能的正常发挥。这种五脏相互资生的关系,就是用五行相生理论来阐明的。

用五行相克的关系说明五脏之间的相互制约、相互克制的关系。例如:木克土,即肝木能制约脾土,可防止脾气之壅滞;土克水,脾土的运化可防止肾水的泛滥;水克火,肾水上济于心防止心火亢盛;火克金,即心火能制约肺金,可抑制肺气清肃太过;金克木,肺气清肃,可抑制肝阳的上亢。

五脏中每一脏都具有生我、我生、克我、我克的关系。五脏之间的生克制化,说明每一脏在功能上有他脏的资助,不致于虚损,又能克制另外的脏,使之不致过亢。本脏之气太盛,则有他脏之气制约;本脏之气虚损,又有他脏之气补之。如脾(土)之气,其虚,则有心(火)生之;其亢,则有肝木克之;肺(金)气不足,土可生之;肾(水)气过亢,土可克之。这种生克关系把五脏紧紧联系成一个整体,从而保证了人体内环境的对立统一、稳定平衡。

4. 说明人体与内外环境的统一　事物属性的五行归类,除了将人体的脏腑组织结构分别归属于五行外,同时也将自然的有关事物和现象进行了归属,反映出人体内外环境统一的整体观念。人体的五脏、六腑、五体、五官等,与自然界的五方、五季、五味、五色等相应,从而把人与自然环境联系在一起。这种归类方法,不仅说明了人体内在脏腑的整体统一,而且也反映出人体与外界的协调统一。如春应东方,风气主令,故气候温和,气主生发,万物滋生。人体肝气与之相应,肝气旺于春。这样就将人体肝系统和自然界春木之气统一起来,反映出人体内外环境统一的整体观念。

(二)说明五脏病变的相互影响

1. **相生关系的影响**　在临床上,五脏发生病变时,可以发生传变,包括母病及子和子病犯母两个方面。母病及子,指疾病由母脏先病,传于子脏,导致母子同病。如先有肾精不足,不能滋养肝阴,导致肝肾阴虚,又叫水不涵木,就是母病及子的表现。子病犯母,指疾病由子脏传于母脏,如先有心血不足,累及肝脏,导致肝血不足而成心肝血虚,就属子病犯母,或称子盗母气。

2. **相克关系的影响**　五脏病变时,也可出现相乘和相侮的现象。如肝气亢盛,影响脾的运化功能,叫木乘土。肝火上亢,消灼肺金,使肺的宣发肃降功能失常,称为木火刑金或木火侮金。

(三)用于疾病的诊断

人体是一个有机整体,内脏有病可以反映到相应的体表组织,出现色泽、声音、气味、形态、脉象等方面的异常变化。因此,在临床工作中,根据脏腑组织器官的五行归属及其生克乘侮规律,综合分析望、闻、问、切四诊所获得的病理资料来推断病情,做出诊断。如面见青色、喜食酸味、脉见弦象,多为肝病;面见赤色、口苦、心烦、脉洪,多为心火亢盛;面见黄色、口中甜腻、呕吐、腹泻、脉濡,多为脾虚;面见白色、口味辛、咳嗽咳痰、脉浮,多为肺病;面见黑色、口味咸、腰酸、耳鸣、脉沉,多为肾病。

(四)用于疾病的治疗

五行学说在治疗上的应用,主要体现于药物、针灸、精神等疗法之中。

1. **指导脏腑用药**　中药以色味为基础,以归经和性能为依据,按五行学说加以归类,这种归类是脏腑选择用药的参考依据。例如:青色、酸味入肝,用白芍、山茱萸等;赤色、苦味入心,用黄连、丹参等;黄色、甘味入脾,用甘草、白术等;白色、辛味入肺,用石膏、麻黄等;黑色、咸味入肾,用玄参、熟地黄等。这种归类是脏腑选择用药的参考依据。

2. **控制疾病的传变**　运用五行子母相及和乘侮规律,可以判断五脏疾病的发展趋势。在治疗时,除对所病本脏进行处理外,还应考虑有关脏腑的传变关系。《难经·七十七难》"见肝之病,则知肝当传之于脾,故先实其脾气"。就是肝气太过,木旺必克土,此时应先健脾胃以防其传变,脾胃不伤则病不传,治疗肝病则易于痊愈。应用五行生克乘侮理论阐述疾病传变规律,从而确定预防性治疗措施,防止疾病的传变。

3. **确定治则和治法**　在确定治疗原则时,根据相生规律采取补母和泻子的方法。如滋水涵木法,即补益肝肾法,是通过滋补肾阴来养肝阴,适用于肝肾阴虚或肝阳偏亢之证;培土生金法,即补脾益肺法,是通过补益脾气来补肺气,适用于脾肺气虚证。其也可以根据相克规律采取"抑强"和"扶弱"的方法,"抑强"主要用于太过引起的相乘和相侮,"扶弱"主要用于不及引起的相乘和相侮。如抑木扶土法,即疏肝健脾法,适用于木旺乘土或土虚木乘之证;如用于木旺乘土,则以抑木为主,扶土为辅;如用于土虚木乘之证,则应以扶土为主,抑木为辅。

4. 指导针灸取穴　在针灸疗法上,针灸医学将手足十二经四肢末端的穴位分属于五行,即井、荥、俞、经、合五种穴位分属于木、火、土、金、水。临床根据不同的病情以五行生克乘侮规律进行选穴治疗。

5. 指导情志病的治疗　情志属于五脏,五脏有生克关系,情志也有生克关系,临床上利用情志之间的制约关系来达到治疗疾病的目的。如"怒伤肝,悲胜怒……喜伤心,恐胜喜……思伤脾,怒胜思……忧伤肺,喜胜忧……恐伤肾,思胜恐"(《素问·阴阳应象大论》),即所谓以情胜情的治疗方法。

五、精气学说、阴阳学说和五行学说的相互关系

精气学说、阴阳学说和五行学说是对中医学理论体系的形成和发展最有影响的古代哲学思想,也是中医学的重要思维方法。

精气学说着重探讨了物质世界的本源,它以无形之气的聚(凝聚)与散(弥散)来阐释有形之物与无形之物的内在联系,从而肯定了世界的物质同一性。就本源来说,万物源于气,气可分阴阳;气聚合所成的具体形物,既具有阴阳两个方面,又可根据其性质的不同,划归为木、火、土、金、水五类,如五脏、五官、五体、五志等。阴阳学说和五行学说对世界本源的认识从属于精气学说"一元论"。

阴阳学说采用"二元"的分析方法,着重说明事物间的对立和统一,具体包括阴阳对立制约、互根互用、消长平衡、相互转化等关系。阴阳学说认为人体是一个有机整体,人体正常的生理活动,是阴阳两方面保持着对立统一的协调关系,使之处于动态平衡状态的结果。人体病理变化是阴阳失调的结果,因此,阴阳学说对疾病的诊断和防治起着重要的指导作用。

五行学说采用"多元"的分析方法,以"五"为基数来阐释事物之间生克制化的相互关系,认为宇宙间一切事物都是由木、火、土、金、水五种基本物质所构成的,自然界一切事物或现象都是这五种物质不断运动和相互作用的结果。

在解释人的生命活动时,以五行特性归类五脏、五体、五志等,来阐述五行间的相生相克、制化与胜复的关系,从而对五脏的生理功能与相互关系、病理变化有了更进一步的了解,并进一步指导疾病的诊断和治疗。

本章小结　精气学说作为一种自然观,奠定了中医学理论体系的方法论基石;阴阳学说是中国古代朴素的对立统一理论,中医学以阴阳对立统一、协调平衡来说明人体生命现象;五行学说是中国古代朴素系统论,中医学以五行的系统结构观点来阐述人体自身及人与外界环境的统一性。

精气、阴阳、五行学说等古代哲学思想,作为中医学的思维方法,具有注重宏观观察、注重整体研究、擅长哲学思维、强调功能联系等四个方面的基本特点。在学习过程中,应着重其各自概念的理解,把握其思想的精神实质,且应交互印证、互相联系,才能灵活地运用于临床实践。

（杨丽锋）

目标测试

一、选择题

A1 型题

1. 构成宇宙的本原是
    A. 天气 　　　　　　 B. 精气 　　　　　　 C. 阳气
    D. 阴气 　　　　　　 E. 清气

2. 天地万物相互联系的中介是
    A. 气 　　　　　　 B. 气机 　　　　　　 C. 气化
    D. 彼此感应 　　　 E. 神

3. 阴阳的最初含义是
    A. 日月 　　　　　　 B. 动静 　　　　　　 C. 气候寒暖
    D. 日光向背 　　　 E. 水火

4. 阴阳属性的可分性,一日之中属于阴中之阴的是
    A. 上午 　　　　　　 B. 下午 　　　　　　 C. 前半夜
    D. 后半夜 　　　　　 E. 平旦

5. 五行学说中"木"的特性
    A. 炎上 　　　　　　 B. 稼穑 　　　　　　 C. 润下
    D. 从革 　　　　　　 E. 曲直

6. 五行相克规律的正确描述是
    A. 木→火→土→金→水→木 　　 B. 木→土→水→火→金→木
    C. 木→水→火→土→金→木 　　 D. 水→火→土→金→木→水
    E. 土→木→金→水→火→土

7. 可用阴阳互根互用来解释的是
    A. 阳盛则阴病 　　　　　 B. 阳病治阴
    C. 阴损及阳 　　　　　　 D. 重阴必阳
    E. 阴虚则阳亢

8. 在临床上,虚热证指的是
   A. 阳盛则热　　　　　B. 阴盛则寒　　　　　C. 阴虚则热
   D. 阳虚则寒　　　　　E. 表寒内热

9. 脾病及肾属于的传变是
   A. 相生　　　　　　　B. 相克　　　　　　　C. 相乘
   D. 相侮　　　　　　　E. 母病及子

10. 根据五行中某一事物对其所不胜一事物的反克,可引起
    A. 相生　　　　　　　B. 相克　　　　　　　C. 相乘
    D. 相侮　　　　　　　E. 制化

11. 根据阴阳属性的可分性,五脏中属于阳中之阴的脏是
    A. 心　　　　　　　　B. 脾　　　　　　　　C. 肝
    D. 肺　　　　　　　　E. 肾

B 型题
    A. 寒者热之　　　　　B. 热者寒之　　　　　C. 虚热证
    D. 虚寒证　　　　　　E. 阴损及阳

12. "益火之源,以消阴翳"指的是

13. "壮水之主,以制阳光"指的是

    A. 母病及子　　　　　B. 子病犯母　　　　　C. 相乘
    D. 相侮　　　　　　　E. 相克

14. 肝火犯肺属于

15. 肝气犯脾属于

    A. 益火补土　　　　　B. 滋水涵木　　　　　C. 培土生金
    D. 抑木扶土　　　　　E. 金水相生

16. 以滋补肾阴来养肝阴的治法属于

17. 适用肝火亢盛,导致脾气虚弱的治法属于

二、名词解释
1. 精气　　2. 阴阳　　3. 五行　　4. 五行相生　　5. 五行相克

三、填空题
1. 阴阳学说的基本内容包括阴阳的_____、_____、_____、_____。
2. 《尚书·洪范》对五行的特性做了经典性的阐释:木曰_____,火曰_____,土爱_____,金曰_____,水曰_____。
3. 相生关系的传变,包括_____和_____两个方面。
4. 相克关系的传变,包括_____和_____两个方面。

四、判断题

1. 我国古代哲学家认为,世界上的一切都是气构成的。(　　)

2. 气的运动是气化的前提。(　　)

3. "阴平阳秘"是阴阳在对立制约和消长中取得动态平衡。(　　)

4. 一切事物的发展变化都是在阴阳的作用下发生的。(　　)

5. "重阳必阴,重阴必阳",即是阳损及阴,阴损及阳的一种病理改变。(　　)

6. 五行,即木、火、土、金、水五种基本物质。(　　)

7. 中医学以五行生克制化规律说明人体病理情况下的相互影响。(　　)

五、问答题

1. 阴阳学说的基本内容是什么?

2. 五行的特性是什么?

3. 简述精气学说、阴阳学说之间和五行学说之间的关系。

第三章 | 人体结构与功能

03章 数字内容

学习目标

1. 掌握五脏、六腑的生理功能及病理表现；精、气、血、津液的生成及作用。
2. 熟悉脏腑之间的生理联系及病理影响；气与血、气与津、津与血之间的相互关系。
3. 了解五脏与形、窍、志、液的联系。

中医学认为，人体以五脏为中心，通过经络将五脏、六腑、奇恒之腑，以及人体的外部形体、官窍联结成一个有机的整体。脏腑、经络以及各形体官窍又以精、气、血、津液为物质基础才能发挥其功能活动；精、气、血、津液又是各脏腑功能活动的产物。五脏、六腑、精、气、血、津液、经络等的生理功能相互协调、相互为用，不断进行自我调节，维系着体内外环境的相对平衡与稳定，从而维持人体生命活动的正常进行。

第一节 藏 象

"藏象"一词最早源于《内经》。藏，指藏于体内的内脏；象，即征象、形象。藏象，是指脏腑的生理功能活动及病理变化反映于外的征象。中医学以此作为依据来判断人体的健康与疾病。

藏象学说，是研究人体各脏腑的生理功能活动、病理变化及其相互关系的学说。它是中医学的核心，是辨证论治的基础，在中医临床实践中具有重要的指导意义。

藏象学说的内容主要包括三部分：①脏腑的生理、病理及其相互关系；②脏腑、形体、五官九窍之间的相互联系；③精、气、血、津液的生理、病理及其与脏腑的关系。

脏腑是人体内脏的总称，包括五脏、六腑、奇恒之腑。五脏，即心、肺、肝、脾、肾，其形态多为实质性脏器，共同生理功能主要是化生和贮藏精气。六腑，即胆、胃、小肠、大肠、膀胱、三焦,其形态多为中空性器官,共同的生理功能主要是受纳和腐熟水谷,传化和排泄糟粕。奇恒之腑,即胆、脉、骨、髓、脑、女子胞,形态似腑,功能似脏,似脏非脏,似腑非腑,故名之为奇恒之腑。

 知识拓展

如何正确认识中医学的脏腑与西医学中的脏器的不同

从结构上来说,中医学的脏腑不单纯是一个解剖学的概念,更重要的是一个生理病理学的概念;西医学中的脏器则是一个纯形态学的概念或实体性的结构,其功能是通过直接对该脏器的解剖分析而获得。从功能上来说,中医学一个脏腑的功能可以见于西医的不同脏器(如中医脾主运化的功能概括了西医胃、肠、肝、胆、胰等消化器官和消化腺的功能),而西医学中一个脏器的功能可以是中医学中几个脏腑共同作用的结果(如西医心的功能,在中医学中则是通过心、肺、肝、脾相互协同来维持血液的正常运行)。因此,中医学中的脏腑与西医学中的脏器是不能等同的。

一、五　　脏

(一) 心

心位于胸腔,形似倒垂的莲蕊,外有心包卫护。心在五行中属火,起着主宰人体生命活动的作用。心与小肠相表里。

1. 心的主要生理功能

(1) 主血脉:主为主宰、管理;血脉,指血液和脉管,为气血运行的通道,又称“血之府”。心主血脉,包括主血和主脉,是指心具有推动血液在脉管内运行以营养全身的功能。心、血、脉三者构成一个相对独立的系统,在心脏的推动下,使血液在脉管内运行,周流不息,营养全身各脏腑组织器官。这个系统的功能是否正常与心脏的搏动密切相关。心脏正常搏动的动力来源于心气,只有心气充沛,才能维持正常的心力、心率和心律,血液才能在脉管内正常运行,周流不息。

心脏的搏动是血液运行的原动力,脉管是血液运行的通道。心脏的搏动是否有力,脉道通利与否,血液的功能是否健全,直接影响着血液的运行。也就是说,心气充沛、心血充盈、脉道通畅是心主血脉功能正常发挥的最基本的前提条件。心的气血充足、脉道通利,则面色红润、脉象和缓有力。若心的气血亏虚,脉道不充,则面色苍白无华、脉象细弱无力;若心气不足、行血无力,或瘀血阻滞、脉道不畅,则面色青紫、心前区闷痛或刺痛、脉象细涩或结代。由此可以看出,心主血脉的功能可以从面色、脉搏、胸部的感觉等方面反映出来。

(2) 主神志:即主神明,亦称心藏神。神,有广义和狭义之分。广义之神是指人体生命活动的外在表现,诸如人的面色、言语、应答、肢体活动姿态等,即通常所谓的“神气”;狭义之神是指人的精神、意识、思维活动,包括记忆、灵性、推理、判断、综合、分析、比较、抽象等。心主神志,是指心具有主持人的精神、意识及思维活动的作用,属于狭义之神的范畴。藏象学说认为人的精神、意识、思维活动与五脏有关,且与心的关系最为密切,但又不否认大脑的作用。

心主神志的功能,可表现于精神、意识、思维、睡眠等方面。其功能正常,则精神振奋、神志清晰、思维敏捷、睡眠安稳。如功能异常,可见精神萎靡、反应迟钝、健忘、失眠多梦、神志不宁,甚则神昏谵语、狂乱、昏迷。

心主血脉与心主神志关系密切:血液是神志活动的物质基础,因此"心主血脉"为"心主神志"提供了物质基础;反过来,心又具有接受外来信息,并做出正确反应的能力,对"心主血脉"的功能的发挥起着促进的作用。心的气血充足,运行顺畅,神有所养,神思敏捷。若心的气血衰少,心神失养,则精神萎靡、心慌心悸、失眠多梦;若热入血分,心神被扰,则烦躁不安。

2. 心的生理连属

(1) 心在志为喜:志,指情志而言。喜,是人们对外界的刺激所引起的良性反应,有益于人的身心健康。心之气血充盈,则心情愉悦,气和志达,营卫通利。若喜乐无度,则心气涣散,神志不宁,甚至累及五脏。

(2) 在体合脉,其华在面:脉,血脉。心在体合脉,是指全身的血脉都属于心。华,即光彩、光华之义。其华在面,是指从面部的色泽变化,可以反映出心之气血的盛衰。这是由于面部的血脉比较丰富,临床更易于观察,以了解心的功能。正如《灵枢·邪气藏府病形》所言,"十二经脉,三百六十五络,其血气皆上于面而走空窍。"心气旺盛,血脉充盈,则面部红润而有光泽。若心之气血不足,则面色苍白无华;若心血瘀滞,则面色晦暗或青紫。

(3) 开窍于舌:开窍,是指内脏与体表官窍之间所构成的特定联系。心开窍于舌,是指心之别络上系于舌,心之气血上注于舌,使舌能正常发挥其司味觉和表达语言的功能,故称"舌为心之外候"。舌的生理功能有赖于心主血脉和心主神志的功能。心的功能正常,则舌体红润、味觉灵敏、语言流利。若心有病变,又可以从舌上反映出来。如心血不足,则舌质淡白;心火上炎,则舌尖红或口舌糜烂生疮;心血瘀滞,则舌质紫暗或有瘀斑。

(4) 汗为心液:汗是阳气蒸化津液而成,并由汗孔排出的液体。津液为血液的主要组成部分,汗为津液所化,津液和血液同出一源,而血归心所主,故有"汗为心之液"之称。汗出过多,不但损耗津液,亦常损伤心气、心血,而见心悸、气短、面色苍白、神疲,甚则肢冷、亡阳。

【附】心　　包

心包又称心包络,是心的外膜,有保护心的作用。外来的病邪侵袭于心,心包常先受邪,以保护心脏。如热邪内陷之高热、神昏、谵语等,常称为"热入心包"。实际上,心包受邪所出现的病证与心是一致的,故在临床上辨证与治疗亦是相同的。

病人，男，58岁。反复发作胸闷憋气8年，心前区针刺样疼痛2天。近2天来，胸闷憋气加重，心前区触电样刺痛，并向左侧肩背部放射，难以忍受，汗出如淋，约半分钟，可自行缓解，但持续隐痛不休，伴头昏、心慌，饮食及二便如常。脉细涩，时有结代，舌质紫暗，有瘀斑。

分析：①病人自我感觉胸闷憋气，心前区刺痛，为瘀血阻滞，"不通则痛"；②脉细涩，时有结代，舌质紫暗，有瘀斑等，亦为瘀血的表现。因此，可以判断为心主血脉的功能失常，心脉瘀阻的证候。

（二）肺

肺居于胸腔，左右各一，其位最高，覆盖着五脏六腑，因此有"华盖"之称。因肺叶娇嫩，不耐寒热，易受邪侵，故又有"娇脏"之称。肺在五行中属金，与大肠相表里。

1. 肺的主要生理功能

（1）主气，司呼吸：肺主气，是指肺有主持人体之气的功能。它包括主呼吸之气和主一身之气两个方面。

1）主呼吸之气：是指肺是体内外气体交换的场所。人体通过肺吸入自然界的清气，呼出体内的浊气，不断进行着气体的交换。这样，不但维系人体与外界环境的沟通，同时也保证人体内部新陈代谢的正常进行。肺的功能正常，则气道通畅，呼吸调匀。若因各种原因导致肺的功能失常，则出现胸闷、咳嗽、喘促、呼吸不利等。

2）主一身之气：是指一身之气都归属于肺，由肺所主。肺主一身之气，首先体现在宗气的生成方面。肺吸入的清气和脾胃运化的水谷精气结合而成宗气，宗气积聚于胸中，通过肺的作用，出入于咽喉以司呼吸，贯通心脉以行气血，并通过心脉周流全身，从而维持各脏腑组织器官的功能活动。其次，肺主一身之气还体现在肺的呼吸运动调节着全身气机的升降出入运动。肺主一身之气的功能正常，则脏腑功能旺盛。若肺主一身之气的功能失常，必然导致气的生成和运行的异常，从而导致各种疾病的发生。如气的生成不足，可见呼吸无力、少气懒言、肢倦乏力等；气的升降失常，则致胸闷气喘。

（2）主宣发、肃降：宣发，是指肺气向上升宣和向外周布散的作用。肃降，是指肺气向下通降和使呼吸道保持清洁的作用。

1）肺主宣发的功能体现在三个方面：①通过肺的呼吸运动呼出体内的浊气；②将脾转输的水谷精微布散全身，外达皮毛；③宣发卫气，调节腠理的开合，排出汗液，维持体温相对恒定。肺主宣发的功能障碍，则致肺气闭郁，呼吸不利，而见咳嗽、喘促、胸闷，以及鼻塞、流涕等。

2）肺主肃降的功能亦体现在三个方面：①通过肺气的作用吸入自然界的清气；②将

吸入的清气及由脾转输至肺的津液和水谷精微向下布散；③肃清肺和呼吸道的异物，以保持呼吸道的清洁和通畅。若肺失肃降，则可见咳嗽、咳痰、呼吸表浅等病理表现。

肺的宣发和肃降是既相反而又相成的矛盾运动。正常情况下，肺有节律地一宣一降，一出一入，维持呼吸均匀协调，实现了体内外气体的交换，促进全身气、血、津液的正常运行。若肺的功能失调，必然导致"肺气失宣"或"肺失肃降"，而见气喘、咳嗽、咳痰、胸闷、气促、鼻塞、流涕等临床表现。

（3）通调水道：又称主行水。通即疏通；调为调节；水道，是水液运行和排泄的通道。肺通调水道，是指肺的宣发肃降运动对体内水液的输布、运行和排泄起着疏通和调节的作用。肺的宣发，不但将津液和水谷精微布散全身，而且通过宣发作用呼气排出部分水液，通过调节汗孔的开合排泄汗液，来调节水液的代谢；肺气的肃降，将水液不断地向下输送，经肾和膀胱的气化作用，生成尿液排出体外。故有"肺主行水"和"肺为水之上源"之说。如肺失通调，则水液停聚而生痰、成饮，甚则全身水肿。

（4）朝百脉，主治节：朝，朝向、聚会之意；百脉，泛指全身的血脉。肺朝百脉，是指全身的血液都通过血脉会聚于肺，并经过肺的呼吸进行体内外气体的交换，然后再将富含有清气的血液通过血脉输送到全身。肺助心行血，是血液循环正常的必要条件。肺的功能正常，呼吸调匀、心脏搏动有力、节律整齐。病理情况下，若肺气壅塞，可致血脉运行不畅，甚则血脉瘀滞，而见心悸胸闷、口唇青紫等病理表现。

"治节"即治理和调节。主要体现在四个方面：①调节呼吸功能；②治理和调节全身气机的升降出入运动；③辅助心脏，推动和调节血液的运行；④治理和调节津液的输布、运行和排泄。由此可以看出，肺主治节的功能实际上是对肺生理功能的高度概括。若肺的治理调节的功能失常，则可见呼吸、水液代谢、气血运行的异常，进而影响全身相应脏腑的功能。

2. 肺的生理连属

（1）肺在志为忧："悲"亦为肺志。悲忧是非良性情绪反应，悲多外来，忧多内生。如悲忧过度，可出现呼吸气短等肺气不足的病理表现。反之，若肺气虚损或肺失宣降，就会导致机体对外来刺激的耐受性下降，而易于产生悲忧的情绪变化。

（2）在体合皮，其华在毛：皮毛，包括皮肤、汗腺、毫毛等组织，主一身之表。肺在体合皮，其华在毛，是指肺具有宣发卫气、输精于皮毛的作用。所以，肺气宣发的功能正常，则皮肤固密、毫毛润泽、抗御外邪的能力较强。病理情况下，肺气虚弱，不能输精于皮毛，则皮毛憔悴枯槁；不能宣发卫气于肌表，肌表失固，抗御外邪的能力低下，可见自汗、易感冒。反之，若外邪侵袭皮毛，影响于肺，腠理闭而无汗，伴见发热、恶寒、鼻塞、咳喘等肺气失宣的表现。

（3）开窍于鼻：肺主呼吸，鼻为呼吸之气出入的门户，故鼻为肺之窍。鼻的通气和嗅觉功能，都与肺气的功能密切相关。故而肺气和则呼吸通利、嗅觉灵敏。外邪袭肺，肺气失宣，可见鼻塞、流涕、喷嚏、喉痒、失音等；邪热壅肺，肺失清肃则气喘、鼻翼扇动等。

（4）涕为肺液：涕为肺宣发的津液经鼻腔分泌而成，对鼻腔起着润泽的作用而不外流。若肺失宣降则导致涕的分泌和性状的异常。如热邪壅肺，则鼻窍灼热而涕黄稠；风寒袭肺，则鼻塞不通或鼻流清涕。

 病例分析

病人，男，62岁。咳嗽痰多、胸闷、憋气1星期。

病人体态肥胖，平素嗜好肥甘食物。近1星期来，胸闷憋气，咳嗽痰多，色白黏稠，易咳出。每于清晨起床后咳嗽、咳痰加重，痰出则舒，伴腹胀、纳呆。舌淡，苔白腻，脉弦滑。

分析：病人体态肥胖，平素嗜好肥甘食物，为痰湿之体。痰邪阻肺，肺失宣降，则见咳嗽痰多、胸闷憋气。所以，本证为痰湿阻肺。

（三）脾

脾位于中焦，在左膈之下。机体生命活动的持续和气、血、津液的化生，有赖于脾胃运化的水谷精微，因而称脾胃为"后天之本，气血生化之源"。脾在五行中属土，与胃相表里。

1. 脾的主要生理功能

（1）主运化：运，即转运、输送；化，即消化吸收。脾主运化，是指脾具有把水谷化为精微，并进一步转输至全身各脏腑组织器官的作用。其具体体现在运化水谷和运化水液两个方面。

1）运化水谷：是指脾对食物的消化、吸收的作用，以及输布水谷精微以营养全身的功能。饮食入胃，经小肠的进一步消化吸收，脾的转输作用，将水谷化为精微，上输于心、肺，并经心、肺输布全身。脾运化功能的正常进行，为化生精、气、血、津液提供了物质基础，亦为五脏六腑及各组织器官提供了充分的营养。若脾气健运，则营养充足，脏腑功能旺盛，身体强健。若脾失健运，消化吸收功能失常，则见腹胀、便溏、食欲缺乏、消瘦、倦怠乏力以及气血生化不足等病理表现。因此，有"脾为后天之本，气血生化之源"之称。

2）运化水液：是指脾对水液具有吸收、转输和布散的作用，是人体水液代谢的一个重要环节。水入于胃，经脾转输作用上输于肺，经过肺的宣降作用，外达皮毛以润泽肌肤，化生汗液，下输于肾，经肾的气化作用，化生尿液排出体外。因此，脾是水液代谢的一个重要组成部分。若脾运化水液的功能强盛，可以防止水液停滞，否则就会导致水湿停留，产生痰、饮、水湿等病理产物，而见腹泻、便溏、水肿的病理表现。正如《素问•至真要大论》所说："诸湿肿满，皆属于脾。"

（2）主升清：是指脾的生理特点而言。升，指上升、输布和升举；清，指水谷精微等营养物质。脾主升清，指脾具有将水谷精微上输心、肺以及头目，并通过心、肺化生气血，以营养全身的作用。其运化的特点以上升为主，故说"脾气主升"。脾主升清，是和胃的降浊相对而言。另一方面，脾气的升举作用，可以维持内脏的相对恒定。脾能升清，则水谷精微能够正常吸收和输布,且内脏不致下垂。若脾气虚弱,清气不升,水谷不化,气血生化乏源,而见神疲乏力、头晕目眩、腹胀、便溏等症;或使脾气下陷,内脏下垂。

(3)主统血:统,即统摄、控制、约束之意。脾主统血,是指脾能够统摄、控制血液在脉管内运行,而不致溢出脉外的作用。脾统血的作用是通过气的摄血来实现的。脾气充盛,不仅使气血生化有源,且能约束血液,使之行于脉管之内。若脾气虚衰,统摄无权,则血溢脉外,即"脾不统血",可见月经过多、崩漏、便血、尿血、肌衄等症。

2. 脾的生理连属

(1)脾在志为思:思,是人类特有的精神、意识、思维活动的一种状态。人认识客观事物,处理问题都必须思考。思是一种正常的生理活动,一般对人体无不良的影响。若思虑过度,或所思不遂,可导致脾气郁结,运化失常,出现不思饮食、脘腹胀满、食少倦怠、大便稀溏、心悸失眠等异常表现。

(2)在体合肉,主四肢:脾在体合肉,是指脾能够化生精微物质以充养肌肉,肌肉的丰满与消瘦与脾气的盛衰关系密切。脾主四肢,是因为四肢的运动与肌肉的收缩、舒展功能密切相关,所以四肢的运动亦赖于脾所化生的水谷精微的充养作用。故脾气健运,营养充足,则肌肉丰满、壮实,四肢活动有力;反之,若脾失健运,气血化生不足,则肌肉消瘦、四肢乏力,甚则痿废不用。

(3)开窍于口、其华在唇:脾开窍于口,是指人的饮食口味与脾的运化功能密切相关。脾气健运,则食欲旺盛,口味正常。如脾失健运,则口淡乏味;脾蕴湿热,则口甜、口黏。

其华在唇,是说口唇的色泽变化可以反映出脾气的盛衰。因脾为气血生化之源,脾气健运,化源充足,血脉充盈,口唇红润有泽;脾气虚衰,气血不足,血脉失充,口唇淡白无华。

(4)涎为脾液:涎为口津中较为清稀的部分,由脾气化生、转输布散。涎有清洁口腔、保护口腔黏膜的作用。脾气升清的作用,可以使涎液上布于口,而不外溢;若脾胃失和,则可导致涎液的分泌失常,而见口涎自出的表现。

 病例分析

病人,女,8岁。大便溏泄近十余天。素体虚弱,稍进油腻则大便泄泻。近十天来,大便溏泄,纳差腹胀,乏力汗出,形体日见消瘦。舌淡,苔白,脉弱无力。

分析:病人素体虚弱,稍进油腻则大便泄泻,大便溏泄十余日,纳差腹胀,为脾气虚弱,运化失健;脾气虚弱,气血化生不足,四肢肌肉失于濡养,故而精神倦怠,乏力,汗出,消瘦,脉弱无力。本证为脾气虚弱。

(四)肝

肝位于膈下,右胁之内,腹腔之上。肝有主藏血为体阴、行疏泄而用阳的生理特点。肝在五行中属木,与胆相表里。

1. 肝的生理功能

（1）主疏泄：疏泄，即疏通畅达之意。肝主疏泄，是指肝具有疏通、舒畅、条达、升发的特性，能调畅全身的气机。其作用主要体现在以下三个方面：

1）调畅气机：气机，即气的升降出入运动。肝的主升、主动、主散的生理特性是气机疏通、升发、畅达的重要条件。肝调畅气机，就是说肝的疏泄功能，对全身气机升降出入运动之间的协调平衡，起着重要的疏通和调节作用。只有气机的调畅，才能维持气血的正常运行，脏腑的功能才能正常发挥。肝失疏泄，气血运行失常，若使气机阻滞，可见胸胁、两乳或少腹胀满不适；若气滞血行不畅，则胸胁刺痛、经行不畅、痛经、闭经，甚则形成癥积；若肝气升发太过，则见面红耳赤、头胀头痛、目赤肿痛、头晕耳鸣，甚则血随气升而见吐血、咯血，甚则昏厥。

2）调节情志：情志，即情感、情绪，是指人类精神活动过程中以反映情感变化为主的一类心理过程。肝调节情志，是说肝通过其疏泄功能对气机的调节作用，可以调节人的情志活动。情志活动虽由心统领，但又与肝的疏泄功能密切相关。正常的情志活动依赖于气机的调畅，以气血为物质基础，而肝能调理气机，影响着气血的运行，起着调节情志的作用。肝的疏泄功能正常，气机调畅，气血顺畅，则精神愉悦，心情舒畅。若肝的疏泄失常，肝气郁结，则心情抑郁、闷闷不乐、而善太息；肝的升发太过，则肝阳偏亢或肝火过盛，可见精神亢奋、烦躁易怒等异常表现。

3）协助消化：肝的疏泄功能协助消化的作用主要通过两个方面来实现。①协调脾胃的升降：胃主受纳，脾主运化，胃气主降，脾气主升，共同完成食物的消化吸收。肝的疏泄功能是维持脾胃升降协调的先决条件。肝的疏泄功能正常，使脾之清阳能升，水谷精微上输于心肺；又能助胃之受纳腐熟，使浊阴下降，食物下传于小肠。病理情况下，若肝失疏泄，可使胃失和降，而见恶心、呕吐、嗳气、呃逆、胃脘胀满疼痛等肝胃不和的表现；或使脾气不升，出现腹胀、腹痛、腹泻等肝脾不调的表现。②调节胆汁的分泌和排泄：肝的疏泄促进胆汁的分泌和排泄，帮助脾胃对食物的消化吸收。肝气郁结，则可导致胆汁的分泌和排泄的异常，出现胁肋胀痛、口苦纳呆、厌食油腻，甚则黄疸等。

此外，肝主疏泄，调畅气机，还有利于三焦水道的通利，协调水液代谢；运行气血，调理冲任，调节妇女的月经及孕育功能；疏泄有度，调节男子精液的正常排泄。

（2）主藏血：是指肝具有贮藏血液和调节血流量的作用，以适应人体在不同生理状态下的需要，并防止出血的发生。当人体处于安静的状态时，机体需要的血流量减少，部分血液回流至肝脏并贮藏起来；当人体处于运动状态时，机体的血液需要量增加，肝脏内贮藏的血液被调动出来，以满足身体各组织器官的需要。所以王冰注解《素问·五脏生成论》说："肝藏血，心行之，人动则血运于诸经，人静则血归于肝脏。"若肝藏血的功能失常，一是肝血不足，可见两目干涩昏花、视物不清、夜盲、肢体麻木、屈伸不利等；二是肝不藏血，可导致出血之证，而见吐血、衄血、咯血、妇女月经过多或崩漏等症。

肝主疏泄与肝主藏血关系密切。肝之疏泄功能正常，气机调畅，则血能正常地归藏和调节;肝主藏血是肝主疏泄的物质基础,肝的疏泄功能全赖血的濡养作用,才能发挥其正常的功能活动。病理情况下,肝失疏泄,则可导致血行的异常。如肝气郁结,气机不畅,则血行涩滞;肝火偏亢,气火上逆,则血随气升,可致吐血。

2. 肝的生理连属

(1) 肝在志为怒:怒属于不良精神刺激,是人们在情绪激动时的一种情志变化。怒在一定限度内是情绪的宣泄,对维护机体的生理平衡具有重要意义。若大怒不解,则成为一种不良的刺激,可使肝气上逆,可见头胀头痛,甚则血随气升,而见呕血或昏厥。

(2) 在体合筋,其华在爪:筋,即筋膜,附着于骨,聚于关节,是连接关节、肌肉,主司运动的特殊组织。肝在体合筋,是因为筋的功能的发挥,须赖肝血的濡养。所以,肝血充足,筋得其养,则肢体强健有力,活动灵活自如。若肝血不足,筋失所养,则出现手足震颤、肢体麻木或屈伸不利等血虚生风的表现;若热邪亢盛,燔灼肝经,筋脉挛急,可见四肢抽搐、手足震颤、牙关紧急、角弓反张等热极生风之证。

爪,即指(趾)甲。肝血养筋,而"爪为筋之余",故爪的荣枯与肝血的盈亏密切相关。肝血足,则爪甲坚韧,红润有泽;肝血亏虚,则爪甲软薄而质脆、色夭而枯。

(3) 开窍于目:肝的经脉上系于目,肝的精气上注于目,目的视觉功能的发挥需要肝血的滋养,所以说"肝开窍于目"。反过来,肝的功能正常与否,也可以从目上反映出来。肝血足,则视觉灵敏。若肝血不足,目失所养,则见两目干涩,或视物不清;肝经风热,则目赤肿痛;肝风内动,则目睛上翻;肝胆湿热,则目睛黄染。

(4) 泪为肝液:肝开窍于目,泪为目睛之液,故泪为肝之液。若肝血足,目睛中津液满溢,则能濡润双目,从而起到保护眼睛的作用。若肝的功能失常,可导致泪液分泌的异常,如肝血亏虚,津液分泌不足,则两目干涩;肝经风热,则迎风流泪;肝经湿热,则目眵增多。

 病例分析

病人,女,22岁。两胁胀痛近3个月,经来腹痛。病人性格内向,沉默寡言。3个月前因与人口角,一直闷闷不乐,兼见两胁胀满,喜太息。本次月经于上次月经干净后27天来潮,经量适中,色红,但来时少腹胀满,乳房胀痛。苔薄,脉弦。

分析:病人素来性格内向,沉默寡言,复因与人口角,闷闷不乐,两胁胀满,善太息,属于肝气郁结证。少腹、乳房为肝的经脉所过之处;月经失调,是由气及血,气滞血行不畅,不通则痛。

(五)肾

肾位于腰部脊柱两侧,左右各一,状如豇豆,有"先天之本"之称。肾在五行中属水,与膀胱相表里。

1. 肾的主要生理功能

（1）藏精，主生长、发育与生殖：精，有广义和狭义之分。广义之精，泛指构成人体和维持人体生长发育、生殖功能和各脏腑功能活动的一切精微物质；狭义之精，是指禀受于父母而贮藏于肾，具有促进人体的生长发育和生殖功能成熟的作用，故又称"生殖之精"。肾主藏精，是指肾具有摄纳、贮存和封藏精气，使之不致无故流失的作用。肾藏之精，一部分是来源于父母的生殖之精，称为"先天之精"，与生俱来，是形成胚胎的原始物质；另一部分是人出生之后，由脾胃所化生的水谷精气和各脏腑代谢所化生的精微物质，称之为"后天之精"。先后二天之间，相互依存，相互为用，先天之精有赖后天之精的不断培育和充养，而后不断充盛；后天之精必须以先天之精为动力，才能不断地摄入和化生，两者密切配合，共同维持人体生命活动的正常进行。

肾藏精，精化气。肾精所化之气即"肾气"。肾精与肾气密不可分，常统称为"肾中精气"。肾中精气对人的生长发育及其生殖功能的形成起着决定性的作用。人自形成胚胎起，在母体内靠肾中精气的作用，才能发育成完整的机体；出生后，人的生、长、壮、老、已均与肾中精气的盛衰密切相关。从幼年开始，由于肾中精气逐渐充盛，所以"齿更发长"；发育到青春期，肾中精气进一步充盛，产生一种促进性功能成熟的物质"天癸"，于是男子产生精子，女子出现月经，性功能日趋成熟而具有生殖功能；进入中年之后，肾中精气渐衰，"天癸"随之衰减，日渐耗竭，生殖功能减退以至消失，逐渐步入老年。故《素问•上古天真论》说："女子七岁，肾气盛，齿更发长。二七，而天癸至，任脉通，太冲脉盛，月事以时下，故有子。三七，肾气平均，故真牙生而长极……七七，任脉虚，太冲脉衰少，天癸竭，地道不通，故形坏而无子也。丈夫八岁，肾气实，发长齿更。二八，肾气盛，天癸至，精气溢泻，阴阳和，故能有子。三八，肾气平均，筋骨劲强，故真牙生而长极……七八，肝气衰，筋不能动，天癸竭，精少，肾脏衰，形体皆极。八八，则齿发去。"所以人的整个生命过程，就是肾中精气盛衰的反映。若肾中精气不足，可见小儿生长发育迟缓；成人未老先衰，神疲健忘，生殖功能减退，甚则不孕、不育。

肾中精气，对人体生命活动起着重要的作用，具体可以通过肾阴、肾阳的协调平衡来体现出来。肾阴，又称为"元阴"或"真阴"，是一身阴液的根本，对人体各脏腑组织器官起着滋养和濡润的作用；肾阳，又称为"元阳"或"真阳"，是一身阳气的根本，对人体各脏腑组织器官起着温煦和推动的作用。肾阴和肾阳之间，既相互依存，又相互制约，始终处于一个动态的平衡状态，从而维持机体生命活动的正常进行。若肾中阴阳平衡遭到破坏，如肾阳不足，阴寒内盛，则见形寒肢冷、腰膝冷痛、小便频数、五更泄泻、男子阳痿早泄、女子宫冷不孕等；若肾阴亏虚，则虚热内生，可见五心烦热、潮热盗汗、头晕目眩、男子遗精、女子梦交等症。由于肾阴、肾阳均以肾中精气为物质基础，肾阴、肾阳的虚损本质上都是肾中精气不足的表现，又因阴阳是互根的，肾阴虚损到一定程度，必然涉及肾阳；肾阳亏虚日久，必然累及肾阴，最终导致肾中阴阳俱虚。

（2）主水：肾主水，是指肾脏具有主持和调节人体水液代谢的功能，故有肾为"水脏"之称。肾的这一功能主要靠肾阳的气化作用来实现。生理情况下，饮入于胃后，经脾的吸收和转输,肺的宣发肃降,三焦水道的输布,肾的气化作用,使清者重新吸收输布于全身各脏腑组织器官,浊者化为尿液排出体外,从而维持体内水液代谢的协调平衡。水液代谢的整个过程又是肾中阴阳相互协调的结果,"肾阳为开""肾阴为合";"开"则尿液生成而得以排出,"合"则机体需要的水液得以保留而重新吸收利用。肾中阴阳平衡,则膀胱开合有度,水液代谢能够正常进行。若肾中阴阳失衡,肾阳虚衰,气化失常,关门不利,则小便不利、尿少、水肿;若气不化水,膀胱失约,又可见小便清长、夜尿增多,或遗尿、小便失禁等。

(3) 主纳气:纳,有受纳和摄纳之意。肾主纳气,是指肾具有摄纳肺所吸入的自然界清气,并使呼吸保持一定的深度,从而维持呼吸功能的正常进行。这说明,人的呼吸运动,虽为肺所主,但必须依赖于肾气的摄纳作用,才能使肺吸入的清气布达全身,发挥其生理作用。若肾的纳气功能减退,摄纳无权,则出现呼吸表浅、动辄气喘、呼多吸少等症,临床上称之为"肾不纳气"。正如《类证治裁·喘证》所言,"肺为气之主,肾为气之根"。

2. 肾的生理连属

(1) 肾在志为恐:恐是人们对事情惧怕所产生的一种情绪反应。惊、恐相似,同为肾志,都属不良的精神刺激,均能伤肾。惊恐伤肾,常导致肾的气机逆乱,封藏失职,而见二便失禁,或遗精滑泄等。

(2) 在体合骨,生髓通脑,其华在发:肾中精气是促进人体生长发育的一个重要组成部分。肾藏精,精生髓,而髓有骨髓、脊髓和脑髓之分。髓居于骨中,滋养骨骼;脊髓上通于脑,聚而成脑,故称"脑为髓之海"。若肾精充足,髓得所养,则骨骼发育正常,坚固而有力;脑髓得充,则脑的发育健全,思维敏捷。若肾中精气不足,脑海失充,见头晕耳鸣、两目昏花、懈怠安卧、健忘失眠;骨髓空虚,则小儿发育迟缓,而见骨软无力、囟门迟闭,或老年人骨质松脆易折等。

"齿为骨之余",齿与骨同出一源,由肾中精气充养。因此,牙齿的生长和脱落,与肾中精气的盛衰密切相关。精气盛,牙齿坚固而不易脱落;肾中精气不足,则小儿牙齿生长迟缓,成人则易于松动脱落。

"发为血之余",发的营养来源于血,但发的生机根源于肾。肾藏精,精能化血,精血旺盛,则毛发黑而润泽;若肾精不足,则毛发干枯稀疏,或发白易脱,故称"肾其华在发"。

(3) 开窍于耳及二阴:耳为听觉器官,肾中精气的盛衰与耳的听觉功能密切相关。肾中精气充盛,则听觉灵敏;肾中精气虚衰,则听力减退,甚则耳鸣耳聋。如老年人肾中精气自然衰减,则听力下降。所以说"肾开窍于耳"。

二阴指前阴和后阴。前阴是排尿、生殖器官,后阴为排泄粪便的通道。①尿液的生成和排泄都依赖于肾的气化作用。肾的气化功能正常,膀胱开合有度,尿液的生成和排泄正常。若肾的气化失常,则致小便增多、尿失禁、遗尿,或小便不利、尿少、水肿等。②肾中精气的盛衰对人的生殖功能起着决定性的作用。肾中精气充盛,女子月经有时,男子精气蓄溢有度,而能孕、育;若肾中精气不足,或失于封藏,则可导致成人生殖功能减退,甚或男子滑精、早泄,女子闭经、不孕。③大便的形成和排泄,虽在大肠,但又需肾阴的滋润,肾阳的温养和推动作用。若肾阴不足,则肠道失润,大便干结;肾阳虚衰,则脾失温养,大便溏泄,甚则"五更泄泻",或使大肠传送无力,大便艰难不行,故又说"肾开窍于二阴"。

(4) 唾为肾液:唾是口津中较为稠厚的部分,为肾精所化,具有润泽口腔、帮助消化的作用。唾液下咽而不吐,可以充养肾精。多唾、久唾可以耗伤肾精;肾阳虚衰,肾液不固,则口中多唾;肾精亏虚,则口干舌燥而少唾。

【附】 命 门

命门,有生命之根本的意思。"命门"一词,首见于《内经》。尽管历代医家对命门的认识不同,争论颇多,但归结起来无非两个方面:一是命门与肾的关系密切;二是命门是人体生命的根本。肾为"先天之本",所以命门之火,即指肾阳;命门之水,即指肾阴。临床上补命门之火,实质上是温补肾阳。所以说命门,无非是强调肾中阴阳的重要性而已,正如《景岳全书•传思录》中所说:"命门为元气之根,为水火之宅。五脏之阴气非此不能滋,五脏之阳气非此不能发。"

 病例分析

病人,男,58岁。眩晕、腰酸1年,伴潮热、盗汗2个月。病人近1年来经常眩晕,耳鸣,头昏,腰膝酸软,夜寐多梦,易醒。近2个月,眩晕、耳鸣、头昏、腰酸症状加重,午后面部烘热,心烦难寐,寐则盗汗。舌红,苔白而干,脉细数。

分析:肾位于腰部,主藏精,主生殖,主骨生髓通脑,开窍于耳及二阴。病人见头晕、腰酸、耳鸣,说明病位在肾。午后面部烘热,心烦难寐,寐则盗汗,舌红,苔白而干,脉细数等则是阴虚内热的表现。属于肾阴虚证。

二、六 腑

(一) 胆

胆附于肝之短叶,与肝相连,呈中空的囊状器官。胆既是六腑之一,又是奇恒之腑之一。其主要功能为:

1. 贮存和排泄胆汁 胆汁,味苦,呈黄绿色,具有促进食物消化吸收的作用。胆汁由肝之精气所化,贮存于胆,故称胆为"中精之府""清净之府"。胆汁的排泄必须依赖于肝的疏泄功能的调节和控制。肝的疏泄功能正常,则胆汁排泄畅达,脾胃运化功能健旺。若肝气郁结,胆汁排泄不利,则影响脾胃的消化功能,可见胸胁胀满、食欲缺乏,或大便失调;

若肝的疏泄太过,胆气上逆,则见口苦、呕吐黄绿苦水;若湿热蕴结肝胆,胆汁不循常道,外溢肌肤,则见黄疸;胆汁排泄不畅,日久则导致砂石淤积。

2. 主决断　　决断属于思维的范畴。胆主决断,是指胆具有判断事物,并做出决定的作用。胆的这一功能对防御和消除某些精神刺激的不良影响,以维持和控制气血的正常运行,确保各脏腑之间的协调关系具有重要的作用。由于肝胆相互依附,互为表里,肝主谋虑,胆主决断,所以肝胆的相互协调,共同调节着精神思维活动的正常进行。临床上常见胆气不足之人,多易惊善恐,遇事不决等。

(二) 胃

胃位于膈下,上接食管,下通小肠。胃的上口为贲门,下口为幽门。胃分为上、中、下三部分,即上脘、中脘、下脘,因此胃又称胃脘。胃的主要功能为:

1. 主受纳、腐熟水谷　　受纳,接受和容纳;腐熟,是胃将食物进行初步消化变成食糜的过程。胃主受纳、腐熟水谷,是指胃能够容纳由食管下传的食物,并将食物进行初步消化,下传于小肠的功能,故胃有“水谷之海”“太仓”之称。胃的受纳、腐熟作用为脾的运化功能提供了物质基础。因此,常把脾胃统称为“后天之本,气血生化之源”,把脾胃的功能概括为“胃气”。人体后天营养的来源与“胃气”的强弱有密切的关系,临床上常把“胃气”的强弱作为判断疾病轻重、预后的一个重要依据,治疗上注重“保胃气”。如若胃的受纳、腐熟功能失常,则胃脘胀痛、纳呆厌食、嗳气酸腐、消谷善饥等;胃气大伤,则饮食难进,预后较差,甚则胃气败绝,生命垂危,故有“人有胃气则生,无胃气则死”之说。

2. 主通降　　通降,是指胃气以通畅下降为顺。食物入胃,经胃的腐熟后下传小肠进一步消化吸收,清者由脾转输,浊者下传大肠,化为糟粕排出体外,整个过程是靠胃气的“通降”作用来完成的。因此,胃主通降就是指胃能够将食糜下传小肠、大肠,并排出糟粕的过程。

胃主通降就是降浊,降浊是受纳的前提条件。因此,胃失通降,则使食欲下降,纳呆厌食,脘腹胀满疼痛,甚则浊气上逆,可见口臭、嗳气、呃逆、大便秘结,甚则出现恶心、呕吐等症。

(三) 小肠

小肠位于腹中,上端通过幽门与胃相接,下端通过阑门与大肠相连,为中空的管状器官,呈迂曲回环叠积之状。其主要功能为:

1. 主受盛、化物　　受盛:是接受、容纳之意。一是指小肠接受由胃初步消化的食物起到容器的作用;二是经胃初步消化的食物,需在小肠内停留一段时间,以便进一步消化吸收。化物:即消化、变化,是指小肠将初步消化的食糜,进一步消化吸收,将水谷化为精微。若小肠受盛、化物的功能失调,则可见腹胀、腹痛,或为腹泻、便溏。

2. 泌别清浊　　泌,分泌;别,分别;清,指水谷精微;浊,指食物残渣。小肠的这一功能具体表现为两个方面,一是小肠接受来自胃中的食物,进一步消化,将其分别为水谷精微和食物残渣两部分,其中清者经脾上输于肺,以营养全身,浊者下传于大肠;二是小肠在吸收水谷精微的同时,也吸收大量的水液,经气化渗入膀胱,形成尿液,故有"小肠主液"之说。小肠泌别清浊的功能失常,可导致水走肠道,而见大便溏泄、小便短少等症。故临床上常采用"分利法"来治疗泄泻,即所谓"利小便以实大便"。

(四)大肠

大肠位于腹腔,其上口通过阑门与小肠相连,下端与肛门相接,是一个管道器官,呈回环叠积之状。大肠的主要功能为传化糟粕。

传化,即传导和变化之意。大肠接受小肠下传的食物残渣,并吸收其中多余的水分,使之形成粪便,经肛门排出体外,故称大肠为"传导之官"。大肠的传导变化作用,是胃的降浊功能的延伸,且与脾的升清、肺的宣降以及肾的气化功能密切相关。大肠传导失司,则可导致排便异常,如大肠湿热,气机阻滞,则腹痛腹泻、里急后重、下利脓血;若大肠实热,则肠液干枯而便秘;若大肠虚寒,则水谷杂下,肠鸣泄泻。

(五)膀胱

膀胱位于小腹部,为中空的囊状器官,上有输尿管与肾相通,下通过尿道开口于前阴。膀胱的主要功能为贮存和排泄尿液。

尿液为津液所化,尿液的形成依赖于肾的气化作用,下输于膀胱,并调节膀胱的开合,最后排出体外。所以说,膀胱气化功能的发挥,是以肾的气化作用为生理基础。肾和膀胱的气化功能失常,膀胱开合失司,则小便不利,或为癃闭,或尿频、尿急、尿痛以及尿失禁等。

(六)三焦

三焦是上、中、下三焦的总称,为六腑之一。在人体脏腑中三焦最大,有名无实,有"孤腑"之称。从部位上来划分,膈肌以上为上焦,包括心、肺;膈肌以下脐以上为中焦,包括脾、胃;脐以下为下焦,包括肝、肾。三焦与心包相表里。三焦的具体功能为:

1. 主持诸气,总司人体的气化活动　三焦为人体元气通行的道路。元气发源于肾,必须通过三焦输布全身,以发挥其激发、推动各脏腑组织器官功能活动的作用,从而维持人体生命活动的正常进行。元气是组织气化活动的原动力,而三焦通行元气又关系到全身气化功能的正常进行。因此说,三焦"主持诸气,总司人体的气化活动"。

2. 为人体水液运行的道路　是指三焦具有疏通水道、运行水液的作用。人体水液的代谢,虽有赖于各脏腑的共同作用来完成,但又必须以三焦水道的通畅为条件才能正常进行。若三焦水道不利,则肺、脾、肾等调节水液代谢的功能难以发挥。因此,三焦在水液代谢中起着重要的作用。

 病例分析

1. 病人,男,15岁。胃脘胀痛,嗳气酸腐1天。昨日因过节饱食油腻,夜间胃脘胀痛难忍,恶心,呕吐,吐后稍舒,辗转一夜未眠。晨起头昏头胀,恶心厌食,嗳气酸腐,矢气频作,大便黏腻不爽。舌苔厚腻,脉滑。

分析:病人属于暴食伤胃,胃失和降故而胃痛、恶心、呕吐;厌食、嗳气酸腐、大便不爽、舌苔厚腻、脉滑等,均为食积的表现。

2. 病人,女,33岁。发热、腰痛、小便灼热涩痛2天。病人2天来,发热、腰痛,小便频数,日行十余次,尿道灼热涩痛,尿黄且短。舌红,苔黄腻,脉滑数。

分析:因膀胱主贮存和排泄尿液。现病人发热、腰痛、小便频数、尿道灼热涩痛,为病在膀胱。属膀胱湿热,气化不利。

【附】 奇 恒 之 腑

脑、髓、骨、脉、胆、女子胞总称为奇恒之腑。髓、骨、脉、胆前已论述,这里仅介绍脑与女子胞。

(一) 脑

脑居于颅腔之内,由髓汇聚而成,故称脑为"髓海"。其主要功能为:

1. 主持精神活动 《素问·脉要精微论》说:"头者,精明之府。"这说明中医学强调心为思维活动的器官的同时,另一方面也认识到人的记忆灵性与脑密切相关。所以说脑具有主持人的精神、意识、思维活动的功能。脑主持精神意识的功能正常,则精力充沛、精神振奋、思维敏捷、记忆力强等;若脑髓不充,则可见精神不振、健忘、反应迟钝等。

2. 主感觉运动 眼、耳、口、鼻、舌为五脏外窍,位于头面,与脑相通。《本草纲目》提出脑为"元神之府",统领肢体运动,人的视、听、言、动与脑密切相关。脑主感觉运动的功能正常,则精神饱满、感觉正常、耳聪目明、运动自如;反之,脑髓不充,则见头晕目眩、听觉失聪、视物不明、感觉异常、运动失灵等。

(二) 女子胞

女子胞又称"胞宫",位于小腹正中,膀胱之后,盲肠之前,下口与阴道相连,呈倒置的梨形。其主要功能为:

1. 主月经 健康女子到14岁左右,肾中精气逐渐充盛,产生了一种促进性腺发育成熟和维持生殖功能的精微物质"天癸"。在"天癸"的作用下,胞宫发育完善,任脉通畅,冲脉气血充盛,月经应时来潮。到了49岁左右,肾中精气渐渐衰少,"天癸"渐竭,冲任二脉气血不充,逐渐衰少,月经紊乱,乃至绝经。所以说,女子胞是女子发育成熟后,主持月经的重要器官。

2. 孕育胎儿 女子发育成熟后,月经按时来潮,便具备了生殖及孕育胎儿的功能。受孕之后,胎儿在女子胞中发育,受母体气血的充养,直到十月怀胎期满分娩。因此,女子胞又是孕育胎儿的重要器官。

三、脏腑之间的相互关系

人体是一个有机的整体,构成人体的各脏腑、组织器官的功能活动并不是孤立的,而是整体活动的一个组成部分。它们不仅在生理上相互协调,在病理上常常通过一定的途径或规律相互影响、相互传变。

(一)脏与脏之间的相互关系

1. 心与肺　心与肺同居上焦,心主血,肺主气。心肺两脏的生理联系主要体现在气和血的关系上。

心主一身之血脉,上朝于肺;肺主一身之气,贯心脉而行血。因此,心主血脉的功能,有赖于肺主气的功能发挥,而肺气的敷布,又离不开心血的运载,以运行周身。若肺气虚弱,宗气不足,运血无力,则见胸痛、心悸、舌质紫暗等心血瘀阻之证;若心血不畅,导致肺气郁滞,失于宣降,则出现胸闷、咳喘等表现。

2. 心与脾　心主血而行血,脾化生血液而又摄血。心脾两脏的关系主要表现在血液的生成和运行两个方面。

血液的生成方面:心血靠脾所化生的水谷精微转输而来,脾的转输功能的发挥又有赖于心血的滋养。所以脾气健运,化源充足,则心血充盈;若心血充盛,脾得滋养,则脾气健运。

血液的运行方面:血液循行脉中,依靠心气的推动作用,又赖于脾气的统摄作用而不致溢出脉外,心与脾两者之间的相互协调共同维持血液的正常运行。

脾失健运,化源不足,或脾不统血,血溢脉外,则致心血不充;反之,若心血亏虚,脾失所养,则使脾之运化功能减退、统摄无权,最终导致心脾两虚之证,而见心悸、失眠、多梦、腹胀、食少、乏力、面色无华以及血溢脉外的病理表现。

3. 心与肝　心主血,肝藏血;心主神志,肝主疏泄,调节情志。心与肝的关系主要体现在血液的运行与精神情志的调节两个方面。

血液运行方面:肝藏血充足,使血脉充盈,肝之疏泄功能正常,气机通畅,则能助心行血;同样若心血充盈,则肝有所藏,使肝能发挥其贮藏和调节血流量的作用。临床上常见心悸、失眠、多梦、面色不华,或头晕、目涩、视物昏花、爪甲不荣等心肝血虚的病理表现。

情志调节方面:肝的疏泄功能正常,气血顺畅,心情愉快,有利于心主神志功能的正常发挥。病理上,常见心肝火旺,而出现烦躁、易怒、失眠、多梦等情志失常的表现。

4. 心与肾　心在五行中属火,位居于上而属阳;肾在五行中属水,位居于下而属阴。从阴阳升降理论来说,位在下者以上升为顺,位在上者,以下降为和。所以在正常的生理情况下,心火下降于肾,与肾阳共同制约肾阴,温养肾水,使肾水不寒;肾水上济心阴,以制约心阳,使心火不亢,从而维持心肾之间的阴阳相互协调平衡,即"心肾相交""水火既济"。病理情况下,心肾之间的阴阳平衡遭到破坏,则可导致病变的发生。如肾阴不足,不能上济心阴制约心阳,而使肾阴亏损于下,心火独亢于上,则见心悸健忘、失眠多梦,甚或腰酸梦遗等"心肾不交"的表现;若心肾阳衰,肾不化水,水饮内停,上凌于心,则见心悸、水肿等"水气凌心"的病证。

5. 肺与脾　肺主气,通调水道;脾主运化,为气血生化之源。肺与脾的关系主要表现为气的生成和水液的输布和排泄两个方面。

气的生成方面:肺吸入的自然界的清气与脾所化生的水谷精气,是气生成的物质基础。脾化生的水谷精气,有赖于肺的宣发肃降,才能输布全身;而肺的生理活动的发挥,又赖于脾所化生的水谷精气的充养,故称"脾为生气之源,肺为主气之枢"。病理上,肺气久虚,可以导致脾气受损,或脾气虚弱不能输精于肺,导致肺气不足,则见纳食不化、食少、消瘦、腹泻便溏,或咳嗽气短、乏力等肺脾两虚的病理表现,是临床应用"培土生金"治法的理论依据。

水液的输布和排泄方面:肺的宣发肃降和通调水道的作用,有助于脾运化水液的功能,防止水湿的潴留,脾转输水液于肺,为肺通调水道的功能发挥提供了条件。在病理上,若脾虚不运,水湿不化,湿聚成痰,痰饮上犯于肺,则见久咳不愈,或咳喘痰多色白等,所以有"脾为生痰之源,肺为贮痰之器"之说。

6. 肺与肝　肺居于上焦,主肃降;肝居于下焦主升发。肺和肝的关系主要表现在气机的调节方面。生理条件下,肝升肺降,共同调节着气机的升降运动。病理情况下,肝火过旺,气火上逆,灼伤肺津,使肺降不及,则出现胸胁胀满疼痛、咳嗽气喘,甚则咯血等肝火犯肺的表现;反之,若燥热伤肺,肺失肃降,使肝之气火上升,则见咳嗽、气喘,以及胸胁胀痛、头晕目眩的表现。

7. 肺与肾　肺主气、司呼吸,主宣发肃降,通调水道;肾主水,主纳气。肺肾之间主要表现为水液的代谢与呼吸运动两个方面的相互协调。

水液代谢方面:水液通过肺的宣发肃降作用,敷布全身,下降于肾。也就是说,肾主水的功能有赖于肺的宣降和通调水道的功能;而肺的宣发肃降和通调水道功能的正常发挥,又离不开肾的蒸腾气化作用。只有肺肾功能的相互协同,才能为水液正常输布和排泄提供生理保证。若肺失宣降,通调失职,损及肾脏,则出现水肿、尿少等症;若肾阳虚衰,气化失常,水液泛溢,则全身水肿,影响及肺,又可见喘促、咳逆不能平卧等水寒射肺的表现。

呼吸方面:人体呼吸运动的正常进行需肾的纳气作用来协助,将肺吸入之清气下纳于肾,保持呼吸具有一定的深度,以维持呼吸运动的正常进行,故有"肺为气之主,肾为气之根"之说。若肾气虚衰或肺虚久咳伤肾,则可出现呼多吸少、动则气喘等"肾不纳气"的表现。

此外,肺肾之阴又是相互资生的,病理情况下又常相互影响。故临床上常见肺肾阴虚之两颧潮红、潮热盗汗、咳嗽咯血、腰酸梦遗的病理表现。

8. 肝与脾　肝主藏血,主疏泄;脾主运化,主生血统血。肝与脾的关系具体体现为消化和气血的运行两个方面。

消化方面:肝主疏泄,调畅气机,协调脾胃的升降,促进胆汁的分泌和排泄,协助脾胃对饮食物的消化吸收;脾胃升降有度,对肝的疏泄功能的发挥亦具有协同的作用。临床上若肝失疏泄,乘脾犯胃则可出现精神抑郁、脘腹胀痛、泄泻便溏、恶心呕吐、纳呆厌食等表现;反之,若脾胃湿热内壅,导致肝胆疏泄失职,胆汁排泄失常,又可致黄疸的发生。

气血运行方面:肝疏泄有度,脾升胃降,脾气健运,脾之化血有源,摄血有权;反之,脾气健运,气血生化有源,则肝有所藏,疏畅气机,气血顺畅。病理情况下,脾气虚弱,化源不足,或脾不统血,血溢脉外,均可致肝藏血不足,而形成肝脾两虚之证。

9. 肝与肾　肝主疏泄,主藏血;肾主藏精,精能化血;肝属木,肾属水,水能涵木。肝和肾的关系主要表现在精血互化、阴阳协调、藏泄相济三个方面。

精血同源:肝藏血,肾藏精。精和血都来源于水谷精微,且能相互资生,相互转化。肝血的化生,有赖于肾精的滋养,肾精又需要肝血的不断补充,两者之间常常相互转化,故有"精血同源"之说。若肾精不足,则可致肝血亏虚;肝血不充,则又能使肾精虚损,最终使得肝肾精血亏虚,而见头晕、目涩、腰膝酸软、肢体消瘦、健忘少寐、舌红少苔等表现。

阴阳协调:肝属木,肾属水,肾阴可以滋养肝阴,制约肝阳,使肝阳不亢,从而维持肝肾之间的阴阳协调平衡,即"水能涵木"。若肾阴不足引起肝阴亏虚,阴不制阳,而致肝阳上亢,即"水不涵木";若肝火偏亢,亦可下劫肾阴,最终形成肝肾阴亏,肝阳上亢之证,而见头晕目眩、耳鸣耳聋、腰膝酸软的病理表现。

藏泄相济:肝主疏泄,肾主封藏,两者之间既相互制约,又相互协同,主要体现在女子月经的来潮和男子排精两个方面。若肝肾泄藏功能之间相互协调,肝肾精血汇聚冲任,下注胞宫,肝气疏利,则女子经血应时而下,男子精液蓄溢有度、排泄正常。若肝肾功能失调,则使女子月经周期紊乱,经量或多或少,甚则经闭,男子则遗精、滑泄,或阳强不泄等。

10. 脾与肾　脾主运化,为"后天之本";肾主藏精,肾主水,为"先天之本"。肾与脾的关系主要体现在先后二天相互资生和水液代谢两个方面。

先后二天相互资生:脾主运化水谷精微,化生气血,为"后天之本",肾主藏精,促进生长、发育和生殖,为"先天之本"。肾阳温煦脾阳,使脾气健运,生化有源;肾中精气,有赖于脾之运化,化生的水谷精微的充养,才能不断地充盛。即先天温养后天,后天滋养先天,两者之间相互充养,相互促进。在病理上,若肾阳不足,不能温养脾土,或脾阳不振,进而损伤肾阳,均可导致脾肾阳虚,而见腹部隐隐作痛、喜温喜按、腹泻便溏,甚或五更泄泻等。

水液代谢方面:脾主运化水液,须赖肾阳的温煦气化的作用;肾主水,有赖于脾化湿制水的作用,即"土能制水"。若脾虚不能化湿或肾虚气化不利,均可导致水液代谢失常,而见水肿、尿少的病理表现。

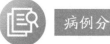

病人,女,50岁。偶有情绪不适,即感胃热吞酸,心烦嘈杂,消谷善饥,腹中阵痛,痛后即泻,飧泄完谷,有时大便失去自控能力,如此已历数年,舌红绛,脉弦劲而数。

分析:情志不舒为肝失疏泄,肝气郁结;胃中嘈杂吞酸,消谷善饥,为肝气犯胃,肝胃郁热,胃失和降;腹痛即泻,为肝郁乘脾。

(二)腑与腑之间的相互关系

六腑的共同生理功能是传导化物。六腑之间的关系主要体现在食物的消化、吸收,以及废物排泄过程中的相互协同和密切配合上。

生理上,食物入胃,经胃的腐熟和初步消化后,下传于小肠,同时胆排泄胆汁于小肠,协助小肠将由胃下传的食糜进一步分清别浊,使清者经脾的升清作用,化为精微,输布全身,发挥其营养的作用;浊者,即剩余的水液和食物残渣经胃的降浊作用,下传大肠,通过大肠传化糟粕的作用,形成粪便,排出体外;多余的水液,经肾的气化作用后,渗入膀胱,以尿液的形式排出体外。在整个食物的传化过程中,三焦不仅是水谷传化的道路,又是气化的场所,推动和维持着食物的消化、吸收以及废物排泄的正常进行。由于六腑传化水谷的功能需要不断地受纳和排空,虚实更替,宜通不宜滞,故有"六腑以通为用""六腑以降为顺"之说。

病理上,六腑之间常相互影响。如胃有实热,消灼津液,移热于肠,可致大肠传导不利,使大便燥结难下;大肠传导失司,腑气不通,浊气不降,可导致胃气上逆,而见恶心、呕吐、嗳气、呃逆等。胆火炽盛犯胃,致胃失和降,则呕吐苦水;若脾胃湿热,熏蒸肝胆,又可导致胆汁外溢,形成黄疸。小肠实热,可移热于膀胱,而致小便的涩、赤、疼痛。

 知识拓展

六腑病变的治疗中如何应用"通"法

在六腑病变的治疗中,有"腑病以通为补""六腑以宣通为宜"的说法。这是由六腑宜通不宜滞的生理特点所决定的,且六腑的病变,多表现为传化不通,如经过治疗,使六腑通畅,恢复其自然状态,六腑之病自愈。这里所谓的"补",不是用补益药调补脏腑,而是恢复六腑之"通""降"的功能。

但必须明确,并不是所有的腑病都以通药治其滞,只有六腑传化功能受阻之实证,才能以通泄之药恢复其"通""降"之性,也就是所谓的"以通为补"。而对于肠道津亏所致之便秘,则必须采用生津润肠之法,方能恢复其传导之功,如果一味通下则更伤其津,不但不能起到通下的作用,反使便结难下。

（三）脏腑之间的相互关系

脏属阴，腑属阳；阳主表，阴主里。一脏一腑，一阴一阳，一表一里，相互配合，并通过经络相互联络，从而构成脏腑之间表里络属的关系。

1. 心与小肠　心与小肠通过经脉之间的相互络属，构成了脏腑之间一阴一阳的表里对应关系。表现在病理方面较为突出，如心有实火，通过经脉移热于小肠，可引起尿少、尿赤、尿痛、排尿灼热，甚则尿血等小肠实热的表现；反之，小肠热盛，也可循经上炎，出现心烦舌赤、口舌糜烂生疮等心火亢盛的表现。

2. 肺与大肠　肺与大肠通过经脉络属，构成了脏腑之间的表里对应关系。肺的肃降功能，有助于大肠传导功能的正常发挥，而大肠传导功能的正常，又有助于肺气的肃降，从而协助肺主呼吸的功能的正常进行。在病理情况下，若肺失肃降，津液不能下达，可见大便秘结；肺气虚弱，气虚推动无力，则大便艰涩不行，即所谓"气虚便秘"；若大肠实热，腑气不通，又可使肺失肃降，肺气上逆，而见胸满、咳喘之症。

3. 脾与胃　脾与胃通过经脉络属，构成了脏腑之间的表里对应关系。脾与胃之间，具体表现为纳运协调、升降相因、燥湿相济三个方面的联系，共同完成食物的消化吸收，以及水谷精微的转输，以营养全身，故称脾胃同为"后天之本""气血生化之源"。

（1）纳运协调：胃主受纳、腐熟，为脾主运化提供了物质保证；脾主运化为胃继续纳食创造了条件。一纳一运，共同完成食物的消化吸收及精微物质的输布。

（2）升降相因：脾胃位居中州，为气机升降的枢纽。脾主升清，使水谷精微得以吸收，并上输心肺，化生气血，以营养全身；胃主降浊，使初步消化之食物得以下传小肠，食物残渣下传于大肠，并形成粪便而排出体外，以维持胃肠虚实更替的生理状态。

（3）燥湿相济：脾属阴，喜燥而恶湿，燥则水湿不停，脾气健运，脾气得升；胃属阳，喜润而恶燥，胃得润而能降，则胃纳如常。两者之间燥湿相济，阴阳相和，使消化功能得以正常进行。

病理上，如脾为湿困，运化失职，清气不升，则可导致胃和降失职，受纳失常，而见纳呆、呕恶、脘腹胀满等症；若食滞胃脘，浊气不降，可致脾气不升，运化失健，水湿内停，而见腹胀、泄泻等病理表现。正如《素问•阴阳应象大论》所说："清气在下，则生飧泄；浊气在上，则生䐜胀。"

4. 肝与胆　肝与胆通过经脉络属，构成了脏腑之间的表里对应关系。胆所藏胆汁由肝之精气化生而来，肝的疏泄功能正常，保证了胆汁的排泄通畅；胆附于肝叶，具有贮存和排泄胆汁的作用，胆汁排泄正常，有助于肝疏泄功能的正常进行。因此，有肝胆"同主疏泄"之说。病理上，常常肝胆同病，如肝胆火盛，则口苦、胁痛、目赤肿痛、耳鸣耳聋等；肝胆湿热，则口苦、黄疸等。

5. 肾与膀胱　肾与膀胱通过经脉络属，构成了脏腑之间表里对应的关系。膀胱的贮尿和排尿功能，依赖于肾的气化作用。肾气充足，则固摄有权，膀胱开合有度，才能维持水液的正常代谢。若肾气不足，气化失常，膀胱开合失度，可见小便不利或尿失禁、遗尿、尿频等症。

 病例分析

病人，男，32岁。反复发作上腹部疼痛10年，加重并伴呕血、黑便4天。

病人胃脘部疼痛，每因劳累或饮食不慎而发，得食缓解，病延10载。5年前曾住某医院，诊断为"十二指肠球部溃疡"。4天前，上腹部疼痛又作，伴呕血、黑便。现见形体消瘦，面色萎黄，纳谷不馨，神倦乏力，四肢不温。舌淡，苔薄，脉细。

分析："脾胃为后天之本，气血生化之源"，病人胃痛病史10年，脾胃素弱，化源不足，气血不充，可见形体消瘦，面色萎黄，纳谷不馨，神倦乏力，四肢不温；舌淡、苔薄、脉细均为气血不充的表现；呕血、黑便等，为气虚不能摄血，属于脾胃气虚。

四、精、气、血、津液

精、气、血、津液是构成人体和维持人体生命活动的基本物质。它们既是脏腑功能活动的物质基础，又是脏腑功能活动的产物。在人体生命活动的过程中，精、气、血、津液由于脏腑的功能活动而不断地被消耗，又在脏腑的功能活动中不断得到化生和补充。

（一）精

1. 精的基本概念　精，是构成人体和维持人体生命活动的基本物质，对人体的生长、发育以及脏腑组织器官的功能活动起着促进的作用。精有广义和狭义之分。广义之精，泛指一切精微物质，包括肾所藏之精、脾胃所化生的水谷精气、肺所吸入的自然界清气，以及精、气、血、津液等；狭义之精，是指肾中所藏的生殖之精，即禀受于父母，与生俱来的精微物质，是胚胎发育的原始物质，故有"先天之精"之称。

2. 精的生成　人体之精，来源于先天，充养于后天。

先天之精，禀受于父母，与生俱来。父母生殖之精相结合，形成胚胎之后，便转化为胚胎自身之精，即禀受于父母的"先天之精"，是形成胚胎脏腑组织的原始生命物质。后天之精，是人出生以后，通过脾胃的运化功能化生的精微物质、肺的呼吸功能摄入的自然界清气、五脏六腑功能活动所产生的精气，三者成为后天之精的主要来源，并贮藏于肾，以充养"先天之精"。先后二天之精气，虽然来源有异，但又密切相关，相辅相成，同归于肾，促进人体的生长、发育和生殖功能的逐步成熟。

3. 精的功能

（1）繁衍生殖：生殖之精与生俱来，为胚胎发育的原始物质，具有生殖繁衍后代的作用。若肾精不足，则可导致不孕、不育，或使胎儿发育不良等。

（2）生长发育：人出生之后，既需要先天之精作为动力，又需要后天之精的充养。随着肾中精气由盛而衰，人则从幼年、青年、壮年步入老年，呈现出生、长、壮、老、已的生命运动规律。若肾精不充，则小儿发育迟缓、成人早衰；若脾胃虚弱，化源不足，则消瘦、倦怠、精神不振等。

（3）生髓化血：肾藏精，精生髓，髓能化血。故肾精足，髓海充，肢体活动灵活，耳聪目明，脑健而神思敏捷。若肾精亏虚，则化血不足，或使髓失所养，脑海不充，记忆力下降，耳目失聪，甚则导致老年痴呆。故而临床上多采用益肾填精的药物治疗血虚重证及老年痴呆。

（4）濡润脏腑：食物经脾胃的消化吸收，化为精微，对全身的脏腑组织器官起着营养和滋润的作用，然后使多余之精下归于肾，以备需要。若脾胃虚弱，或肾精不足，则可导致脏腑失养，功能减退。

（二）气

1. 气的基本概念　古代哲学认为，气是一种至精至微的物质，是构成世界万物的本原，宇宙间的一切事物都是由气的运动变化而产生的。这种观点被应用到医学领域，形成中医学"气"的概念：即气是构成人体和维持人体生命活动的最基本物质。气既是人体赖以生存的基本物质，又是脏腑功能活动的外在表现。

2. 气的生成与运动

（1）气的生成：人体的气，源于先天之精气、后天摄取的水谷之精气和自然界的清气，通过肺、脾胃和肾等脏腑生理作用而生成。因此，肺、脾胃和肾等任何一方的生理功能失常，都会影响到气的生成。

（2）气的运动：气在人体内时刻不停地运动着。气的运动称作"气机"，表现为升、降、出、入四种基本形式。气的升、降、出、入运动，推动和激发人体各脏腑组织器官的功能活动。其具体体现在脏腑组织器官的功能活动中，如：肺主呼吸，主宣发与肃降，一升一降体现为清气的吸入和浊气的呼出；肺气肃降，肝气升发，共同维持着气机的升降运动；脾主运化，将水谷精微上输心肺；胃主通降，将食物下传小肠，并协助大肠传导糟粕；心火下降于肾，使肾水不寒，肾水亦须上济于心，使心阳不亢，从而维持心肾之间阴阳的相互协调平衡。

虽然各脏腑的生理活动体现的运动形式各有侧重，但其整个气机的升降出入运动，始终处于相互协调的平衡状态，以维持机体正常的生理功能活动，即所谓"气机调畅"。病理情况下，若气机升降出入运动失常，就会导致气滞、气逆、气陷、气闭、气脱等证；若气的升降出入运动一旦停止，也就意味着生命的结束。

3. 气的分类　人体之气由于其来源、分布和功能的不同，而具有不同的名称。气主要有元气、宗气、营气、卫气等。

（1）元气：又名"原气""真气"，是人体最基本、最重要的气，是生命的原动力。

1）来源：元气根于肾，由肾中精气所化生，有赖脾胃化生的水谷精气的充养。因此，元气的盛衰与肾和脾胃的功能关系密切。

2）分布：元气发源于肾，以三焦为通道输布全身，内至五脏六腑，外达肌肤皮毛，无处不至。

3）功能：具有促进人体的生长发育和生殖，激发和调节各脏腑组织器官功能活动的作用。若元气充沛则脏腑组织器官功能旺盛，机体强健；若先天不足，或后天失养，则可导致元气虚衰，各脏腑组织器官的功能减退；小儿生长发育迟缓，体弱而多病。

（2）宗气：宗气又名"大气"，是积聚于胸中之气。

1）来源：是以肺吸入的自然界清气与脾胃上输于肺的水谷精气相合而成。宗气的盛衰与肺和脾胃的关系极为密切，尤以肺为突出。

2）分布：宗气积聚于胸中，其积聚之处又称为"气海""膻中"。宗气上出于喉咙，贯注心肺之脉，下纳于丹田，并经气街注入足阳明胃经，下行于足。

3）功能：①出于喉咙，协助肺司呼吸，凡语言、呼吸、声音的强弱等，都与宗气的盛衰密切相关；②贯通心脉，协助心脏推动血液的运行，凡气血的运行、经脉的搏动，皆与宗气关系密切。若宗气不足，可见气短、喘促、呼吸微弱、语声低微、肢体活动不利、脉搏虚弱或节律失常等。

（3）营气：营气又称"荣气"，是循行于脉中，富有营养作用的气。营气与卫气相对而言，属于阴，故有"营阴"之称。营气行于脉中，为血液的主要组成部分，故常"营血"并称。

1）来源：营气由脾胃转输的水谷精气中精粹的部分所化生。

2）分布：循行于脉管中，是血液的重要组成部分，并循着血脉周流不息，运营全身。

3）功能：营气循行于脉管中成为血液的重要组成部分；营气随血脉到达全身，对全身的脏腑组织器官起着营养和滋润的作用。

（4）卫气：卫气是行于脉管之外的气。卫气与营气相对而言，属于阳，故有"卫阳"之称。

1）来源：卫气来源于脾胃所化生的水谷精气中"慓疾滑利"之气。

2）分布：卫气不受脉管的约束，运行于脉管之外，能内至脏腑组织器官，外达肌肤皮毛，且活力极强，行动迅速。

3）功能：卫气的功能主要表现为三个方面：①护卫肌表，抵御外邪的入侵；②温养脏腑、肌肉、皮毛；③控制调节腠理的开合，排泄汗液以维持体温的相对恒定。

4. 气的功能

（1）推动作用：是指气具有激发和促进的作用。气是活力极强的精微物质，能够激发和促进人体的生长发育和生殖，促进脏腑组织器官的功能活动。另外，血液的生成和运行，津液的生成、输布和排泄均有赖于气的推动和促进作用。若气的推动作用减弱，则可导致：①脏腑组织器官的功能减退；②小儿生长发育迟缓，成人早衰及生殖功能减退；③气不行血，血脉瘀滞；④气不行津，津液代谢障碍，使痰饮水湿内停。

（2）温煦作用：指气通过气化产生热量，对机体起到熏蒸和温暖的作用。气的温煦作用，可以维持人体体温的相对恒定，保证各脏腑组织器官的生理功能活动能够正常进行，并使血液和津液能够正常输布，在人体内环流不息。如气的温煦作用减退，则见畏寒、肢冷、血行迟缓、津液停滞；若气机郁滞，又可致郁热内生。

(3) 防御作用：是指气具有护卫机体、抵御外邪入侵的作用。若气的防御作用强，外邪难以入侵而致病，即所谓"正气存内，邪不可干"（《素问·刺法论》）。若气的防御作用减弱，抵抗力下降，邪气乘虚而入，则可导致人体罹患疾病，即"邪之所凑，其气必虚"（《素问·评热病论》）。

(4) 固摄作用：主要是指气对血液、津液、精液等液态物质具有约束的作用，防止其无故流失。其具体体现为：①统摄血液，使之循行于脉管之内，不致溢出脉外；②固摄汗液、尿液等，控制其分泌和排泄，防止其无故流失；③固摄精液，使之不致妄泄而损耗。若气失去固摄作用，则可致出血、自汗、小便失禁、遗精、滑精等。

(5) 气化作用：是指物质运动而产生的各种变化。其具体表现在精、气、血、津液各自的新陈代谢及其相互转化。如食物经脾胃的消化吸收，化为精微，上输心肺，化为气血的过程；津液的生成、输布、代谢，最后以汗液、尿液等形式排出体外的过程；食物消化吸收后的食物残渣，形成粪便排出体外的过程等。这些过程，都同时伴随着物质和能量的转换，都是气化功能的具体体现。因此，气化功能的失常，必然导致物质代谢失常的病理变化。

（三）血

1. 血的基本概念　血，即血液，是循行于脉管内而富有营养的红色液态物质，是构成人体和维持人体生命活动的基本物质之一。血液必须在脉管中正常运行才能发挥其生理作用，如果血行不畅，或血溢脉外而成为"离经之血"，则不仅丧失其生理功能，而且可以成为致病因素，导致疾病的发生。

2. 血的生成　血主要由营气和津液所组成，营气和津液都来源于脾胃所化生的水谷精微；其次，肾藏精，精生髓，髓生血。所以说，血液的生成与脾胃的功能以及肾精的盛衰密切相关，尤其与脾胃的关系最为密切。因此，食物的优劣以及脾胃功能的盛衰决定着血液的生成。

3. 血的功能

(1) 营养和滋润的作用：血中含有人体所需要的各种营养成分，通过气的推动作用周流全身，发挥其营养和滋润的作用，使脏腑组织器官的生理功能得以正常进行，故《素问·五脏生成》说："肝受血而能视，足受血而能步，掌受血而能握，指受血而能摄。"若血液充盈，则面色红润而有泽、肌肉丰满、皮肤润泽、视觉灵敏。若血液亏虚，血脉不充，则见面色苍白无华、头晕眼花、毛发干枯、肢体麻木等。

(2) 神志活动的物质基础：血液充盛，神得所养，则精力充沛、思维敏捷、语言清晰。若血液亏虚，神失所养，则见惊悸、健忘、失眠、多梦等；若失血严重，则见烦躁不安、神志恍惚，甚至昏迷。

4. 血的运行　血循行于脉管中，周流全身，对全身各脏腑组织器官起着营养和滋润的作用，但血液的正常运行必须依赖于全身各脏腑的相互协同作用。心气是推动血液运行的原动力；肺朝百脉，主一身之气，调节全身气机的升降，使气行则血行；脾统血，使血液循行于脉管内,而不致溢出脉外;肝主藏血,贮藏和调节血流量,以适应身体在不同状态下的需要,同时肝主疏泄的功能对血液的运行也起着促进的作用。总之,血液的正常循行,必须在心、肺、脾、肝的相互配合下,才能顺利进行,任何一脏的病变,都可使血行失常,而导致疾病的发生。

(四) 津液

1. 津液的基本概念　津液是人体内一切正常水液的总称,包括各组织器官内的液体及其正常分泌物,如胃液、肠液、泪、涕、汗和尿液等,也是构成人体和维持人体生命活动的基本物质。

津和液虽然同属水液,同源于脾胃的转输作用,但其性状、功能、分布又有一定的区别。一般认为质地较清稀,流动性大,散布于皮肤、肌肉、孔窍,并渗于血脉之中,起濡润作用的称之为津;其质地较稠厚,流动性小,灌注于关节、脏腑、脊髓、脑髓等组织,起濡养、滑利作用的称为液。津、液之间可以相互转化,故常津液并称。

2. 津液的生成、输布与排泄　津液来源于饮食,通过胃的受纳腐熟,小肠的泌别清浊,大肠吸收部分水液,而生成体内需要之津液。经脾的转输作用,上输于肺,经肺的宣发肃降作用,散布全身,上至头目诸窍,下输至肾,经肾的气化作用,使清者重新吸收利用,浊者形成尿液下输膀胱。整个过程以三焦为通道,完成津液的输布与代谢,最终以汗液、尿液以及气的形式排出体外。因此,水液的生成、输布和排泄,是许多脏器一系列的生理功能的协调平衡,尤其是肺、脾、肾、三焦相互配合作用的结果,维持了体内津液代谢的相对平衡。因此,任何一个脏腑功能失调,均可影响津液的生成、输布和排泄,导致体内津液代谢失衡。如津液的生成不足,或损耗过多,则可见口干、口渴、皮肤干燥、大便干结等津亏的表现;若津液输布和排泄障碍,津液停滞,则可形成痰饮、水湿,甚则全身水肿。

3. 津液的功能

(1) 滋润濡养:津液作为一种液态物质,既能够散布于皮肤、肌肉、孔窍,发挥其滋润的作用;又能灌注于关节、脏腑、脊髓、脑髓起到滑利濡润关节,充养脑髓的作用。

(2) 化生血液:津液渗入脉管,成为血液的一个重要组成部分,起着濡养和滑利血脉的作用,使血液在脉管内环流不息。

(3) 调节人体阴阳平衡:人体内部阴阳处于一个相对的平衡状态。津液属于阴精,通过其代谢的过程(如汗液和尿液的排出),调节着体内阴阳的协调平衡。

(4) 排泄代谢产物:津液在自身的代谢过程中,通过尿液、汗液将机体的代谢产物排出体外,从而维持体内物质代谢的正常进行。

(五) 精、气、血、津液之间的相互关系

1. 精与气的关系

(1) 精气互化:精能化气,气能生精,精与气互相资生,互相依存。如肾精和肾气互生互化,合称为肾中精气。若肾精不足,则肾气虚损;反之,肾气不足,又可使肾精亏虚,最终导致肾中精气不足。

（2）气可摄精：气的固摄作用可以防止精的无故流失。如肾气不足，固摄失职，则可导致男子遗精、滑精、早泄等症。

2. 精与血的关系　精血可以互化，精得血而能充，血得精而能旺，两者共同维持人体生命活动的正常进行。病理情况下，精亏则血少，血虚则精衰，最终导致精血亏虚的病证。

3. 气与血的关系　气属阳，血属阴，气与血相互依存，相互为用，故称"气为血之帅""血为气之母"。

（1）气为血之帅

1）气能生血：指气的运动变化是血液生成的动力。食物转化为水谷精微，水谷精微化为营气和津液，最后营气和津液转化为血液，整个过程都是气运动的结果，所以气旺则血旺，气虚则血少，故临床上常见气血两虚之证。治疗血虚证时，常配合补气药，使气旺则血生。

2）气能行血：指气对血液的运行起着推动的作用，即"气行则血行"。若气虚血行无力，或气滞血行不畅，均可导致瘀血内阻。故而在治疗瘀血内停的病证时，常在活血药中配伍行气药，使气率血行。

3）气能摄血：指气统摄血液，使之循行于脉管内，而不溢出脉外的作用。气的这种作用是通过脾主统血的作用来实现的。若脾气虚弱不能固摄血液，可见吐血、衄血、便血、尿血、妇女月经量多或崩漏等出血的表现。故临床上治疗气虚出血证时，常采用补气摄血之法。

（2）血为气之母

1）血能载气：即血是气的载体，气必须依附于血才能运行全身。若气失去对血的依附，则漂浮无根而外脱。故当大失血时，常见气随血脱的表现，治宜益气固脱。

2）血能养气：指血为气的功能活动提供了物质基础，使气得到不断的补充。故血虚气亦虚，治以养血益气。

 病例分析

1. 病人，女，18岁。周期性经前乳房、小腹胀痛1年。近1年来每于经前7天左右胸胁胀闷，临经前乳房、小腹胀痛，拒按，经量不多，血色紫暗有块，血块下后小腹痛减，伴心烦易怒，口苦。经行后诸症遂减。小腹及两乳轻微按痛。14岁月经初潮，周期、经期正常。舌质暗，苔薄白，脉弦。

分析：病人每次经前7天左右胸胁胀闷，属于肝气不舒，肝郁气滞；临经前乳房、小腹胀痛，拒按，经量不多，血色紫暗有块等属于瘀血阻滞，不通则痛；血块下后小腹痛减，是瘀血得下，通则不痛。故属于气滞血瘀证。

2. 病人，女，32岁。月经量多且淋漓不尽15天。因上个月劳动繁重，加之家务忙碌，本次行经时骤下量多，医生注射止血剂（药名不详），量虽减少，但淋漓不断15天，血色淡红，并感全身疲乏，纳食减少，二便尚调。现见面部虚浮，舌质浅淡，舌苔薄白，脉细弱。

分析：全身疲乏，纳食减少，面部虚浮，舌质浅淡，苔薄白，脉细弱属于气虚的表现，故而属于气不摄血导致。

4. 气与津液的关系　气属阳,津液属阴,气与津液相互依存,相互为用。

(1) 气能生津:是指气是津液生成和输布的动力。气与津液的这一关系可以通过脏腑的功能活动体现出来。津液的生成源于脾胃(胃气)所化生的水谷精气,也离不开肺(气)的敷布作用,肾(气)的气化作用。所以气旺则津充,气虚则津亏。

(2) 气能行津:指气的升降出入运动是津液输布和排泄的动力。若气虚行津无力,或气滞津液输布失畅,导致津液停滞,形成水湿、痰饮、水肿等病证,即所谓"气不行水";反之,水液的停滞又可使气机不利,而出现胀满不适的表现。故临床上治疗水湿停滞的病证,常常是理气和利水之法并用。

(3) 气能摄津:是指气能够控制津液的排泄,维持津液在体内代谢的相对平衡。若气虚对津液失去固摄、约束作用,则可导致自汗、遗尿、小便失禁等,治疗上常采用益气摄津之法。

(4) 津能载气:是指气以津液为载体,布散全身,发挥其动力的作用。若大吐、大汗、大泻等,使津液突然大量流失时,常常导致气随津脱,治以益气固脱之法。

5. 血与津液的关系　血与津液都来源于水谷精气,与气相对而言都属于阴,均有滋润和濡养的作用。津和血之间又可相互渗透,相互转化。津液渗入脉管中,成为血液的主要组成部分;血的一部分渗于脉外,又转化为津液,故有"津血同源"之说。

病理情况下,津血之间又可以互相影响,而导致津血互损。如失血过多,脉外之津液大量渗注于脉内,则出现口渴、尿少、皮肤干燥,即"耗血伤津";若大吐、大汗、大泻等导致津液大量流失,又可使脉内血的一部分渗出脉外,形成血脉空虚之证,而见面色苍白、脉弱的表现,所谓"津枯血燥"。汗为津液所化生,所以失血的病人,不宜发汗,因汗多伤血;津亏者,不可轻用破血逐瘀之法,以免伤津。故《灵枢·营卫生会》说:"夺血者无汗,夺汗者无血。"

第二节　经　　络

经络学说是中医基础理论体系的主要组成部分,是研究人体经络系统的组成、循行部位、生理功能、病理变化及其与脏腑相互关系的学说。经络学说是在医疗实践中产生和发展起来的,对指导中医临床诊断疾病、确定治则、遣方用药,特别是针灸、推拿、保健等,都有重要的意义。

一、经络的概念与经络系统

(一) 经络的概念

经络是经脉和络脉的总称,是运行气血、联络脏腑肢节、沟通上下内外的通道。经,有路径的意思,经脉是经络系统中的主干,多循行于人体的深部;络,有网络的意思,是经脉的大小分支,多循行于人体较浅的部位,且纵横交错,网络全身,无处不至。经脉和络脉构成了经络系统,把人体五脏六腑、四肢百骸、五官九窍、皮肉筋骨等组织联结成一个有机的整体。

(二) 经络系统的组成

经络系统是由经脉、络脉及其连属部分组成。经络在内连属脏腑,在外联络筋肉、皮肤,正如《灵枢·海论》所言"内属于脏腑、外络于肢节"(图 3-1)。

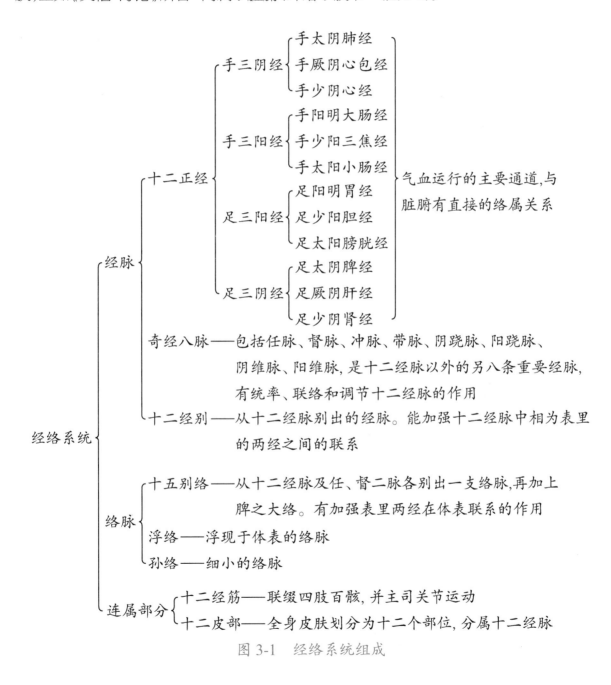

图 3-1　经络系统组成

二、十二经脉

（一）命名

十二经脉对称地分布于人体的左、右两侧，分别循行于上肢或下肢的内侧或外侧，而每一条经脉又分别属于一个脏或腑。因此十二经脉的名称，结合了阴阳、手足、脏腑三个方面。

十二经脉中，循行于上肢的经脉为手经，循行于下肢的经脉为足经。阴经行于四肢内侧，与脏相连；阳经行于四肢外侧，与腑相连（表3-1）。

表 3-1　十二经脉名称及四肢循行分布规律表

	阴经 （属脏）	阳经 （属腑）	循行部位 （阴经行于内侧，阳经行于外侧）	
手	太阴肺经	阳明大肠经	上肢	前线
	少阴心经	太阳小肠经		后线
	厥阴心包经	少阳三焦经		中线
足	太阴脾经	阳明胃经	下肢	前线
	少阴肾经	太阳膀胱经		后线
	厥阴肝经	少阳胆经		中线

注：在小腿下半部和足背部，肝经在前，脾经在中线，至内踝上八寸处交叉之后，脾经在前，肝经在中线。

（二）走向和交接规律

十二经脉的走向和交接有一定的规律，《灵枢·逆顺肥瘦》说："手之三阴，从脏走手；手之三阳，从手走头；足之三阳，从头走足；足之三阴，从足走腹。"

互为表里的阴经与阳经交于手足末端，阳经与阳经同名者相交于头部，阴经与阴经交于胸腹部。足太阴脾经与手少阴心经、足少阴肾经与手厥阴心包经、足厥阴肝经与手太阴肺经相交（图3-2）。

（三）分布规律

十二经脉在体表对称分布于头面、躯干和四肢，纵贯全身。

1. 头面部　阳明经行于面部、额部，太阳经行于面颊、头顶及后项部，少阳经行于头侧部、颞部，厥阴经行于头顶。

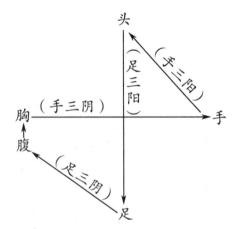

图 3-2　十二经脉走向和交接规律

2. 四肢部　阴经行于四肢内侧面,阳经行于四肢外侧面,就前后顺序来说,基本是太阴、阳明在前缘,少阴、太阳在后缘,厥阴、少阳居中(表3-1)。

3. 躯干部　手三阳经行于肩胛部,手三阴经联系于胸部。足三阳经、足阳明经行于躯干前面(胸腹),足太阳经行于后面(背),足少阳经行于躯干侧面。足三阴经均行于腹、胸部。

(四) 表里关系

手足三阴三阳经脉,通过经别和别络互相沟通,组合成六对"表里相合"关系(表3-2)。

十二经脉的表里关系,不仅由于相互表里的两经的衔接而加强了联系,而且由于脏经和腑经相互络属,使表里的一脏一腑在生理功能上互相配合,在病理上也可相互影响。

表 3-2　十二经脉的表里关系

表(阳经)	里(阴经)
手阳明大肠经	手太阴肺经
手少阳三焦经	手厥阴心包经
手太阳小肠经	手少阴心经
足阳明胃经	足太阴脾经
足少阳胆经	足厥阴肝经
足太阳膀胱经	足少阴肾经

(五) 流注次序

十二经脉中的气血运行是循环贯注的,即从手太阴肺经开始,依次传至足厥阴肝经,再传至手太阴肺经,首尾相贯,如环无端,其流注次序如图3-3。

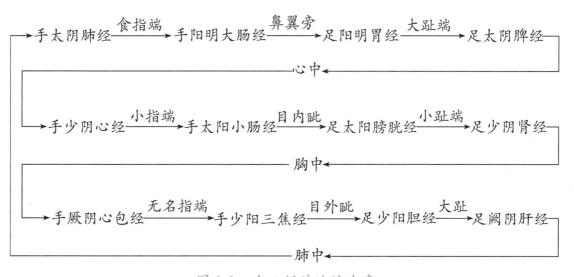

图 3-3　十二经脉流注次序

三、奇 经 八 脉

奇经八脉是督脉、任脉、冲脉、带脉、阳跷脉、阴跷脉、阳维脉、阴维脉的总称。由于它们的分布不像十二经脉那样规则,与脏腑没有直接相互络属,相互之间也没有表里关系,与十二正经不同,故称奇经。

奇经八脉纵横交错于十二经脉之间,其主要作用是加强十二经脉之间的联系,并调节十二经脉的气血;奇经与肝肾等脏及女子胞、脑、髓等奇恒之腑的关系比较密切。现将与临床关系较为密切的督、任、冲、带四脉介绍如下:

1. 督脉起于胞中,下出会阴,沿脊柱里面向后、向上行,至项后风府穴处进入颅内,络脑,并由项沿头部正中线,经头顶、额部、鼻部、上唇,到上唇系带处。督脉能总督一身之阳经,故称之为"阳脉之海"。

2. 任脉起于胞中,下出会阴,经阴阜,沿腹部和胸部正中线上行,至咽喉,上行至下颌部,环绕口唇,沿面颊,分行至目眶下。任脉能总任一身之阴经,故称之"阴脉之海"。任,又与"妊"意义相通。其脉起于胞中,与女子妊娠有关,称"任主胞胎"。

3. 冲脉起于胞宫,下出会阴,在此分为两支。上行支:其前行者(冲脉循行的主干部分),从气街部起与足少阴肾经相并,夹脐上行,散布于胸中,再向上行,经咽喉,环绕口唇,至目眶下;其后行者沿腹腔后壁,上行于脊柱内。下行支:出会阴下行,沿股内侧下行至大趾间。冲脉能调节十二经气血,为气血的要冲,故有"十二经脉之海"之称。冲脉又称"血海",同妇女的月经有密切的关系。

督、任、冲三脉均起于胞中,同出会阴,称为"一源三歧"。

4. 带脉起于季胁,斜向下行到带脉穴,绕身一周。在腹面的带脉下垂到少腹。带脉能约束纵行诸经。

四、经络的生理功能和经络学说的应用

(一)经络的生理功能

经络的主要生理功能体现在沟通表里上下,联络脏腑器官,通行气血,濡养脏腑组织,感应传导及调节机体各部分功能平衡等作用。

1. 沟通联络作用 人体是由五脏六腑、五官九窍、四肢百骸等组成的复杂有机体。具有各不相同的生理功能,同时又共同组成有机的整体活动。这种有机配合,相互联系,主要靠经络的沟通、联络作用实现的。由于十二经脉及其分支的纵横交错,入里出表,通达上下,相互络属于脏腑;奇经八脉联系沟通于十二经脉;十二经筋、十二皮部联络筋脉皮肉。这样,就使人体脏腑与体表之间、脏腑同官窍之间、脏腑与脏腑之间,经脉与经脉之间有机地联系起来,构成一个内外、表里、左右、上下彼此之间紧密联系、协调共济

的统一整体。

2. 通行气血作用　经络是气血运行的主要通道。人体各个脏腑组织,均需要气血的濡养,才能维持正常的生理活动,才能有抗御外邪、保卫机体的作用。故《灵枢·本藏》说:"经脉者,所以行血气而营阴阳,濡筋骨,利关节者也。"

3. 感应传导作用　感应传导是指经络系统对于针刺或其他刺激的感觉传递作用。如在针刺治疗中的"得气"现象,就是经络传导感应作用的具体表现;针刺体表的腧穴,可以通过经络的传导作用,达到调整脏腑功能的目的。脏腑功能活动的变化,亦可通过经络的传导反映于体表。

4. 调节机体功能平衡　经络能运行气血和协调阴阳,使人体功能活动保持相对的平衡。当人体发生疾病时,气血阴阳失去协调平衡,即可运用针灸、推拿等方法,通过对适当的穴位施以适量的刺激,激发经络的调节作用,以"泻其有余,补其不足,阴阳平复"(《灵枢·刺节真邪》)。

(二)经络学说的应用

1. 阐释病理变化　在生理情况下,经络有运行气血、感应传导的作用。人体发生病变,经络又可能成为病邪传变的途径。

(1)外邪由表入里的途径:外邪袭人,常沿着经络,由表入里、由浅及深传变。如外邪侵袭肌表,初见发热、恶寒、头痛、身疼等症。由于肺合皮毛,若外邪循经入肺,可见咳嗽、喘促、胸痛等症状。

(2)脏腑病变相互传变的途径:脏腑发生病变时,病变可以通过经脉相互影响。如心火可下移于小肠,肝病影响到脾胃等。

(3)脏腑病变可以反映于体表或官窍:当内脏有病变时,也可以通过经络传导反映于外。如肝气郁结,可见两胁及少腹胀痛;肝火上炎,可见目赤肿痛;胃火可见牙龈肿痛;心火上炎,可见口舌糜烂生疮等。

2. 指导疾病的诊断　由于经络有一定的循行部位和脏腑络属,因而在临床上,可根据疾病症状出现的部位,结合经络的循行部位及所联系的脏腑进行分析,作为疾病诊断的依据。例如:两胁疼痛,多为肝胆疾病。如上牙痛,病在足阳明胃经;下牙痛,病在手阳明大肠经。头痛,痛在前额者,多为阳明经病变引起;痛在两侧者,多为少阳经病变引起;痛在后头及项部者,多与太阳经有关;痛在巅顶者,多与厥阴经有关。

此外,在临床实践中人们还发现一些病人在经络循行部位或在某些穴位处,有明显的压痛或有结节状、条索状的反应物,也常有助于疾病的诊断。如肺脏有病时可在肺俞穴出现结节或压痛;阑尾穴有明显压痛,多为肠痈等。

3. 指导临床治疗　经络学说作为一种指导实践的理论,广泛地应用于临床各科,尤其是对针灸、推拿和药物治疗,均具有较大指导意义。

针灸和推拿疗法,主要是通过腧穴以疏通经气,调节人体的脏腑气血功能,从而达到治疗疾病的目的。而穴位的选取,一般是在明确辨证的基础上,根据经络的循行分布路线来选穴,即"循经取穴"。

药物治疗方面,根据药物对某些脏腑经络具有特殊选择性作用而形成的药物归经理论,指导临床用药。例如:麻黄能入肺经、膀胱经,连翘能入心经,柴胡能入肝、胆经等。

此外,目前广泛应用的头针、耳针、电针、穴位注射、穴位结扎等治疗方法,也都是在经络理论的指导下运用的,也是经络学说的进一步发展和充实。

人体结构与功能包括藏象与经络两大部分,是中医学整体观念的具体体现。

藏象:是指脏腑的生理功能活动及其病理变化反映于外的征象。中医学以此作为依据来判断人体的健康与疾病,是中医学的核心,是辨证论治的基础,在中医临床实践中具有重要的指导意义。

1. 五脏　即心、肺、肝、脾、肾,其共同作用是化生和贮藏精气。具体而言,心主血脉、主神志;肺主气、司呼吸,主宣发、肃降,通调水道,朝百脉、主治节;脾主运化、主升清、主统血,为"后天之本";肝主疏泄、主藏血;肾藏精、主生长发育与生殖,主水,主纳气,有"先天之本"之称。

2. 六腑　即胆、胃、小肠、大肠、膀胱、三焦,其共同作用是受纳和腐熟水谷,传化和排泄糟粕。具体而言,胆贮存和排泄胆汁、主决断;胃主受纳、腐熟水谷,主通降;小肠主受盛化物,泌别清浊;大肠传化糟粕;膀胱贮存和排泄尿液。六腑之间的关系主要体现在食物的消化、吸收,以及废物排泄过程中的相互协同和密切配合上。

3. 脏腑之间的相互关系　人体是一个有机的整体,构成人体的各脏腑、组织器官,它们不仅在生理上相互协调,在病理上常常通过一定的途径或规律相互影响、相互传变。

4. 精、气、血、津液　是构成人体和维持人体生命活动的基本物质。它们既是脏腑功能活动的物质基础,又是脏腑功能活动的产物。精有"先天之精"和"后天之精"之分,具有繁衍生殖、生长发育、生髓化血、濡润脏腑的作用。气有元气、宗气、营气、卫气,具有推动、温煦、防御、固摄、气化等作用。血主要由营气和津液所组成,既具有营养和滋润的作用,又是神志活动的物质基础,血液的正常循行,是心、肺、脾、肝相互协同作用的结果。津液的生成、输布和排泄,主要是肺、脾、肾、三焦相互配合维持了体内津液代谢的相对平衡,并发挥其滋润濡养、化生血液、调节人体阴阳平衡、排泄代谢产物的作用。

经络学说是研究人体经络系统的组成、循行部位、生理功能、病理变化及其与脏腑相互关系的理论,它和阴阳五行学说、藏象学说等一样,是中医学理论体系中的重要组成部分。

(闫记灵)

一、选择题

A1 型题

1. 既不是心的生理功能又不是心的生理连属的是
   A. 主神明　　　　　　B. 主血脉　　　　　C. 其华在面
   D. 主藏血　　　　　　E. 开窍于舌

2. 维持呼吸功能正常进行必须依赖于哪两脏的共同作用
   A. 肺、脾　　　　　　B. 肺、肾　　　　　C. 心、肺
   D. 肝、脾　　　　　　E. 脾、肾

3. 具有升清功能的脏是
   A. 心　　　　　　　　B. 肝　　　　　　　C. 肺
   D. 脾　　　　　　　　E. 肾

4. 与水液代谢相关的脏腑是
   A. 心、肝、肾　　　　　B. 肺、脾、肾　　　　C. 心、肝、脾
   D. 肝、脾、肾　　　　　E. 脾、胃、肾

5. 有"先天之本"之称的脏是
   A. 肝　　　　　　　　B. 脾　　　　　　　C. 肺
   D. 肾　　　　　　　　E. 胃

6. 既是奇恒之腑又是六腑之一的是
   A. 胃　　　　　　　　B. 胆　　　　　　　C. 脉
   D. 骨　　　　　　　　E. 髓

7. 具有调节体温作用,可维持体温相对恒定的气是
   A. 元气　　　　　　　B. 宗气　　　　　　C. 营气
   D. 卫气　　　　　　　E. 中气

8. 治疗瘀血证,常在活血化瘀的同时加入行气药,是因为
   A. 气能行血　　　　　B. 气能生血　　　　C. 气能摄血
   D. 血能载气　　　　　E. 血能养气

9. 经络系统中,与脏腑有直接络属关系的是
   A. 奇经八脉　　　　　B. 十二经别　　　　C. 十二正经
   D. 别络　　　　　　　E. 孙络

10. 奇经八脉中,"一源三歧"所指的经脉是
    A. 督、冲、任　　　　　B. 冲、任、带　　　　C. 督、带、冲
    D. 任、带、督　　　　　E. 阴维脉、阳维脉、带脉

A2 型题

11. 病人腹胀,下午尤甚,纳差、便溏 3 个月,近来伴心悸、失眠、多梦。舌淡,脉细弱无力。诊为

    A. 心血不足   B. 脾气虚弱   C. 脾阳不足

    D. 心脾两虚   E. 心肝血虚

12. 病人平素沉默寡言,性格内向,近月余观精神过度抑郁,胸闷太息,纳呆腹胀,泄泻。诊为

    A. 肝气郁结   B. 脾失健运   C. 心血不足

    D. 心神失养   E. 肝脾不调

13. 病人素体虚弱,自汗易感冒,近 2 年呼吸困难,活动则气喘,呼多吸少。诊为

    A. 肺气虚弱   B. 脾气虚弱   C. 肺失宣肃

    D. 肾不纳气   E. 肺肾气虚

B1 型题

(14 题和 15 题共用备选答案)

    A. 心   B. 肺   C. 脾

    D. 肝   E. 肾

14. "气之主"是

15. "气之根"是

(16 题和 17 题共用备选答案)

    A. 心   B. 肺   C. 脾

    D. 肝   E. 肾

16. 称"后天之本"的是

17. 称"封藏之本"的是

(18 ～ 20 题共用备选答案)

    A. 推动作用   B. 温煦作用   C. 防御作用

    D. 固摄作用   E. 气化作用

18. 人的生长发育靠气的

19. 使津液变成汗、尿是气的

20. 气的各项功能中,失常可导致多尿的是

(21 ～ 23 题共用备选答案)

    A. 元气   B. 宗气   C. 营气

    D. 卫气   E. 中气

21. 人体生命活动的原动力是指

22. 积于胸中之气称为

23. 水谷之悍气是指

(24～27题共用备选答案)

  A. 冲脉   B. 任脉   C. 督脉

  D. 阴跷脉   E. 阴维脉

24. 称为"血海"的经脉是

25. 称为"十二经脉之海"的是

26. 称为"阴脉之海"的是

27. 称为"阳脉之海"的是

二、名词解释

1. 藏象 2. 奇恒之腑 3. 心肾相交 4. 气的医学概念 5. 津液

6. 经络

三、填空题

1. 脾气主_____,胃气主_____。共同维持食物的消化吸收,故有脾胃为"_____之本,_____生化之源"之称。

2. 肝的生理功能为_____、_____。肝在志为_____、在体合_____、开窍于_____。

3. 肾的主要生理功能是_____、_____和_____。

4. 大肠的功能_____。膀胱的功能_____。

5. 六腑以_____为用,腑病以_____为补。

6. 气的运动可以表现为_____、_____、_____、_____四种形式。

7. 生成血液的主要物质基础是_____和_____。

8. 气与血的关系,可概括为_____和_____两个方面。

9. 奇经八脉指_____、_____、_____、_____、_____、_____、_____、_____。

10. 手三阴经为_____、_____、_____;足三阳经为_____、_____、_____。

四、判断题

1. 五脏的共同生理特点是化生和贮藏精气,故"实而不能满"。( )

2. 心气是完成主血脉功能的唯一条件。( )

3. 脾为后天之本。因此,脾气的盛衰决定着机体生、长、壮、老、已。( )

4. 肾不纳气主要表现为呼气困难,呼多吸少。( )

5. 脾属阴土,喜燥而恶湿;胃属阳土,喜润而恶燥。( )

6. "胆汁"的化生和排泄,由肝的疏泄功能控制和调节。( )

7. 脾胃为气机升降之枢纽。(　　)

8. 气化即指气的升降出入运动。(　　)

9. 手三阴经在上肢外侧的分布是太阴经在前,厥阴经在中,少阴经在后。(　　)

10. 在头面部没有阴经分布,故有"头为诸阳之会"之说。(　　)

五、简答题

1. 脾主升清的生理、病理意义各是什么?

2. 肝主疏泄的功能主要体现在哪几个方面?

3. 为什么说"脾为生痰之源,肺为贮痰之器"?

4. 气和血之间有什么联系?

5. 描述十二经脉的走向及其交接规律。

第四章 | 病因病机

04章 数字内容

中医学认为,人体各脏腑组织之间,人体与外界环境之间,既对立又统一,维持着相对的平衡,从而保持着人体正常的生理功能。当致病因素破坏人体相对的平衡状态,导致机体正常的生理功能失调,发生病理变化,即产生疾病。疾病的发生、传变、转归又由于病因、病人体质、环境因素等的不同,而有很大的差异。

第一节 病 因

病因,是导致疾病发生的原因,又称致病因素或病邪(简称"邪"),也就是破坏人体相对平衡状态引起疾病发生的原因。导致疾病的原因主要包括六淫、七情、饮食、劳逸、瘟疫、痰饮、瘀血、结石、虫兽外伤、医源性因素与先天性因素等。本教材将病因分为外感病因、内伤病因、其他病因三大类。

 知识拓展

中医临床探求病因的思维方法主要有两种:一种是直接询问病因,即在诊察过程中直接询问病人的发病原因;另一种方法为"辨证求因",即以疾病的临床表现为依据,结合各种病因的性质和致病特点,通过对疾病症状和体征的综合分析来推求致病因素,又称"审证求因"。

一、外 感 病 因

外感病因是指来源于自然界,多从肌表、口鼻侵入人体引起外感性疾病的致病因素。外感病因包括六淫、瘟疫等。

(一)六淫

六淫,即风、寒、暑、湿、燥、火六种外感病邪的统称。淫,有太过、浸淫之意,引申为不正、异常。六淫与六气既有联系,又有区别。

正常情况下,风、寒、暑、湿、燥、火是自然界六种不同的气候变化,称为"六气"。六气的不断运动变化,决定了一年四季气候的不同,即春风、夏暑(火)、长夏湿、秋燥、冬寒。机体通过自身的调节,对六气有一定的适应能力,一般不会使人体发病。当气候变化异常,超过了一定限度,如六气的太过或不及,非其时而有其气(如春天应温而反寒,秋天应凉而反热等),以及气候变化过于急骤(如暴冷、暴热等),机体不能适应,可导致疾病的发生;或当人体的正气不足,抵抗力下降时,风、寒、暑、湿、燥、火乘虚而入,导致人体发生疾病,这种情况下的六气,便称为"六淫"。由于六淫是不正之气,所以又称为"六邪"。因此,是六气还是六淫,主要与机体是否发病有关。

知识拓展

六淫之邪的致病特点

1. **外感性** 六淫为病,多侵犯肌表,或从口、鼻而入,故又有"外感六淫"之称。其所致疾病,统称为外感病。

2. **季节性** 六淫致病常有明显的季节性。如春季多风病,夏季多暑病,长夏多湿病,秋季多燥病,冬季多寒病等。但是,也有一个季节可有多种邪气致病。

3. **地域性** 六淫致病常与生活地区和环境密切相关。如西北高原地区多寒病、燥病;久居潮湿环境多湿病;高温环境作业多易患火热燥病等。

4. **单一性与相兼性** 六淫邪气既可单独侵袭人体发病,如寒邪直中脏腑而致泄泻;又可两种以上相兼同时侵犯人体而致病,如风热感冒、寒湿困脾、风寒湿痹等。

5. **转化性** 六淫不仅可以相互影响,而且在一定条件下,其病理性质可发生转化,如寒邪可郁而化热,暑湿日久可以化燥伤阴,六淫之邪皆可从热化火等。这种转化与机体的体质密切相关。

临床上有些疾病,并不是外感,而是因脏腑功能失调产生的病理反应,出现类似风、寒、湿、燥、火特征的证候,称为内风、内寒、内湿、内燥、内火,合称为"内生五邪"。暑病只有外感,没有内生。内生五邪与外感六淫常相互影响,致病表现有相似之处,故在外感六淫中做简要介绍。

1. 风 风是自然界无形的流动气流,春季的主气,四季皆有。风邪致病以春季为多,其他季节均可发生。风邪自口鼻皮毛肌腠而入,致病范围广泛,是导致外感病的主因。风邪的性质及其致病特点为:

(1) 风为阳邪,其性开泄,易袭阳位:风具有升发、向上、向外的特性,故属阳邪。其性开泄,是指风邪犯人易使腠理开泄,可见汗出、恶风等症;易袭阳位是指风邪易侵犯人体的头面(上部)和肌表(外部),如风邪循经上扰则头痛;风邪犯肺可出现鼻塞、咽痒、咳嗽等症状。

(2) 风性善行而数变:“善行”是指风邪具有善动不居、游走不定的特征。风邪致病,病位游移,行无定处。如“风痹”以游走性关节疼痛,痛无定处为主,又称“行痹”。“数变”,是指风邪致病具有发病急、传变快、变化多的特性。如中风之突然昏仆,不省人事;又如荨麻疹,皮肤瘙痒发无定处,时隐时现,故又名“风团”。

(3) 风性主动:“动”,指动摇不定,是指风邪致病具有动摇不定的特征。如眩晕、震颤、四肢抽搐、角弓反张等症状,多属风的病变。如外感热病中的“热极生风”,内伤杂病中的“肝阳化风”或“血虚生风”等证,均有风邪动摇的表现。

(4) 风为百病之长:风邪是外感病邪致病的先导,寒、湿、燥、热等,往往依附风侵袭人体。如风寒、风热、风湿之邪。临床上风邪为患较多,又易与六淫诸邪相合而为病,故“风为百病之长”“六淫之首”。

【附】 内 风

内风多由脏腑功能失调,尤其是肝的功能失调,阳热亢盛,或阴虚不能制阳,阳升无制,导致风气内动,常称为“肝风内动”。主要表现为头目眩晕、四肢麻木、抽搐、震颤等。

外风与内风关系密切,可互为因果。外风可引动内风,如感受风热,由表入里化火,高热伤津,筋脉失养,而见抽搐、惊厥等,此为“热极生风”。素有内风者也易感外风,如老年人血虚生风者,常易患外风证。

 病例分析

病人,男,35 岁。因“进食海鲜后出现皮疹伴皮肤瘙痒半天”到医院就诊。病人自诉在进食海鲜后即出现皮疹伴皮肤瘙痒,当时未行处理,约 1 小时后症状自行缓解,但随后皮疹时隐时现,皮肤瘙痒时发时止,遂到医院就诊。查体:全身皮肤可见大小不一的红色风团。初步诊断:荨麻疹。

请问：1. 该病人感受何种病邪？

　　　2. 该病邪的致病特点有哪些？

　　　3. 该病例中"皮疹时隐时现，瘙痒时发时止"这一症状主要体现了该病邪的什么致病特点？

2. 寒　寒就是寒冷，冬季的主气。在气温较低的冬季，人体不注意防寒保暖，易感寒邪。其他季节，如淋雨涉水、汗出当风、贪凉露宿，或过饮寒凉之物，也可感受寒邪。寒邪伤于肌表，郁遏卫阳，称为"伤寒"；寒邪直中于里，伤及脏腑阳气，则为"中寒"。寒邪的性质及致病特点为：

（1）寒为阴邪，易伤阳气：寒邪属于阴邪，最易损伤人体的阳气，阳气受损，温煦作用减弱，全身或局部出现功能减退的寒象。如寒邪袭表，卫阳被遏，则见恶寒；寒邪直中脾胃，中阳受损，可见呕吐清水、脘腹冷痛等症。

（2）寒性凝滞，主痛："凝滞"是指凝结、阻滞不通。人的气血运行不息，畅通无阻，全赖阳气的温煦、推动。寒邪具有凝结、阻滞的特性。寒邪侵犯人体往往会使经脉气血凝结阻滞，不通则痛，出现各种疼痛症状。如寒邪外束肌表，则周身疼痛；寒邪直中肠胃，则脘腹疼痛；"寒痹"以关节冷痛为主，故称"痛痹"。这类疼痛的特点是遇寒加重，得热减轻。

（3）寒性收引："收引"，是指收缩牵引。寒性收引是指寒邪具有收缩拘急的特性。寒邪侵袭人体可使气机收敛，腠理闭塞，卫阳被遏不得宣泄，可见恶寒发热、无汗。再如寒邪客于经络关节，则筋脉、经络收缩拘急，可见筋脉关节屈伸不利、拘挛作痛等症。

【附】　内寒和外寒

内寒是机体阳气不足，温煦气化功能减弱，寒从内生，是脏腑功能减退所致。临床出现畏寒喜暖，四肢不温，甚则厥冷、呕吐清水、小便清长、下利清谷、脉象沉迟等虚寒证候。

外寒为感受外界寒邪所致，临床特点以寒为主，多见恶寒症；内寒是由阳虚不能制阴，阴寒内盛所致，临床特点以虚为主，多见畏寒症。

外寒与内寒虽有区别，但它们又是互相联系，互相影响的。阳虚内寒之体，容易感受外寒；而外来寒邪侵入机体，积久不散，又常能损及人体阳气，导致内寒的产生。

3. 暑　暑为火热之邪，夏季的主气。夏至到立秋，暑气当令。暑邪致病，有明显的季节性。暑病只有外感，没有内生，这在六淫中是独有的。暑邪的性质及致病特点为：

（1）暑为阳邪，其性炎热：暑为夏季火热之气，为阳邪，其性炎热。因此暑邪伤人多出现典型的阳热症状，如高热、面赤、目红、心烦、脉洪大等。

（2）暑性升散，易伤津耗气：暑为阳邪，阳性升发，暑邪侵犯人体，可致腠理开泄而多汗。汗出过多,耗伤津液的同时气随津泄,导致津气两虚,甚至气随津脱。临床出现口渴喜饮、尿赤短少等津伤的同时还可见到气短乏力、倦怠懒言,严重者可出现突然昏倒、不省人事的阳气暴脱之危证。

(3)暑多夹湿:暑季不仅炎热,而且多雨潮湿,暑热与湿气弥漫空间,所以暑邪常夹湿邪侵犯人体。暑邪夹湿的临床表现,除有发热、烦渴的暑热证外,兼有四肢困倦、胸闷呕恶、大便溏而不爽等湿阻症状。

4. 湿　湿为长夏的主气。长夏,正当夏秋之交,为一年中湿气最盛的季节,故长夏多湿病。此外,居住潮湿、淋雨涉水等均可成为湿邪致病的途径,所以四季均有湿病的发生。湿邪性质及致病特点为:

(1)湿为阴邪,易阻滞气机,损伤阳气:湿邪与水同类,故为阴邪。湿为有形之邪侵犯人体,留滞脏腑经络,故最易阻滞气机。如湿阻胸膈,气机不畅则胸闷;湿困脾胃,升降不利则脘痞腹胀、大便不爽;湿停下焦,气机不利则小便短涩。湿为阴邪,易伤阳气,尤易抑制脾阳运化水湿的能力,致脾阳不振、运化无权、水湿停聚,出现尿少、泄泻、水肿等症。

(2)湿性重浊:"重",是指沉重、重着;"浊",是指混浊、秽浊。湿邪侵袭肌表,则周身困重、四肢倦怠;困于头则清阳不升,常见头重如裹、昏昏欲睡;"湿痹"指湿邪留滞经络关节,关节疼痛重着,又称为"着痹"。湿邪为病,其排泄物和分泌物等具有秽浊不清的特点。如湿邪上犯,则见面垢眵多;湿邪下注则小便混浊不清、大便溏泄、下利黏液脓血、妇女带下过多;湿邪浸淫肌肤,导致疮疡湿疹,多见脓水秽浊。

(3)湿性黏滞:"黏",即黏腻;"滞",即停滞。湿性黏滞是指湿邪致病具有黏腻停滞的特点。主要表现在两个方面:一是症状的黏滞性。如湿滞大肠,腑气不利,则大便黏腻不爽;湿滞膀胱,气化不利,则小便滞涩不畅;湿浊内盛,则见舌苔黏腻。二是病程较长,缠绵难愈,反复发作,如湿痹、湿疹等。

(4)湿性趋下,易袭阴位:湿类于水,水性向下,故湿邪有趋下的特性。湿邪致病易伤及人体的下部。如水湿所致的水肿多以下肢较为明显;淋浊、泄痢、妇女带下以及下肢溃疡,多由湿邪下注所致。

【附】　内湿和外湿

内湿主要是脾失健运、水湿停聚所致的病证。主要表现为胸闷脘痞、呕恶纳呆、腹胀便溏、头身困重、舌苔厚腻等症,甚者可见水肿。

外湿和内湿虽有不同,但在发病过程中常相互影响。伤于外湿,湿邪困脾,健运失职则易形成湿浊内生;脾阳虚损,水湿不化,亦易招致外湿的侵袭。不论外湿与内湿,其病理变化多以脾脏为中心。

5. 燥　燥为秋天的主气,秋季气候干燥,空气中水分缺乏,自然界呈现一派干枯收敛的景象。燥又分为温燥和凉燥,初秋有夏热之余气,久晴少雨,秋阳暴晒,燥与热相合侵犯人体,病多温燥;深秋近冬,西风肃杀,燥与寒相合侵犯人体,病多凉燥。燥邪的性质及致病特点如下:

(1) 燥性干涩,易伤津液:干,干燥;涩,涩滞。燥邪为干涩之病邪,故外感燥邪最易耗伤人体的津液,造成阴津亏损的病变,出现各种干燥、涩滞不利的症状。如口鼻干燥、咽干口渴、皮肤干涩,甚则皲裂、毛发不荣、小便短少、大便干结等。

(2) 燥易伤肺:肺为娇脏,喜润而恶燥,外合皮毛,开窍于鼻,直接与自然界的大气相通。燥邪多从口鼻、皮毛而入,故最易伤肺。燥邪犯肺,耗伤肺津,肺失宣降,可见干咳少痰、痰黏难咳,或痰中带血、咽干疼痛、咳呛胸痛。由于肺与大肠相为表里,燥邪自肺影响到大肠,致大肠传导失司,则可出现大便干燥不畅等症。

【附】 内燥和外燥

内燥多由热盛伤津,或因失血过多,或由久病精血内耗等原因,引起体内津液或精血亏损的病证。临床表现以唇、口、鼻、咽、皮肤干燥,毛发干枯不荣,肌肉消瘦,小便短少,大便干结等症为主。

外燥与内燥,其临床表现均有干涩之象,但其病因病机不同。外燥是由感受外界燥邪所致,主要发生在秋季,病变主要在肺、皮肤、口鼻等。内燥主要是因人体阴液亏虚,或汗、吐、下太过耗伤阴液所致,无明显季节性,其病位主要在肺、肾、胃、大肠等。

6. 火 火热为阳盛所生,故火热常可混称。火与温热性质相同,只是程度不同。火有形而热无形,火为热之源,热为火之气,均有炎热特性。火能化物,易使液体蒸发耗散;火旺生风,火得风更旺。火(热)盛于夏季,但不如暑邪那样具有明显的季节性,一年四季均可见火热为病,如春有春温,夏有暑温,秋有温燥,冬有冬温。火(热)邪的性质及致病特点为:

(1) 火为阳邪,其性炎上:火热之性燔灼、升腾上炎,故属阳邪。火热之邪伤人,多表现高热、烦渴、大汗、脉洪数等阳热症状。因其炎上,故热邪常伤及人体的上部,出现面红目赤、咽喉肿痛、口舌糜烂等。

(2) 火易伤津耗气:火热之邪,最易迫津外泄,消灼津液,使人体的津液耗伤。故火邪致病,除见有明显的热象外,还伴有口渴喜饮、咽干舌燥、小便短赤、大便秘结等津液耗伤的症状。由于津液受火煎熬而耗伤,故机体的分泌物、排泄物变为黄而稠,并伴有热感,如鼻涕黄稠、小便黄混、疮疡脓水黄稠等。同时,热邪迫津外泄,气随津伤,加上热甚耗气,更使气耗伤,因此临床上可出现体倦乏力、少气懒言等气虚的症状。

(3) 火易生风动血:"生风",是火邪易引起肝风内动。火热之邪侵袭人体,灼伤阴津,使筋脉失其滋养濡润,而致肝风内动,称之为"热极生风"。表现为高热、神昏谵语、四肢抽搐、颈项强直、角弓反张、目睛上视等症。"动血",是热邪灼伤脉络,迫血妄行,引起各种出血,如吐血、衄血、便血、尿血、皮肤发斑、妇女月经过多、崩漏等。

(4) 火邪夹毒,易致肿疡:"火毒""热毒"是引起疮疡的主要原因,火热之邪夹毒入于血分,聚于局部,腐肉败血,发为痈肿疮疡,以局部红肿热痛为临床特征。

(5) 火易扰心神:心主神志,属火,为阳中之阳。火与心气相应,火热之邪伤于人体,最易扰乱神明,出现心烦失眠、狂躁妄动,甚至神昏谵语等。

【附】 内火和外火

内火常见阳气过盛化火、邪郁化火、五志过极化火、阴虚火旺等。临床上有虚实之分,阳盛属实火,多见于心、肝、肺、胃等脏腑的火热病变,主要症状是口舌糜烂、目赤口苦、烦躁不安、渴喜冷饮、咯吐黄痰、大便秘结、小便短赤等;阴虚者属虚火,多见于肝、肾、心、肺的病变,其主要症状是五心烦热、两颧潮红、失眠盗汗、舌红少津等。

外火与内火可以相互影响。内生之火招致外火,如平素阴虚或阳盛者,感受六淫邪气之后,常致五气从火而化。而外火亦可引动内火,如外火灼伤津血,常引动肝阳,化火生风等。

 病例分析

病人,女,30岁。病人发病的当天下午在田间劳作,当时天气炎热,病人大汗淋漓,感觉头晕目眩,胸闷,欲往树荫下休息,却软弱无力,突然晕倒在地,不省人事。由他人送医院就诊。查体:体温39℃,血压80/50mmHg。

请问:1. 该病人最可能的诊断是什么?

2. 该病的病因为何种病邪? 此病邪与发病季节有何关联?

3. 该病邪有何致病特点?

(二) 瘟疫

瘟疫是一类传染性很强的致病因素,又称"疫毒""疫气""时气""疠气""毒气"等。《温疫论》明确指出:"夫温疫之为病,非风、非寒、非暑、非湿,乃天地间别有一种异气所感。"瘟疫虽然属于外感病因,与六淫邪气不同,更为突出的是具有强烈传染性。

瘟疫致病的种类很多,如疫痢、白喉、烂喉丹痧、天花、霍乱、鼠疫等,实际上包括了许多传染病和烈性传染病。

1. 瘟疫的致病特点

(1) 传染性强,易于流行:瘟疫主要是通过空气、饮食、接触、蚊虫叮咬等途径在人群中传播,具有很强烈的传染性和流行性。

（2）发病急骤，病情危重：《温疫论》提及某些疫病，"缓者朝发夕死，重者顷刻而亡"。足见瘟疫发病急骤，来势凶猛，变化多端，病情危笃。

（3）一气一病，症状相似：一种疠气仅导致一种疫病发生，故当某一种疠气流行时，其临床症状基本相似，故《素问·刺法论》称"五疫之至，皆相染易，无问大小，病状相似"。例如痄腮，无论病人是男是女，一般都表现为耳下腮部肿大。

2. 瘟疫发生与流行的因素　瘟疫的发生与流行，除与人体的正气强弱有关外，亦与下列因素有关：

（1）气候因素：自然界气候急骤或持久的反常变化，如久旱久涝、持续高温等。

（2）环境与饮食因素：环境卫生不好，如水源、空气污染也会滋生疠气。同时，食物受到污染，饮食不当也可引起瘟疫的发生和流行。

（3）预防因素：发现瘟疫并及时做好预防隔离工作，否则会导致瘟疫的发生与流行。

（4）社会因素：社会因素对瘟疫的发生和流行有一定的影响。如战乱和灾荒，社会动荡不安，人们的生活环境恶劣，卫生防疫条件落后等，则使疫病易于发生和流行。社会安定，卫生防疫工作得力，传染病即能得到有效的控制。

 病例分析

患儿，男，5岁，因高热2天伴右耳下腮部肿痛半天到门诊就诊。查体温38.9℃，右侧耳后以耳垂为中心向前后下方肿胀，边界不清，表面灼热，轻触痛，咀嚼时疼痛加重，右侧腮腺管开口红肿，咽部充血。初步诊断：痄腮（西医诊断：流行性腮腺炎）。2天后，该患儿幼儿园班内陆续有3名同学出现类似症状并被确诊为痄腮。

请问：1. 该病的病因是什么？

　　　2. 该病邪的致病特点有哪些？

　　　3. 该病邪最重要的致病特点是什么？

二、内伤病因

内伤病因，简称内伤，泛指因人的情志或生活起居有违常度，超过人体自身调节范围，直接伤及脏腑而发病的致病因素。内伤病因是与外感病因相对而言的，包括七情、劳逸失度、饮食失宜等。

（一）七情

七情是指人的喜、怒、忧、思、悲、恐、惊七种情志变化。正常情况下，七情是人体对客观外界事物和现象做出的七种不同的情感反应，是人体正常的功能表现，是生命的重要指征，不会使人发病。只有突然、强烈或长期持久的不良情志刺激，超过了人体生理功能的调节范围，引起脏腑气机紊乱，气血阴阳功能失调，才会导致疾病发生。七情能否致病，还与机体生理功能的耐受能力、调节能力有关。

七情的致病特点:

1. 直接伤及内脏 由于情志活动与脏腑气血关系密切,五脏的精、气、血、津液是情志活动的物质基础,情志活动与五脏又有相对应的规律。因此,七情太过直接损伤相应的脏腑。例如:心志为喜,过喜则伤心;肝志为怒,过怒则伤肝;脾志为思,过思则伤脾;肺志为忧,过忧则伤肺;肾志为恐,过恐则伤肾。但并非绝对如此,人体是一个有机的整体,心脏又是"五脏六腑之大主",人体生命活动的主宰,心主血脉、主神志,七情刺激均可伤及心脏,然后波及其他脏腑引起疾病。心脏在七情致病中起着主导作用。七情致病又以心、肝、脾三脏气血紊乱,功能失调为多见。肝藏血、主疏泄;脾主运化,为气血生化之源,为气机升降之枢纽。如惊喜伤心,可致心神不宁,出现心悸、失眠、健忘甚至精神失常等。郁怒伤肝,可致肝气郁结,出现两胁胀痛、善太息、咽中如有物梗阻等;思虑伤脾,脾失健运,可见脘腹胀满、食欲缺乏、大便溏泄等症。

2. 影响脏腑气机 七情对内脏的直接损伤,主要是影响脏腑气机,导致气血运行紊乱。

怒则气上:怒为肝之志,过度愤怒,可影响肝的疏泄功能,导致肝气横逆上冲,血随气逆,并走于上。临床常见头胀头痛、面红目赤或呕血,甚至昏厥猝倒等肝气上逆的症状。

喜则气缓:喜为心之志,在正常情况下,喜能缓和精神紧张,使心情舒畅。但暴喜过度,可使心气涣散,神不守舍,出现精神不集中,甚则失神狂乱。

悲则气消:悲为肺之志,过度悲忧会损伤肺气,而出现气短、精神萎靡不振、懒言乏力等症。

恐则气下:恐为肾之志,恐惧过度,可使肾气不固,气泄于下。临床上常见二便失禁,甚至昏厥、遗精等肾气不固的症状。

惊则气乱:是指突然受惊,损伤心气,导致心气紊乱,心无所倚,神无所归,出现心悸、惊恐不安等症状。

思则气结:思为脾之志,思虑过度,可导致脾气郁结,中焦不畅,脾失健运,出现纳呆、脘腹胀满、便溏等。思发于脾而成于心,故有"思虑伤心脾"之说,思虑过度,还可出现失眠多梦等症。

3. 影响病情变化 在疾病演变过程中,情志异常波动,往往使病情加重或急剧变化。如有高血压病病史者,若遇恼怒,可使阳升无制,血气上逆,发生突然昏倒,或半身不遂、口眼㖞斜等。相反,若病后情绪乐观,可使"气和志达,营卫通利"(《素问•举痛论》),五脏安和,气机调畅,有利于缓解病情,恢复健康。同时,调摄情志,对养生、延缓衰老也十分重要。

（二）饮食

饮食是人体维持生命活动的最基本条件。但是,饮食失宜则又是导致疾病的重要原因之一。饮食失宜包括饮食不节、饮食不洁和饮食偏嗜三个方面。

1. 饮食不节　饮食应以适量和有规律为宜,饥饱失常均可发生疾病。

过饥:摄食不足,化源缺乏,气血得不到足够的补充而衰少,可出现面色无华、心悸气短、全身乏力等症状。亦可因正气虚弱,抵抗力降低而继发其他病。

过饱:摄食过量或暴饮暴食,超过脾胃受纳运化与六腑传化的能力,可导致饮食停滞,脾胃损伤,气机升降失常,出现脘腹胀满、嗳腐吞酸、厌食、吐泻等症,小儿由于脾胃功能较弱,又加之食量不能自控,故常易发生食伤脾胃的病证。食积日久,既可郁而化热,又可聚湿生痰,久则酿成疳积。

2. 饮食不洁　饮食不洁可引起多种胃肠道疾病,出现腹痛、吐泻、痢疾等,也可引发寄生虫病,如蛔虫病、蛲虫病、寸白虫病等。

3. 饮食偏嗜　偏食生冷寒凉,易损伤脾胃阳气,导致寒湿内生,可见脘腹冷痛、喜按、泄泻等症;偏食辛温燥热,易导致胃肠积热,可见口渴、口臭、腹满胀痛、便秘或痔疮等症;过食肥甘厚味,可助湿、生痰,或酿成疖肿疮疡。长期过量饮酒,易损伤脾胃,聚湿生痰,化生湿热。若痰浊湿热阻滞气血运行,可使血脉瘀阻变生癥积。而饮食结构合理,五味调和,寒热适中,无所偏嗜,才能使人体获得各种需要的营养。

(三)劳逸

劳逸包括过度劳累和过度安逸两个方面,正常的体力劳动和必要的体育锻炼,有助于体内气血流通,增强体质;适当的休息,可以消除疲劳,恢复体力和脑力,不会使人发病。只有在过劳和过逸的情况下,才能成为致病因素。

1. 过劳　是指过度劳累,包括劳力过度、劳神过度、房劳过度三个方面。

(1)劳力过度:是指持久地从事繁重或超负荷的体力劳作,以致积劳成疾。劳力过度易致气虚,可见少气懒言、四肢困倦、神疲乏力等。

(2)劳神过度:是指脑力劳动太过。脾生血而主思,心主血而藏神,思虑太过则暗耗心血,损伤脾气而致心脾两虚,临床常见心悸、失眠、健忘及纳呆、腹胀、便溏等。

(3)房劳过度:是指性生活不节,房事过频则肾精耗伤,症见腰膝酸软、眩晕耳鸣、精神萎靡,或遗精、早泄、阳痿,或月经不调,或不孕不育等症。

2. 过逸　是指过度安逸,长期不劳动、不运动、过度安闲,致气血运行不畅,脾胃功能减弱。临床常见精神不振、食少乏力、肢体软弱,动则心悸、气喘、汗出等症。

三、其他病因

(一)病理产物性病因

在疾病发生和发展过程中,原因和结果可以相互交替和相互转化。在疾病过程中形成的病理产物又可成为新的致病因素,即病理产物性病因,也称继发性病因。病理产物性病因包括痰饮、瘀血、结石三大类。

1. 痰饮

（1）痰饮的基本概念：由多种致病因素作用于人体，使机体水液代谢障碍所形成的病理产物。一般认为湿聚为水，积水成饮，饮凝成痰。就形质而言，较稠浊者为痰，清稀者为饮。由于痰饮均为津液在体内停滞而成，两者同出一源，因而许多情况下痰、饮不能截然分开，故常统称为"痰饮"。本节所言"痰饮"包括痰和饮（图 4-1）。

痰包括有形之痰和无形之痰。有形之痰，指视之可见、触之可及、闻之有声的痰而言，如咳出的痰液，呕恶而出的痰涎。无形之痰，指视而不见，触之难及，闻之无声，只见其症，不见其形的痰而言。无形之痰，虽隐伏难见，但通过辨证求因的方法，仍可确定为痰证。

饮，质地清稀，由于停留在不同的部位，因而产生不同的病证，一般把饮证分为"支饮""悬饮""痰饮""溢饮"。

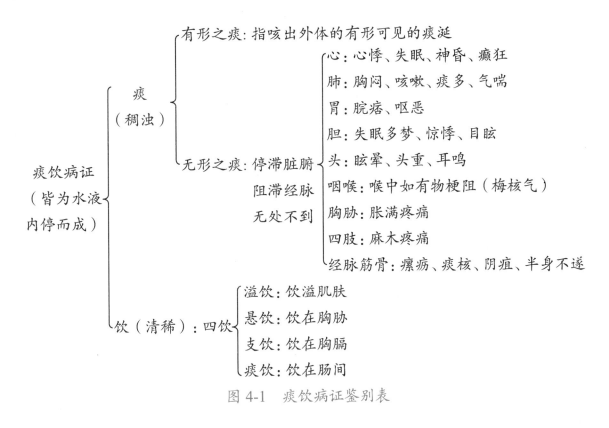

图 4-1　痰饮病证鉴别表

（2）痰饮的形成：痰饮多由外感六淫，或饮食、七情所伤，使脏腑气化功能失常，水液代谢障碍，以致水津停滞，湿聚而成。脏腑中，肺、脾、肾、三焦对水液代谢关系最为密切。肺为水之上源，主宣降，敷布津液，通调水道；脾主运化水湿，为"生痰之源"；肾阳主水液蒸化；三焦为水液运行的道路。故肺、脾、肾及三焦功能失常，均可聚湿而生痰饮。痰饮形成后，饮多留积于肠、胃、胸胁、腹腔及肌肤；而痰则随气机升降流行，内而脏腑，外至皮肉筋骨，无处不到，形成多种病证。

（3）痰饮的致病特点

1）阻滞气机，阻碍气血：痰饮停滞易于阻滞气机，使脏腑气机升降出入失常，又可以流注经络，导致经络壅塞，气血运行受阻。例如：痰饮停留于肺，使肺失宣降，出现咳嗽喘息、胸部满闷；痰饮流注经络，使气血运行受阻，出现肢体麻木、屈伸不利，甚至半身不遂等。痰若结聚于局部则形成痰核、瘰疬，或阴疽流痰等。

2）易蒙蔽神明：痰饮扰及神明，出现一系列神志失常的病证。如痰迷心窍，可见胸闷心悸，或痴呆，或癫证等；痰火扰心，可见失眠、易怒，甚至发狂等症。

3）致病广泛，症状复杂：痰饮可随气而行，全身上下内外无所不至，引起很多病证。如饮逆于上，可见眩晕；饮流于下，则见足肿；饮在肌肤，可见身重；饮停中焦，则影响脾胃的运化等。这些病证上达于头，下至于足，内至脏腑，外达肌肤，故有"百病皆由痰作祟""怪病多痰"之说。

4）病势缠绵，病程较长：痰饮为水湿停滞积聚而成，具有湿邪重浊黏滞的特性，因而痰饮致病均表现为病势缠绵，病程较长。临床上由痰饮所致的咳喘、眩晕、胸痹、癫痫、中风、痰核、瘰疬、瘿瘤等，多反复发作，缠绵难愈，治疗困难。因此，痰病又常被称之为"顽痰"。

2. 瘀血

（1）瘀血的基本概念：是指血液运行障碍、停滞所形成的病理产物，属于继发性致病因素，包括离经之血积存体内，或血行不畅，阻滞于经脉及脏腑的血液。

（2）瘀血的形成：导致瘀血形成的原因，主要由外邪入侵、情志所伤、饮食、劳逸以及外伤等。其形成瘀血的机制可概括为以下五个方面：

1）气虚：气为血之帅，气能行血又能摄血。气虚，一方面无力推动血液运行，导致血行迟缓涩滞形成瘀血；另一方面，气虚不能固摄血液，可导致血溢脉外而为瘀血。

2）气滞：气行则血行，气滞血亦滞。气机阻滞，影响血液正常运行，使血液迟滞不畅而致瘀血。

3）血寒：血得温则行，得寒则凝。外感寒邪或阳气虚损等，不能温煦推动血液运行，使血行不畅而凝滞成瘀血。

4）血热：热入营血，血与热互结，邪热迫血妄行，血液黏滞不畅或热邪灼伤脉络，血溢脉外，积存体内，均可形成瘀血。

5）出血：各种外伤，如跌打损伤、负重过度、金刃所伤、手术创伤等，致使脉络破损，使血离经脉；或脾不统血，肝不藏血而致出血；或妇女经血不畅，所出之血不能及时排出或消散，积滞于体内则成瘀血。

（3）瘀血的致病特点：瘀血的病证虽然繁多，但其临床表现有以下共同特点：

1）疼痛：一般多表现为刺痛，痛处固定不移，拒按，夜间益甚。

2）肿块：肿块固定不移，在体表多为局部青紫肿胀，在体内多为癥块，质硬，或有压痛。

3）出血：瘀血阻滞脉道，使气血运行受阻，血不循经而导致出血，其血色紫暗或夹有瘀块。

4）舌象变化：舌质紫暗，或有瘀点瘀斑，或舌下静脉曲张等。

5）脉诊：常见沉涩、细涩或结代等脉象。

6）望诊:久瘀可见面色黧黑、肌肤甲错、唇甲青紫。皮肤紫癜、红缕赤痕。

3. 结石

（1）结石的基本概念:结石是体内湿热浊邪蕴结不散,或久经煎熬而形成的砂石样的病理产物,属于继发性病因。常见的结石有肝、胆结石,肾、膀胱结石,胃结石,肠结石等。

（2）结石的形成

1）饮食不节:饮食偏嗜肥甘厚味,影响脾胃运化,内生湿热,蕴结肝胆,久淤而为肝、胆结石;留于下焦,气机不利,则湿热淤结而为肾、膀胱结石。若空腹多吃柿子等物,影响胃、肠通降,可形成胃、肠结石。

2）情志内伤:情志失调,肝胆气郁,使肝失疏泄,胆气不达,胆汁蕴结,日久煎熬浓缩,形成结石。

3）服药不当:长期服用钙、镁、铋等药物,与浊物、水湿、热邪相合,酿成结石。

（3）结石的致病特点

1）多发于空腔性脏器:结石多发生在脏器的管腔内,如胆囊、胆管、肾盂、输尿管、膀胱及胃肠等。

2）病程较长,症状不定:结石形成后,如得不到及时与恰当的治疗,会长期滞留,缓慢增大,除胃柿石外,其余结石的形成过程均较长。

3）易阻气机,损伤脉络:如胃、肠结石,阻滞气机,影响水谷的腐熟和传输;肝胆结石,影响肝胆气机疏泄以及胆汁的正常排泄;肾、膀胱结石则致气化不利,影响水液排泄。此外,结石还可损伤脉络而引起出血。

4）疼痛:结石停留体内,影响气血的运行,一般可见到局部的胀痛、酸痛等症状。如肝胆结石发生梗阻时可见右胁腹绞痛,肾结石发生梗阻时可见腰或少腹绞痛。结石性疼痛具有间歇性特点,发作时剧痛难忍,而缓解时如常人。

（二）虫兽外伤

1. 虫兽伤　多由毒虫叮螫、毒蛇及猛兽撕咬所致。轻则局部损伤,出现肿痛、出血等;重则损伤内脏,或出血过多而死亡。毒蛇咬伤则出现全身中毒症状,如不及时救治,常导致中毒死亡。

狂犬咬伤之初仅见局部红肿疼痛、出血,伤口愈合后,经过一段潜伏期,然后出现头痛、烦躁不安、恐水、恐风、恐声、牙关紧闭、抽搐等症,甚则导致死亡。

2. 外伤　是指因受外力如跌仆、利器等击撞,以及虫兽咬伤、烫伤、烧伤、冻伤等而致机体组织损伤的因素。

（1）外力损伤:枪弹伤、金刃伤、跌打损伤、持重努伤等外伤,均为外力直接作用于人体,直接损伤人体的皮肤、肌肉、筋脉、骨骼以及内脏。轻则可引起皮肤肌肉瘀血肿痛、出血或筋伤骨折、脱臼等;重则损伤内脏,或出血过多,可导致昏迷、抽搐,甚至亡阳等严重病变。

（2）烧烫伤：多由高温物品、沸水、烈火、高压电流等作用于人体所引起。轻者损伤肌肤，出现创面红肿热痛或起水疱；重者伤及肌肉筋骨，创面呈皮革样，或焦黄，或蜡白，或炭化，痛觉反而消失；更甚者，火毒内侵脏腑，出现发热、口渴、烦躁不安、尿少、尿闭等症。

（3）冻伤：在我国北方冬季最为常见。全身性冻伤是因阴寒过盛，损伤人体阳气，使机体失于阳气温煦和推动血行作用，出现体温下降，面色苍白，唇舌指甲青紫，感觉麻木，逐渐昏迷。若不及时救治，易致死亡。局部性冻伤多发生在手、足、耳郭、鼻尖和面颊部，受冻部位出现皮肤苍白、冷麻，继则肿胀青紫、痒痛灼热，或出现大小不等的水疱，水疱溃破后易感染，形成冻疮。

（4）溺水：因意外原因导致沉溺水中，如不能及时获救，水入肺胃，可致气道窒塞，呼吸不通，气体交换障碍。轻者，可经抢救复苏；重者，可致溺死。

（三）医源性因素与先天性因素

1. 医源性因素　是指因治疗措施失宜或用药不当等因素致使病人病情加重或变生他疾。医源性致病因素包括医过和药邪两个方面。

（1）医过：是指医生做出的可造成病人病情加重或变生他疾的、不妥当的或过失性的行为。医过主要有言语不当、处方草率、诊治失误、操作不当。

（2）药邪：是指用药不当而造成疾病的一种致病因素。药邪形成的原因包括用药过量、炮制不当、配伍不当、用法不当、滥用补药。

作为医务工作者，必须对病人的生命高度负责，防止医源性致病因素的发生。

2. 先天因素　是指人在出生以前已经潜伏着可以致病的因素，一般分为胎弱和胎毒两个方面。

（1）胎弱：又称胎怯，是指胎儿禀受父母的精气不足，先天禀赋薄弱，以致日后发育障碍、畸形或不良。形成的原因有二：一是父母之精本异常，发生遗传病；二是父母身体虚弱或疾病缠身，导致先天禀赋不足。

（2）胎毒：胎毒有广义和狭义之分。狭义胎毒指某些传染病，在胎儿期由亲代传给子代，如梅毒、乙型肝炎、人类免疫缺陷病毒等。广义胎毒指妊娠早期，其母感受邪气而患有某些疾病（包括隐性之疾），或误用药物等，导致遗毒于胎儿，出生后渐见某些疾病或异常。

第二节　病　机

病机，是指疾病发生、发展、变化的机制。当致病因素作用于人体，破坏了机体阴阳的相对平衡，使脏腑、经络、气血功能紊乱，产生病理变化而发病。病机是研究疾病发生和人体产生病理变化的全过程及其规律的理论。

一、发　病

人体自身与外界环境之间,始终维持着相对的动态平衡,即所谓"阴平阳秘",这是维持正常生理状态的基础。当人体在某种致病因素的作用下,使脏腑、经络等生理功能发生异常,气血阴阳的平衡协调关系遭到破坏,导致"阴阳失调"时,就会导致疾病的发生。疾病的发生虽然错综复杂,但从总体来说,不外乎人体本身的正气与邪气两个方面。正气,即人体的生理功能,主要指其对外界环境的适应能力、抗邪能力及康复能力。邪气,泛指各种致病因素。疾病的发生,就是在一定条件下邪正双方相互斗争的反映。

(一) 正邪与发病

1. 正气不足是疾病发生的内在根据　中医十分重视人体的正气,强调人体正气在发病过程中的主导作用。认为正气旺盛,气血充盈,卫外功能固密,邪气就难以侵入人体,即使有邪气的侵入,正气也能及时消除病邪,不使人产生疾病。即《素问·刺法论》所说:"正气存内,邪不可干。"只有在正气相对不足,卫外不固时,邪气乘虚而入,使人体阴阳失调,脏腑经络功能紊乱,导致疾病的发生。即《素问·评热病论》所说:"邪之所凑,其气必虚。"所以说,正气不足是机体发病的内在根据,正气的状态贯穿并影响疾病的全过程。

2. 邪气是疾病发生的重要条件　中医发病学强调正气在疾病发生过程中的主导地位,但并不排除邪气的重要作用。因为邪气是发病的重要条件,而且在一定的条件下可起主导作用。如烧烫伤、化学毒剂、刀枪所伤、毒蛇咬伤等,即使正气强盛,也难免被其伤害。又如瘟疫之气,因其毒性过强,人体正气一般难以抵御,故常造成多人同时受病,且病情大多危重。

3. 正邪斗争胜负决定发病与否　在疾病的发生过程中,机体始终存在着邪气的损害和正气的抗损害的矛盾斗争,即正邪相争。正邪斗争的胜负,是决定疾病发生与否的关键,正胜邪退则不发病,邪胜正负则发病。

(二) 影响发病的因素

影响人体发病的因素很多,除了致病因素外,环境因素、精神因素等均与疾病的发生有密切的关系。

1. 环境因素与发病　环境因素是指自然与社会环境,即外环境。其主要包括气候变化、地域、生活居处与工作环境等。

(1) 气候因素:四时气候的异常变化,是滋生致病邪气的重要条件。不同的季节,气候变化不同,可产生不同的病邪,从而导致季节性的多发病。如春季温暖多风,易发风温;夏季气候炎热,易致暑病;秋季气候干燥,易发生燥病;冬季气候寒冷,易生寒病等。

（2）地域因素：不同地域，其气候特点、水土性质、物产及生活习俗的差异，均对疾病的发生有着影响，甚至形成地域性的常见病或多发病。如北方气候寒冷，易损伤人体阳气，常易感寒邪而致寒病；东南沿海，气候多潮湿温热，易见湿热病；江湖沼泽之地的人群，可因疫水的感染而致血吸虫病等；某些山区，因水土、作物中缺碘而好发瘿病。

（3）生活、工作环境：清洁、舒适的生活居处与工作环境，能直接影响人的身心，焕发活力，提高工作与学习效率，减少疾病的发生。反之，不良的生活、工作环境就会成为致病原因或诱发因素，从而损伤人体正气。

2. 精神因素与发病　人的精神状态对正气的盛衰有很大的影响，因而也关系到疾病发生与否。若精神抑郁，情志不畅，气血郁滞，正气偏衰，邪气容易留着，则易于发病。因此，调摄精神，增强对情志变化的调控能力，避免情志过激，可以增强正气，从而减少和预防疾病的发生。

二、基 本 病 机

基本病机，是指在疾病过程中病理变化的一般规律及其基本原理。由于疾病的种类繁多，临床表现错综复杂，各种疾病、证候或症状都有各自的病机，但总体来说，不外乎邪正盛衰、阴阳失调、气血失常等基本病机变化。

（一）邪正盛衰

邪正盛衰，是指在疾病过程中，正气与邪气相互斗争所发生的盛衰变化。这种盛衰变化，不仅关系到疾病的发生、发展和转归，同时还决定着疾病的虚实病理变化。

1. 邪正盛衰与疾病的虚实变化　在疾病发展变化过程中，正气与邪气的斗争贯穿始终。体内邪正双方力量对比的盛衰，决定着病证的虚实变化，即《素问·通评虚实论》所谓："邪气盛则实，精气夺则虚。"

（1）实性病机：是以邪气盛为主要矛盾的病理反应。因为邪气亢盛，而机体正气未衰，正邪斗争较为剧烈，临床表现为一系列以亢奋、有余、不通为特征的实性病理变化。实证多见于外感病的初、中期阶段，一般病程较短。临床表现如壮热、狂躁、声高气粗、腹痛拒按、二便不通、脉实有力等。

（2）虚性病机：是以正气虚损、抗病能力减弱为主要矛盾的病理反应。以脏腑功能衰退、正气虚弱、精气不固为主要特征的虚性病理变化。其多见于素体虚弱或疾病的后期。临床表现如神疲体倦、面容憔悴、心悸气短、自汗盗汗、畏寒肢冷、脉虚无力等。此外，突然大吐、大泻、大汗、大出血等，均会使正气虚弱而出现虚证。

2. 邪正盛衰和疾病的转归　任何疾病的发展变化都有一定的结局。在疾病的发展过程中，邪正盛衰不仅关系到虚实的病理变化，而且也关系到疾病的转归。

（1）正胜邪退：是疾病向好转或痊愈的转归；由于病人正气较旺盛，抗邪能力较强，或得到正确治疗，或两者兼而有之所致。

（2）邪盛正衰：是疾病向恶化甚至死亡的转归；是由于邪气亢盛、正气虚弱、机体抗邪无力病势发展的病理过程。

（3）正虚邪恋：由于正气已虚，余邪未尽，致使疾病处于缠绵难愈的病理过程。其多见于疾病后期，是疾病由急性转为慢性，或慢性病经久不愈，或遗留某些后遗症的主要原因之一。

（4）邪去正虚：多见于疾病后期，病邪虽已祛除，但正气已经耗伤，有待机体逐渐恢复的一种转归，多见于重病的恢复期。

（二）阴阳失调

阴阳失调，是阴阳之间失去协调平衡的病理状态。其指机体在疾病的发生、发展过程中，由于各种致病因素的影响及邪正之间的斗争，导致机体阴阳两方面失去相对协调平衡，形成阴阳的偏盛、偏衰或互损等病理状态。

1. 阴阳偏盛　是指人体阴或阳偏盛所引起的病理变化。其主要见于"邪气盛则实"的实证。

（1）阳偏盛：是指机体在疾病过程中出现的一种阳气偏盛、功能亢奋、机体反应性增强、阳热过盛的病理状态。由于阳是以热、动、燥为其特点，多表现为阳盛的实热证，如壮热、面红、目赤等。阳偏盛多由于感受温热阳邪，或感受阴邪从阳化热，或五志过极化火，或因气滞、血瘀、痰浊、食积等郁而化火所致。

（2）阴偏盛：是指机体在疾病过程中所出现的一种阴气偏盛，功能障碍或减退，产热不足，阴寒性病理产物积聚的病理状态。由于阴以寒、静、湿为其特点，多表现为阴盛的实寒证，如恶寒、喜暖、肢冷、踡卧、舌淡等。阴偏盛多由感受寒湿阴邪或过食生冷等原因所致。

2. 阴阳偏衰　是指人体阴或阳亏虚所引起的病理变化，主要见于"精气夺则虚"的虚证。

（1）阳偏衰：即阳虚，是指机体阳气虚损，功能活动减退，温煦功能减退的病理状态。其病机特点多表现为机体阳气不足，阳不制阴，而阴寒内盛，表现为"阳虚则寒"的虚寒证。如畏寒肢冷、神疲乏力、面色㿠白、舌淡脉迟等症。阳气不足，一般以脾肾阳虚为主，其中尤以肾阳虚最为重要，这是由于肾阳为一身阳气根本的缘故。阳偏衰多由先天禀赋不足或后天失养，或劳倦内伤，或久病损伤阳气所致。

（2）阴偏衰：即阴虚，是指机体的精、血、津液等物质亏损，而导致阴不制阳，阳相对亢盛，功能虚性亢奋的病理状态。其病机特点多表现为阴精虚损，阴不制阳而阳热偏盛，表现为"阴虚则热"的虚热证，如潮热、盗汗、五心烦热、颧红、口咽干燥、舌红、脉细数。临床上以肺肾阴虚或肝肾阴虚为多见，由于肾阴为一身之阴的根本，故肾阴不足在阴虚病机中占有极其重要的地位。阴偏衰多由阳邪伤阴,或五志过极化火伤阴,或久病耗伤阴液所致。

3. 阴阳互损　指在阴或阳任何一方虚损的前提下,病变发展影响到相对的一方,最后形成阴阳两虚的病机。在阴虚的基础上,导致阳虚,称为"阴损及阳";在阳虚的基础上,导致阴虚,称为"阳损及阴"。由于肾为全身阳气、阴液的根本,所以,无论阴虚或阳虚,多在损及肾脏阴阳及肾脏本身阴阳失调的情况下,才易发生阴阳互损的病理变化。

(1) 阴损及阳:是指阴液亏损,致使阳气化生不足,或阳气无所依附而耗散,形成以阴虚为主的阴阳两虚的病理状态。如肾阴久虚,损及肾阳,可形成以肾阴虚为主的阴阳两虚证。

(2) 阳损及阴:是阳虚较重,无阳则阴无以生,从而导致阴虚,形成以阳虚为主的阴阳两虚的病理状态。如肾阳久虚,必然耗伤肾中精气,使肾阴亦伤,形成以肾阳虚为主的阴阳两虚证。

(三) 气血失常

气血失常是指气和血亏损不足、生理功能异常及气与血关系失调等病理变化。

1. 气的失常　主要包括气虚和气机失调两个方面的病理变化。

(1) 气虚:气虚是指气不足,导致脏腑组织功能减退、抗病能力下降的病理状态。气虚的形成多由先天禀赋不足、后天失调及脏腑功能失调致气的生成不足。

气虚的病变表现为推动无力、固摄失职、气化不足等异常改变,如精神疲乏、少气懒言、自汗出、易于感冒等。气虚病变进一步发展,还可导致精、血、津液的多种病变。

(2) 气机失调:是指气的升降出入运动失常而引起的气滞、气逆、气陷、气闭、气脱等方面的病理状态。

气滞:是指气运行不畅而郁滞的病理变化。其多由于情志抑郁,或痰湿、食积、瘀血等实邪阻滞,影响到气的正常流通,形成局部或全身的气机不畅或阻滞不通,从而导致某些脏腑、经络功能障碍。在临床上以肺气壅滞、脾胃气滞、肝郁气滞为多见。由于气机郁滞不畅是气滞的病机特点,故气滞局部以闷、胀、痛等症为常见表现。

气逆:是指气机升降失常,气逆于上的病理状态。气逆的发生,多由情志内伤,或饮食不当,或外邪侵犯,或痰浊壅滞等原因,使脏腑之气不降反升或升之太过所致。气逆病变以肺、胃、肝等脏腑为多见。如肺气上逆,可见咳嗽、气喘;胃气上逆,可见恶心、呕吐;肝气上逆,可见头胀、头痛、面红目赤,甚则血随气逆而见咯血、吐血等。

气陷:是以气虚无力升举为主要特征的一种病理状态。其多由气虚进一步发展所致,与脾气虚的关系最为密切。脾主升,脾气虚弱,升举无力,易导致气陷,故又称"中气下陷"。主要表现为内脏下垂,如胃下垂、肾下垂、子宫脱垂、脱肛等,并可伴见腰腹胀满重坠、便意频频以及短气乏力等症。

气闭:是指气的出入受阻,脏腑经络气机闭塞不通的一种病理状态。其多因情志抑郁,或外邪、痰浊等阻滞气机出入所致。气闭病变大多病情较急,常表现为突然昏厥、不省人事、四肢欠温、呼吸困难、面唇青紫等。

气脱:是指气不内守而外脱散失,导致机体功能突然衰竭的一种病理状态。其多因久病、重病,正气极度虚损,以致气不内守而散失,或因大汗、大出血、频繁吐泻等,致使气随津泄或气随血脱所致。临床表现为面色㿠白、汗出不止、四肢厥冷、脉微欲绝等症。

2. 血的失常　主要包括血虚、血瘀、血热、出血等方面的病理变化。

(1)血虚:是指血液不足,濡养功能减退的病理状态。其形成的原因:一是失血过多,血液未能及时生成补充;二是化源不足,血液生成减少;三是久病或劳神过度等因素,致阴血耗损;四是瘀血阻滞,新血不生。临床表现以眩晕,面色无华,唇、舌、爪甲淡白无华等为主要特征。

(2)血瘀:是指血液运行不畅的病理状态。其多因气滞而使血行受阻,或因气虚而使血行迟缓,或因痰浊阻于脉络,阻碍血行,或因寒邪入血,血为寒凝,或因邪热煎熬,血液黏稠等,均可形成血瘀,甚则血液瘀结而成瘀血。血液瘀滞于脏腑、经络等某一局部时,则使局部经脉不通,表现为疼痛,多为刺痛而有定处,甚则形成肿块,称为癥积。同时伴见皮肤、面、唇、舌青紫色暗等表现。一般认为,血瘀与瘀血的概念不同。血瘀是指血液运行瘀滞不畅的病理,而瘀血则是血液运行失常的病理产物,又可成为继发性致病因素。但两者密切相关,血液瘀滞可形成瘀血,瘀血内阻又可致血行不畅。

(3)血热:是指血分有热,血流加速的病理状态。其多因外感热邪,或寒邪入里化热,或情志郁结化火,伤及血分所致。血分有热,血液运行加速,灼伤脉络,迫血妄行,又热扰心神,煎熬伤阴。以热象、动血、扰神及伤阴为特点。临床表现为发热、面赤、心烦、舌红、脉数,甚则出血、神昏等症。

(4)出血:是指血液溢于脉外的病理状态。其形成原因多由火气上逆,或热邪迫血妄行,或气虚不能固摄,或外伤脉络筋肉所致。出血主要有吐血、咳血、便血、尿血、月经过多,以及鼻衄、齿衄、肌衄等。由于出血的原因、部位不同,出血的具体表现及病理亦各不相同。

三、体质与发病

体质,是人体在先天禀赋和后天调养基础上表现出来的功能(包括心理气质)和形态结构上相对稳定的固有特性。

由于体质的特异性、多样性和可变性,形成了个体对疾病及治疗的反应有明显差异。不同体质的人对病邪的耐受性和易感性不同,具有对某些疾病的易患倾向;发病后,可出现疾病从体质而变化的"从化"现象。因此,中医学强调"因人制宜",并把体质同病因学、病机学、诊断学和养生学等密切地结合起来,以指导临床医疗实践。

人的体质有强弱的不同,偏阴偏阳的差异。体质的强弱决定着正气的虚实。体质健壮,正气旺盛,抗病邪能力强,则邪气难以致病;体质虚弱,正气内虚,抗病邪能力较差,则易于发病。强壮者发病多为实证,虚弱者发病多为虚证。阳盛或阴虚的体质,对热邪的易感性强,易感受热邪而发病;阴盛或阳虚的体质,对寒邪的易感性强,易感受寒邪而发病。又如肥人多痰湿,善病中风,瘦人多火,易得痨嗽,老年人肾气虚衰,多病痰饮咳喘等,均说明了体质的差异与发病有着密切的关系。

四、病程演变

疾病从发生、发展到结局的过程,称为病程。疾病演变过程中有一些基本规律,如病位传变、病性传变。疾病的结局有痊愈、死亡。在疾病过程中有缠绵、后遗等。探明这些演变规律及其机制,有利于进一步揭示疾病的本质,更好地进行辨证论治。

（一）病位传变

病位,指疾病的部位。人是一个有机整体,机体表里之间、脏腑之间,均有经络相互沟通联络。因此,某一部位的病变,在一定条件下,可以向其他部位发展,这就是病位的传变。其常见的病位传变包括表里之间和脏腑之间传变两个方面。

1. 表里之间传变

（1）表邪入里:是外邪侵袭人体,首先在卫表,而后内传入里,影响脏腑功能的病理传变过程。其常见于外感疾病的初、中期,是疾病向纵深发展,病情加重,甚至恶化。如外感风寒,初见恶寒、发热、无汗、脉浮紧等寒邪在表之症,若失治、误治,则表邪不解,内传入里,影响肺、胃功能,出现高热、口渴、喘咳、腹满便秘等症,从而由表寒证转化为里热证。

（2）里病出表:是指病邪原在脏腑、在里,正邪相争,病邪由里透达于外的病理传变过程。里病出表,为机体正气来复,抗邪有力,祛邪外出,病情有好转的趋势。

2. 脏腑之间传变　主要反映内伤疾病发展变化的一般规律,包括五脏之间、六腑之间、脏与腑之间传变三种情况。

（1）五脏之间的传变,除按照五行生克制化规律传变外,还与五脏生理联系有关。如心与肺、心与脾、心与肝、心与肾之间的病变都可以相互影响。由于五脏之间的生理功能和生理联系各不相同,其产生的病变也各有特点。在心与肺之间,主要是心主血脉与肺主气、司呼吸病变的相互影响;心与脾之间,主要是心主血与脾生血病变的相互影响;心与肝之间,主要是心主血、肝藏血,心主神、肝主疏泄(情志)病变的相互影响;心与肾之间,主要是心阳(火)与肾阴(水)不相交济与精血亏损病变的相互影响。

(2) 六腑之间的传变,主要与其结构和功能联系有关。如胃、小肠、大肠、胆等之间,在结构上是相连的,它们各司其职又互相协作,共同完成传化水谷的任务。所以若其中一腑发生病变,势必累及其他腑。如胃病腐熟功能失职,常易影响小肠的化物和泌别清浊功能;大肠传导不利,腑气不通,常致胃气不降,甚则气逆;胆失疏泄可影响胃与小肠的腐熟和泌别清浊功能。

(3) 脏与腑之间的传变,主要通过脏腑的表里关系进行。如心火下移小肠,可致尿赤、尿痛;大肠传导失职,可致肺失肃降而喘咳;胃纳失职可以导致脾失健运,出现腹满、泄泻;肝病可以及胆,形成肝胆俱病;肾虚气化失司,可以导致膀胱贮尿、排尿功能失常等。

脏腑疾病能否传变,与脏腑的正气强弱和功能状态有关。脏腑正气虚弱,则易发生传变;脏腑正气充实,则不易发生传变。此外,病邪的强弱,病证的性质,治疗是否及时得当,都会影响脏腑的传变。

(二) 疾病转归

疾病转归,指疾病发展的最后结局。疾病的转归,主要有痊愈、死亡和疾病过程中的缠绵和后遗。

1. 痊愈　是指疾病的病理状态完全消失,病人恢复健康。痊愈是在邪正斗争中,正胜邪退,使疾病逐渐好转的一种最佳结局,也是许多疾病最常见的一种转归。疾病获得痊愈,除依靠机体正气的抗病祛邪、康复自愈能力外,及时、正确、积极的治疗也是十分重要的。

2. 死亡　是机体生命活动和新陈代谢的终止。死亡可分为生理死亡(自然死亡)、病理死亡和意外死亡。因各种疾病造成的死亡,称为病理死亡,占死亡人数的绝大多数。

死亡的发生大致经历有三个阶段。一是临终期,又称濒死状态。此期体内各脏腑功能发生严重障碍或衰竭,阴阳出现离决之势,临床表现为意识模糊,反应迟缓,循衣摸床,撮空理线,呼吸微弱,郑声自语,脉微欲绝等。二是临床死亡期,又称可逆性死亡阶段。此期体内阴阳已经离决,精气已经衰败致竭,只是部分脏腑组织残存着极其微弱的功能活动。临床以心跳、脉搏和呼吸停止为主要标志。此时如能及时进行有效的抢救治疗,可使极少部分病人恢复生机。三是生物学死亡期,又称不可逆死亡阶段。此时人的气机气化完全停止,脏腑功能已丝毫无存,阴阳之气彻底离决,不可再复。临床表现为目睛混浊,神志、呼吸、心跳、脉搏全无,躯体僵冷,或见尸斑等。

3. 缠绵　即久病迁延不愈,是病理过程转化为慢性迁延性的表现。

缠绵状态的基本病机是正虚邪恋。在正邪斗争中,正气虽损伤而未溃败;邪气也由于正气的抗争而趋于衰微。正邪处于非激烈性抗争的相持不下的病理状态。缠绵的病理状态具有相对的稳定性,同时又有可能演变的不稳定性。可因调摄、护理、治疗不当,而使病情加重或恶化。所以应积极进行治疗,争取疾病的痊愈或好转。

4. 后遗 又称后遗症,指疾病的病理过程基本结束,而疾病所造成的组织器官的损伤或功能障碍,残留而不可自复。如小儿麻痹后遗的肢体瘫痪、中风后的半身不遂等,虽经积极调治,也很难康复。

疾病的后遗症和疾病的缠绵状态是不相同的。后遗症是病因、病理演变的终结,是疾病的一种转归;而疾病的缠绵状态则是疾病本身的迁延或慢性过程,是同一疾病的自然延续。

此外,还有一种伤残,主要指外伤所致的人体某种组织结构难以恢复的损伤或残缺,也属于后遗范围。

本章小结

病因,是导致疾病发生的原因,也就是破坏人体相对平衡状态引起疾病发生的原因。病因分为外感病因、内伤病因、其他病因三大类。风、寒、暑、湿、燥、火六淫邪气是外感病证的主要致病因素。由于脏腑功能失调而产生内风、内寒、内湿、内燥、内火五种病理状态称为内生五邪。瘟疫是一类传染性很强的致病因素。喜、怒、忧、思、悲、恐、惊七情的异常变化,是内伤疾病的病因之一。其主要伤及脏腑功能,引起脏腑气机紊乱,气血失调。七情致病,以心、肝、脾多见。其他病因有饮食、劳逸、外伤、医源因素与先天因素以及某些病理产物,如痰饮、瘀血等。

病机,是指疾病发生、发展、变化的机制;是研究疾病发生和人体产生病理变化的全过程及其规律的理论。疾病的发生,就是在一定条件下正邪双方相互斗争的反映,正气不足是疾病发生的内在根据,邪气是疾病发生的重要条件,正邪斗争的胜负决定发病与否。影响发病的因素很多,除主要的致病因素外,还有环境因素、精神因素等。基本病机主要有邪正盛衰、阴阳失调、气血失常。不同体质的人对病邪的耐受性和易感性不同,具有对某些疾病的易患倾向;发病后,疾病有从体质而变化的"从化"现象,体质的强弱决定着正气的虚实。因此,中医学强调"因人制宜"。疾病演变过程中有一些基本规律。如病位传变、病性传变。疾病的结局有痊愈、死亡。在疾病过程中有缠绵、后遗等。探明这些演变规律及其机制,有利于进一步揭示疾病的本质,更好地进行辨证论治。

(朱 玛)

一、选择题

A1 型题

1. 病因中的"六淫"是指

A. 六气　　　　　　　　　　　　B. 六种正常的气候变化

C. 六种病理变化现象　　　　　　D. 六种外感病邪的统称

E. 风、寒、暑、湿、燥、火

2. 六淫中为"百病之长"的邪气是

A. 热邪　　　　　　　B. 风邪　　　　　　　C. 寒邪

D. 暑邪　　　　　　　E. 燥邪

3. 不属于湿邪的性质和致病特点的是

A. 湿为阴邪,易阻滞气机　　　　B. 湿性重浊

C. 湿性黏滞　　　　　　　　　　D. 湿性凝滞

E. 湿性趋下,易袭阴位

4. 在六淫中,最易伤肺的邪气是

A. 风邪　　　　　　　B. 寒邪　　　　　　　C. 暑邪

D. 湿邪　　　　　　　E. 燥邪

5. 不属于疠气的性质和致病特点的是

A. 为百病之长　　　　　　　　　B. 发病急

C. 传染性强　　　　　　　　　　D. 易于流行

E. 一气一病,症状相似

6. 疠气最重要的致病特点为

A. 病情重,预后差　　　B. 高热持续不退　　　C. 易伤津耗气

D. 扰动心神　　　　　　E. 传染性强

7. 瘀血病证所出现的疼痛,其特点是

A. 游走性疼痛　　　　　B. 胀痛　　　　　　　C. 绞痛

D. 酸痛　　　　　　　　E. 刺痛

8. 所谓"正气存内,邪不可干"是指

A. 邪气是发病的重要条件　　　　B. 邪气伤人,正气必然受损

C. 正气充足,与邪相争,祛邪外出　D. 正气旺盛,邪气难以入侵

E. 正气虚弱,邪气不足

9. 疾病的发生、发展与转归主要取决于

A. 邪正的盛衰　　　　　B. 合理的饮食　　　　C. 禀赋的强弱

D. 邪气的性质　　　　　E. 感邪的轻重

10. 阴阳互损最终形成的病理状态是
    A. 阴盛格阳　　　　　　B. 阳盛格阴　　　　　　C. 阴阳两虚
    D. 阴阳亡失　　　　　　E. 阴阳转化

11. 某些远离海洋的山区,人群中易患地方性甲状腺肿的发病因素是
    A. 地域因素　　　　　　　　　　　　　B. 气候因素
    C. 先天禀赋体质较弱　　　　　　　　　D. 工作环境
    E. 精神状态

12. 不属于气机失常的病机是
    A. 气虚　　　　　　　　B. 气滞　　　　　　　　C. 气闭
    D. 气陷　　　　　　　　E. 气脱

13. 使病邪发生"从化"最为密切的因素是
    A. 病变部位　　　　　　B. 体质差异　　　　　　C. 治疗不当
    D. 病邪性质　　　　　　E. 邪正盛衰

A2 型题

14. 病人因受精神刺激而气逆喘息,面红目赤,呕血,昏厥猝倒。其病机是
    A. 怒则气上　　　　　　B. 喜则气缓　　　　　　C. 悲则气消
    D. 思则气结　　　　　　E. 恐则气下

A3 型题

(15 题和 16 题共用题干)

病人因受精神刺激而食欲缺乏,脘腹胀满,大便溏泄。

15. 其病机可能是
    A. 怒则气上　　　　　　B. 喜则气缓　　　　　　C. 悲则气消
    D. 思则气结　　　　　　E. 恐则气下

16. 其病位主要在
    A. 心　　　　　　　　　B. 肝　　　　　　　　　C. 脾
    D. 肺　　　　　　　　　E. 肾

B1 型题

(17 题和 18 题共用备选答案)
    A. 火邪　　　　　　　　B. 风邪　　　　　　　　C. 寒邪
    D. 暑邪　　　　　　　　E. 湿邪

17. 导致关节游走性疼痛的病邪是

18. 导致关节酸重疼痛的病邪是

(19 题和 20 题共用备选答案)
    A. 虚寒　　　　　　　　B. 实寒　　　　　　　　C. 实热
    D. 虚热　　　　　　　　E. 寒热错杂

19. 阴偏盛所出现的病理证候是

20. 阳偏盛所出现的病理证候是

二、名词解释

1. 辨证求因　　2. 病因　　3. 病机　　4. 六淫　　5. 七情

三、填空题

1. 外感病因中"六淫"是指＿＿＿＿、＿＿＿＿、＿＿＿＿、＿＿＿＿、＿＿＿＿、
＿＿＿＿六种邪气。

2. "七情"是指人的＿＿＿＿、＿＿＿＿、＿＿＿＿、＿＿＿＿、＿＿＿＿、
＿＿＿＿七种情志变化。

3. 中医疾病的病机主要包括＿＿＿＿、＿＿＿＿、＿＿＿＿三种基本病机变化。

四、判断题

1. "六淫"就是"六气"。（　　　）

2. 六淫之中,火邪的致病特点为火为阳邪,为"百病之长"。（　　　）

3. 疫疠属于外感病因,但又与六淫邪气不同,因其具有强烈的传染性。（　　　）

4. 瘀血所致的疼痛特点为胀痛,痛无定处,拒按,夜间益甚。（　　　）

5. 阴虚则热,阳虚则寒。（　　　）

第五章 | 诊 法

05章 数字内容

诊法,即中医诊察疾病的方法,包括望、闻、问、切,简称"四诊"。

中医认为,人体是一个有机的整体,局部病变可以影响全身,内脏病变可以表现于外,即"有诸内者,必形诸外"。因此,通过对外部现象的观察,可以了解内脏的病变,所谓"司外揣内"。

四诊各有其独到之处,所搜集的病情资料也各有侧重,临床应用时,必须做到"四诊合参",才能全面系统地获得病情资料,为辨证论治提供可靠依据。

第一节 望 诊

望诊,是医生运用视觉对人体的外部情况进行有目的的观察,以了解健康状况,测知病情的一种诊察方法。望诊主要包括全身望诊、局部望诊、望排出物、望舌和望小儿指纹五个方面。

望诊时应注意:①望诊应在自然光下进行,注意避开有色光源。②诊室温度适宜,以免受寒。③望诊时,要求病人充分暴露受检部位,以便进行完整细致的观察。④望诊时,针对病情,应注意整体判断,动态观察。⑤注意望诊与其他诊法有机结合。

一、全身望诊

全身望诊是指医生对病人的神、色、形、态等全身情况进行有目的的观察,以期对病人的整体病情做出初步判断。

(一)望神

神有广义和狭义之分。广义之神,是指人体生命活动的外在表现,即"神气";狭义之神,是指人的精神、意识、思维活动,即为心所藏之神。所谓望神,是通过观察人体生命活动的整体表现来判断病情的诊察方法。望神的内容隶属于广义之神的范畴。

神源于先天之精,又依赖后天之精的滋养。若脏腑化生的后天之精充足,人体得以充养,则形体健壮,神才能旺盛;一旦脏腑精气亏损,机体失去营养,形体就会衰弱,神就会衰败,所谓"精足则神旺,精衰则神疲"。可见望神能够了解脏腑精气的盛衰、形体的强弱,判断病情的轻重和预后。

神作为生命活动现象的高度概括,可以通过多方面反映出来。望神时应观察眼神、神情、气色、体态四个方面。观察眼神变化是重点。

同时,精神状态、意识思维、面部表情、语言气息、形体动态、对外界的反应能力以及舌象和脉象等,均能反映神的状态。

望神可分为得神、少神、无神、假神四种。

1. 得神　又称"有神"。表现为两目灵活明亮,精采内含,神志清楚,面色荣润,表情自然,语言清晰,肌肉不削,动作协调,反应灵敏。表明精气充足,脏腑功能正常,为健康的表现,或虽病而正气未伤,病轻易治,预后良好。

2. 少神　又称"神气不足"。表现为目乏神采,神志清楚,但精神倦怠不振,面色少华,表情呆板,少气懒言,肌肉松软瘦削,倦怠嗜睡,动作迟缓,思维迟钝。表明精气已伤,脏腑功能减退,多见于虚证,或疾病恢复期病人,预后较好。

3. 失神　又称"无神"。表现为目光呆滞,目陷无光,精神萎靡,面色晦暗枯槁,表情淡漠,肌肉松软,动作失调,反应迟钝,甚至神志昏迷。表明精气大伤,脏腑功能衰败,病重难治,预后不良。

若神昏谵语,循衣摸床,撮空理线,或猝然昏倒,目闭口开,手撒遗尿,表明邪入心包,精气已脱,是失神的重证。

4. 假神　是病人垂危阶段突然出现貌似"好转"的假象。原本精神衰惫,神志昏迷,突然神志似清,欲见亲人,言语不休,但精神时而烦躁;原本不欲言语,语声低微,时断时续,突然语声清亮,却多简单重复;原本面色晦暗不泽,突见两颧红赤如妆;原本毫无食欲,久不能食,却突然索食,甚至暴饮暴食,是脏腑精气衰竭,阴阳离决的危候,是危重病人临终前的征兆,即所谓"回光返照""残灯复明"。假神要与病情真正好转相鉴别(表 5-1)。

表 5-1　假神与病情好转鉴别表

类型	假神	病情好转
突然(逐渐)	"好转"之象表现得突然,不能用疗效解释	"好转"之象是逐渐出现的,符合疾病康复规律
局部(整体)	"好转"变化只表现在局部,与整体病情恶化不相符	是在治疗有效的基础上,从个别症状的改善逐渐发展到全身症状的好转
暂时(持久)	"好转"为暂时现象,短时间后病情急剧恶化,甚至死亡	"好转"状态持久、稳定,直至痊愈

 知识拓展

神乱不是假神也不是无神

神乱,又称"神志错乱",常见于癫、狂、痫等病人。

癫病:表情淡漠,寡言少语,郁闷不乐,神志痴呆,喃喃自语,哭笑无常,悲观失望等,多为痰气郁结,阻闭神明所致。

狂病:狂躁不宁,胡言乱语,打人毁物,不识亲疏,或登高而歌,弃衣而走等,多为痰火扰心,心神失守。

痫病:突然昏倒,神志不清,口吐涎沫,目睛上视,四肢抽搐,伴有猪羊叫声,醒后一如常人,多为肝风夹痰,蒙蔽清窍所致。

神乱属于狭义之神的范畴,属于心主神志功能失常;望神属于广义之神的范畴,是生命活动的外在表现,是所有脏腑功能活动的体现。由此可见,神乱既不是假神也不属于无神。

(二) 望色

望色,又称色诊,是医生通过观察病人皮肤色泽变化来诊察疾病的方法。皮肤的颜色,分为青、黄、白、赤、黑五种,简称五色;泽即皮肤的光泽,是指肤色的荣润或枯槁。

面部血络丰富,皮肤薄嫩,体内气血盛衰,最易通过面部色泽变化显露出来,所以望色以观察面部色泽为主。望色可以了解脏腑气血的盛衰,判断病邪的性质,确定病变部位,预测疾病转归。

1. 常色　人体在生理状态下的面部色泽变化,称为常色,因种族不同而异。常色分为主色和客色。主色指禀赋所致,终生不变的色泽;客色指受季节气候、生活工作环境、情绪和运动等不同因素影响所致气色的短暂变化。我国健康人面色特点是红黄隐隐,明润含蓄,表示人体精气充盛,脏腑气血调和。

2. 病色　指人体在疾病状态下面部出现的异常色泽,称为病色。病色可分青、黄、赤、白、黑五种,即"五色主病"。

（1）青色：主寒证，瘀血证，痛证，惊风。

青为经脉瘀阻，气血不畅之色。寒主收引、主凝滞，寒凝血瘀，不通则痛。面色苍白淡青，多属寒邪外袭；面色青灰，口唇青紫，伴心胸闷痛或刺痛，为心阳不振，心血瘀阻。肝属木，青为肝经本色，小儿高热，鼻柱、眉间及口唇周围出现青色，常为惊风或惊风先兆，属肝风内动。

（2）赤色：主热证，戴阳证。

邪热亢盛使血行加速，面部血络扩张，面色红赤。满面通红为实热证；两颧潮红为虚热证；久病重病之人，面色苍白，两颧却时时泛红如妆，为虚阳外浮的戴阳证，属真寒假热之危候。

（3）黄色：主脾虚，湿证。

黄为脾虚湿盛，或脾失健运，气血生化不足，肌肤失养所致。面色淡黄而晦暗无泽，称为萎黄，多为脾胃虚弱，气血不足；面色淡黄而虚浮，称为黄胖，多因脾虚湿盛所致；面目一身俱黄者为黄疸，黄色而鲜明如橘色者，属阳黄，多为湿热；黄而晦暗如烟熏者，属阴黄，多为寒湿。

（4）白色：主寒证，虚证，失血证。

白为气虚血亏或阳气虚弱，行血无力；或失血耗气，血脉不充，气血失荣。面色㿠白（淡白无华），多为气血亏虚或失血证；面色淡白而虚浮，多为阳虚水泛；面色苍白伴剧烈疼痛，多为实寒证；突见面色苍白，伴冷汗淋漓，多为阳气暴脱。

（5）黑色：主肾虚证，水饮证，寒证，瘀血证。

黑为阴寒水盛之色。面色黑而暗淡，为肾阳虚；面色黑而干焦，为肾阴虚；眼眶周围色黑，为肾虚水饮或寒湿带下；面色黧黑，肌肤甲错，为瘀血证。

（三）望形体

望形体，指观察病人形体的强弱胖瘦、体质形态的异常表现，来诊察疾病的方法。

皮毛、肌肉、血脉、筋膜、骨骼五种基本组织构成机体，称作"五体"。五体赖五脏精气的充养，形体的强弱与内脏功能的盛衰相统一。内盛则外强，内衰则外弱。因此，观察病人形体强弱胖瘦的不同表现，可以了解脏腑的虚实、气血的盛衰，进而判断病情的轻重预后。

1. 形体强弱　观察形体组织的（强弱）状态，有助于了解脏腑虚实和气血的盛衰。若皮肤润泽，肌肉坚实，骨骼粗大，胸廓宽厚，是形体强壮的征象，说明脏腑精气充足，气血旺盛，抗病能力强，虽病易治，预后较好；若皮肤枯槁，肌肉消瘦，骨骼细小，胸廓狭窄，说明脏腑精气不足，气血虚衰，抗病力差，体弱多病，预后较差。

2. 形体胖瘦　正常人体形适中，各部组织匀称。过于肥胖或过于消瘦都属病理状态。胖而能食者为形气有余；胖而少食者为形盛气虚，脾虚有痰湿。形瘦食多，为胃中有火；形瘦食少，多为中气虚弱；形体消瘦，皮肤干燥，多为阴血不足；大肉陷下，为脏腑精气衰竭。

（四）望姿态

望姿态是通过观察病人的动静姿态和肢体的异常动作来诊察疾病的方法。病人的动静姿态与机体的阴阳盛衰和病性的寒热虚实关系密切，即所谓"阳主动，阴主静"。望姿态，对于判断疾病阴阳、寒热、虚实的性质有重要意义。

卧时向里蜷卧成团，不欲转侧，喜加衣被者，多为阴证、寒证、虚证；卧时向外，仰面伸足，常揭去衣被，转侧不宁者，多为阳证、实证。坐而仰首，咳喘痰多者，多为痰涎壅肺之实证；坐而俯首，气短懒言者，多属肺气虚证。肢体蠕动、震颤、抽搐、角弓反张等为肝风内动；循衣摸床，撮空理线，多为邪热扰心，或久病大虚。猝然昏倒，不省人事，偏侧手足麻木，运动失灵，口眼㖞斜，为中风偏瘫。关节肿痛屈伸不利为痹证，手足痿软无力为痿证。

二、局 部 望 诊

局部望诊，是在全身望诊的基础上，有针对性地对病人局部进行深入、细致的观察，以便全面搜集病情资料，为辨证论治提供可靠依据。

局部望诊的内容包括望头面、五官、皮肤、躯体等部位形态、色泽的变化。

（一）望头面

1. 望头部　头形的大小异常和畸形多见于正值颅骨发育期的婴幼儿。因此，望头部主要观察头形、囟门、头发以及头部动态变化。

（1）望头形：小儿头形过大或过小，伴有智力发育不全，多为肾精亏虚；小儿两额角突出，头顶扁平呈方形为方颅，多为肾精不足或脾胃虚弱。

（2）望囟门：囟门高突，又称囟填，多属实热证；囟门下陷，又称囟陷，多属虚证；囟门迟闭，又称解颅，多为先天肾气不足或后天脾胃失养，常伴五迟和五软。

（3）望发：头发的生长与肾气和精血的盛衰密切相关。"肾之华在发"，故望头发主要可以诊察肾气的强弱和精血的盛衰。精血充足，则头发乌黑浓密而有光泽。若发黄稀疏干枯，且易脱落，为精血不足；突然大片脱发，露出光亮头皮为斑秃，为血虚受风引起；头皮痒，头发多屑多脂，易脱落为脂秃，为血热化燥所致；青壮年头发早白，稀疏易脱，伴有腰膝酸软，失眠健忘，多为肾虚；若青少年发白，而无其他不适感觉，是由先天禀赋所致，不属病态。小儿头发稀疏黄软，生长迟缓，多属先天不足，肾精亏损所致；小儿发结如穗，枯黄无泽，常见于疳积病。

（4）动态：病人头摇不能自主，不论成人或小儿，多为肝风内动之兆，或为老年气血虚衰、脑神失养所致。

2. 望面部　面为心之外华，脏腑精气上荣于面。面部水肿，按之凹陷，为水肿；一侧或两侧腮部以耳垂为中心肿起，边缘不清，局部灼热疼痛，为温毒侵袭所致的痄腮；口眼歪斜，为风邪中络，或为风痰中络之中风病。

（二）望五官

1. **望目**　即观察眼睛的神、色、形、态的变化。双目明亮光彩，转动灵活是有神，虽病易治；若双目呆滞，晦暗无光是无神，病重难治。目赤肿痛，多属肝经风热；白睛发黄，多为黄疸；目眦淡白，为气血不足。眼睑水肿，多为水肿；眼窝凹陷，多为津液亏耗；眼球突出兼见喘满上气者，属肺胀，为痰浊阻肺，肺气不宣所致；若眼球突出兼颈前微肿，急躁易怒者，为瘿病，因肝郁化火，痰气壅结所致。目睛上视、直视或斜视，多为肝风内动；瞳孔散大，多为精气衰竭；瞳孔缩小，多属肝胆火炽，或中毒。

2. **望耳**　即观察耳郭的色、形及分泌物的变化。正常人耳郭红润而有光泽，左右对称是气血充足的表现。耳轮淡白，为气血亏虚；耳轮红肿，为肝胆湿热或热毒上攻；耳轮枯槁焦黑，多为肾水亏耗。耳郭瘦薄，多为先天肾气不足；耳轮干枯萎缩，多为肾精或肾阴不足；耳轮甲错，为血瘀日久。耳内流脓，多为肝胆湿热或肾阴亏虚，虚火上攻所致。

3. **望鼻**　即观察鼻内分泌物、鼻外形和色泽的变化。正常人鼻色红黄隐隐，含蓄明润，通气良好，是胃气充足，肺气宣通的表现。鼻流清涕，多为外感风寒；鼻流浊涕，多属风热；鼻流脓涕，而气味腥臭，多为鼻渊；鼻腔流血，称为鼻衄，为肺胃有热灼伤鼻络。鼻端色白，多属气血亏虚；鼻端色赤，多属肺脾蕴热。鼻头色红生粉刺，是酒渣鼻；鼻翼扇动，呼吸喘促，初病多为肺热，久病为肺肾虚衰；鼻柱溃陷，常见于梅毒或麻风病。

4. **望口唇**　即观察口唇色泽与形态的变化。唇色淡白，多属血虚或失血；唇色青紫，多是寒凝血瘀；唇深红而干，多属实热；口唇樱桃红色，多见于煤气中毒。口唇糜烂，多属脾胃蕴热或阴虚火旺；口唇干裂，多属燥热伤津，或阴虚液亏。

5. **望咽喉**　咽喉为肺、胃之门户，是呼吸、进食的通道，足少阴肾经循咽喉夹舌本，故望咽喉主要可以诊察肺、胃、肾的病变。咽喉红肿疼痛，为肺胃壅热；咽喉色鲜红娇嫩，肿痛不甚，是虚火上炎；咽喉淡红漫肿，为痰湿。咽喉红肿疼痛，甚则溃烂或有黄白脓点，为"乳蛾"，由肺胃热毒壅盛所致；咽喉有灰白假膜，不易剥脱，重剥可出血，随即复生称为"白喉"，为外感火热疫毒攻喉所致。

 知识拓展

望咽喉的方法

人们感冒发热时，常会伴有咽痛、咽干、咽痒等。如何观察咽喉部的病变特征？

首先，让病人坐于椅上，头略后仰，口张大并发"啊"声，接着医生用压舌板在舌体前2/3与后1/3交界处迅速下压，此时软腭上抬，即可进行观察。观察时应注意其色泽、形态变化和有无脓点、假膜等。

咽喉部正常表现是色淡红润泽，不痛不肿，呼吸通畅，发声正常，食物下咽畅通无阻。

（三）望皮肤

皮肤为一身之表，为机体的"屏障"，内合于肺，为气血所荣。望皮肤时，应注意观察皮肤色泽、形态的异常变化，以及斑、疹的鉴别。

1. 皮肤色泽　皮肤大片红肿，色赤如丹，伴有恶寒发热者称为丹毒，发于上部多为风热火毒所致，发于下部多因湿热化火而成。皮肤、面目俱黄者，多为黄疸。黄色鲜明如橘皮，为阳黄，多由湿热引起；黄色晦暗如烟熏，为阴黄，多因寒湿所致。

2. 皮肤形态　全身皮肤水肿，按之凹陷不起者，为水肿。头面先肿，继及全身，腰以上肿甚者属阳水，多由外感风邪，肺失宣降，风水相搏所致；若足跗或下肢先肿，继之全身，腰以下肿甚者属阴水，多由阳气虚衰，蒸化无力，以致水湿内停，外渗肌肤而形成。

3. 斑、疹　色红或紫，点大成片，平摊于皮肤之上，摸之不碍手，压之不褪色者为斑；若色红，点小如粟粒，高出皮肤，摸之碍手，压之褪色者为疹。斑多由外感热邪深入营血，迫血外溢所致，或因气虚不能摄血而发；疹多因外感风热之邪或麻毒时邪，气血相搏，发于肌肤。

（四）望躯体

医生通过观察颈项、胸胁、腹部、腰背、四肢等的变化来诊察疾病的方法。

1. 望颈项　颈部是连接头和躯干的部分，前为颈，后为项。正常人的颈项直立，两侧对称，气管居中，男性喉结突出，女性不显。

颈前结喉处有肿块突起，或大或小，或单侧或双侧，可随吞咽上下移动者，称为"瘿瘤"，多因肝郁气结痰凝；颌下有肿块如豆，累累如串珠者称为"瘰疬"，多因肺肾阴虚，或外感风火时毒，夹痰结于颈部所致。项部强硬，不能前俯者为"项强"，属温病火邪上攻，或脑髓有病；颈项软弱，抬头无力者为"项软"，见于小儿为先天不足，肾精亏损，发育不良，可见于"佝偻病"患儿，成人多为脏腑精气衰竭之危候；颈脉搏动、怒张，可见于肝阳上亢。

2. 望胸胁　正常人胸廓外形呈扁圆柱形，两侧对称，左右径大于前后径约为 1.5∶1。

胸廓较正常人扁，前后径小于左右径的一半，颈部细长，锁骨突出，两肩向前者为"扁平胸"，多见于肺肾阴虚或气阴两虚的病人；胸廓较正常人圆，前后径与左右径约相等，颈短肩高，锁骨上下窝平展，胸廓呈圆桶状，为"桶状胸"，多因久病咳喘，耗伤肺肾以致肺气不宣而壅滞。胸骨下部明显向前突出，胸廓前后径长而左右径短，形似"鸡胸"，多因先天不足，肾气不充，骨骼发育异常所致，常见于儿童。

3. 望腹部　腹部指躯干正面剑突以下至耻骨以上的部位，内藏肝、脾、肾、胆、胃、大肠、小肠、膀胱、胞宫，亦为诸经循行之处。望腹主要观察腹部形态的变化。

腹部臌胀，四肢消瘦者，多属臌胀病，常因肝气郁滞，血瘀湿阻所致；若腹大坚满，腹壁青筋怒张暴露，多属肝郁血瘀之臌胀重证。若腹部胀大，周身俱肿者，多属水肿病，常因肺、脾、肾功能失调，水湿泛溢所致。腹部凹陷，形体消瘦，多属久病脾胃虚弱，或新病吐泻津液大伤；若腹部凹陷，腹部皮肤甲错，深凹着脊，属精气耗竭之候。

4. 望腰背　由项至骶嵴以上的躯干后部,为腰背。腰为身体运动枢纽,为肾之府。望腰背主要观察其形态的变化。

脊柱过度后凸,称为龟背,俗称"驼背",为先天不足,发育异常,或为脊椎疾患;脊柱侧弯,即脊柱离开正中线向左或右偏曲,多由小儿发育期坐姿不良所致,亦可见先天肾精亏损,发育不良的患儿和一侧胸部有疾患的病人。脊背后弯,反折如弓状,常兼颈项强直,四肢抽搐,多见于肝风内动、破伤风等病人。

5. 望四肢　主要观察四肢形态的变化。

(1) 动态:肢体肌肉萎缩,筋脉弛缓,痿废不用者,见于痿病,多因阴津亏虚或湿热浸淫,筋脉失养所致;四肢抽搐,动而不止,多因肝风内动,筋脉拘急所致;手或下肢颤抖,或振摇不定,不能自主,多为血虚、筋脉失养或饮酒过度所致,亦可为动风之兆。

(2) 外形:四肢水肿常是全身水肿的一部分,或仅足跗肿胀,按有压痕者多见于水肿病。膝部红肿热痛,屈伸不利,多属热痹,常因风湿郁久化热所致。若膝部肿大而股胫消瘦,形如鹤膝,称为"鹤膝风",多因寒湿久留,气血亏虚所致。小腿青筋怒张形似蚯蚓,多因寒湿内侵,络脉血瘀所致。趾、指末节膨大如杵者,称为"杵状指",多由久病心肺气虚,血瘀湿阻而成;指关节呈梭状畸形,活动受限,多因风湿久蕴,筋脉拘挛,为"鸡爪风"。

三、望排出物

望排出物,指观察病人的分泌物和排泄物的形、色、质、量变化,以了解病情的方法。一般来说,排出物色白质清稀,多为虚证、寒证;色黄质黏稠,秽浊不清,多为实证、热证。

(一) 望痰涎

痰白而清稀,或有灰黑点者,为寒痰;痰黄而黏稠,坚而成块者,为热痰;痰稀而多泡沫者,为风痰;痰少而黏、难以咳出者为燥痰;量多白滑、易咳出者为湿痰;痰中带血,或咳吐鲜血,多为火邪灼伤肺络;咳吐脓血腥臭者为肺痈。口流清涎者,多为脾胃虚寒;口中黏腻,时吐黏涎者,多为脾胃湿热;小儿口角流涎,涎渍颐下,称为"滞颐",多由脾虚不能摄津所致,亦可见于胃热虫积;睡中流涎者,多为胃中有热或宿食内停。

(二) 望呕吐物

清稀无臭者,为寒呕;呕吐物酸臭秽浊者,为热呕;呕吐黄绿苦水者,为肝胆湿热;呕吐清稀痰涎,伴胃脘振水声者,为痰饮;吐鲜血或暗红血块者,多是胃火伤络,或肝火犯胃,或瘀血内停;呕吐酸腐食物,多属伤食。

(三) 望二便

大便溏泄清稀者,多属寒湿泄泻;大便清稀,完谷不化者,多为脾肾虚寒泄泻;大便黄褐如糜而臭,多为湿热泄泻。大便燥结者,多属津亏肠燥;大便如黏冻,夹有脓血者,多为痢疾;便中带血,附于大便表面,血色鲜红者为近血(肠风),多为痔疮或肛裂;血色暗红或紫黑如柏油样便为远血(脏毒),多为肝胃郁热或气血瘀滞。

小便短少而黄,尿道灼热者,为热证;小便清长,量多色清者,为寒证。小便混浊如米泔,淋沥涩痛者,为膏淋;尿有砂石者,为石淋;尿血伴灼热刺痛者,为血淋。

四、望 舌

望舌,又称舌诊,是通过观察病人舌质和舌苔的变化,来诊察疾病的方法。望舌是望诊的重要内容,是中医特色诊法之一。

(一)舌诊的原理及意义

舌为心之苗,脾胃之外候。舌体通过经络、经筋直接或间接地联系于脏腑,脏腑之精气上荣于舌,使其能正常发挥生理功能。所以脏腑的病变可以通过经络气血的联系反映于舌。望舌能够了解人体脏腑的虚实、气血的盛衰、津液的盈亏、病邪的性质、病位的深浅、病情的进退及病证的转归与预后。

(二)舌面的脏腑分部

在长期的临床实践中,前人发现脏腑的病变反映于舌面,有一定的分布规律:舌尖应心肺,舌中应脾胃,舌根应肾,舌边应肝胆(图5-1)。

(三)望舌的方法及注意事项

1. 方法 嘱病人自然地将舌伸于口外,舌体放松,舌面伸展,舌尖略向下,充分暴露舌体。伸舌时间不宜过长,以免影响舌面气血运行,引起舌色的变化。一般先看舌苔,后看舌质,依次按舌尖、舌中、舌根、舌两边顺序查看。

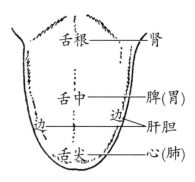

图 5-1 舌诊脏腑部位分属示意图

2. 注意事项

(1)光线:望舌时应在充足而柔和的自然光下进行为宜,避开有色光线,以免影响舌色的真实性。

(2)时间:望舌宜在饭前进行,以免因饮食而改变舌苔的厚薄、润燥和颜色,而影响舌诊的真实性。如进食后能使厚苔变为薄苔;饮水后,舌面变得异常湿润或水滑;进食热粥或辛辣之品,可使舌色变红等。

(3)染苔:某些食物或药物可使舌苔着色,称为染苔。如豆浆、乳汁可使舌苔变白;橘子、蛋黄、核黄素可使舌苔变黄;咖啡、乌梅,长期吸烟可使舌苔变成黑褐色。

(4)排除生理变异及口腔因素的影响:女性经期可见舌红或有红刺;先天性巨舌常印有齿痕;健康人中大约有千分之五的人舌面上有裂纹,而无其他不适症状,此为先天性舌裂,不属病理现象。另外气候环境的变化、口腔疾病等对舌质、舌苔均有一定影响。

(四)舌诊的内容

望舌,包括舌质和舌苔。舌质,又称舌体,是指舌的肌肉脉络组织;舌苔是指舌面上附着的一层苔状物,是由胃气上蒸于舌面而形成。舌质和舌苔的变化,统称为舌象。

正常舌象是舌体柔软，活动自如，颜色淡红润泽，舌面上附有一层薄薄的、颗粒均匀、润燥适中的白苔，简称"淡红舌，薄白苔"。

1. 望舌质　主要观察舌色、舌形和舌态的变化。

(1) 望舌色：指观察舌颜色的变化，常见的有淡白舌、红舌、绛舌、紫舌四种。

1) 淡白舌：主虚证、寒证和气血两虚。

舌色较正常舌色更浅淡者，称淡白舌。其为气血亏虚，血不荣舌，或阳气虚衰，运血无力，舌失血充。若淡白湿润，舌体胖嫩，多为阳虚寒湿证；若淡白不泽，或舌体瘦薄，则属气血两虚证。

2) 红舌：主热证。

舌色较淡红色要红，呈鲜红色者，称红舌。其为阳热亢盛，气血上壅的表现。舌色稍红或舌边尖红，多见于外感表热证初起；若舌鲜红而起芒刺，伴见黄厚苔，多属实热证；若舌鲜红而少苔或无苔，或有裂纹，多为阴液亏损的虚热证。

3) 绛舌：主热入营血、阴虚火旺证。

舌色比红舌更深，呈暗红色者，称绛舌。其多为热入营血，或阴虚火旺，热斥血络。舌红绛而有苔者，多由外感热病加重，热入营血或内伤杂病，脏腑阳热偏盛所致，属实热；舌红绛少苔、无苔或有裂纹，多属热病后期，阴液大伤或阴虚火旺。

4) 紫舌：主瘀血、寒证、热证。

舌色紫暗或见瘀斑瘀点者，称为紫舌。其多为气滞血瘀，或阴寒凝结，热盛津伤，气血运行不畅。舌绛紫，舌苔少而干者，为热毒炽盛；舌淡紫或青紫，舌苔润滑者，多为虚寒证，或寒凝血瘀证；舌紫暗，有瘀斑、瘀点者，为瘀血阻滞。

(2) 望舌形：指观察舌体的形状，包括舌的老嫩、胖瘦、裂纹和芒刺等内容。

1) 老嫩舌：舌质纹理粗糙，坚敛苍老，舌色较暗者，称为老舌，主实证、热证；舌质纹理细腻，浮胖娇嫩；舌色较淡者，称为嫩舌，主虚证、寒证。

2) 肿胀舌：舌体肿大，甚则舌肿胀而不能回缩口中者，称为肿胀舌，主热证、中毒。鲜红肿胀，为心脾积热；青紫晦暗而肿胀，为药物或食物中毒。

3) 胖大舌：舌体比正常舌大而厚，伸舌满口者，称为胖大舌。若舌胖大且有齿痕，则称为齿痕舌，主水湿痰饮证；舌色淡白而舌体胖大，多为脾肾阳虚，水津不布；舌体不胖而有齿痕，伴舌质淡嫩，多为气血两虚。

4) 瘦薄舌：舌体瘦小而薄者，称为瘦薄舌。舌体瘦薄而色淡者，多见于气血两虚；舌体瘦薄而色红绛，舌干少苔或无苔，多是阴虚火旺。

5) 裂纹舌：舌面上有各种形状的裂纹、裂沟者，称裂纹舌。舌红绛而有裂纹，为热盛伤津或阴虚火旺，耗损阴液所致；舌淡白而有裂纹，为血虚不荣。有些健康人舌上有裂纹，上面覆有舌苔，无其他不适症状，不视为病态。

6) 芒刺舌：舌乳头增生、肥大，高起如刺，摸之棘手者，称为芒刺舌，多为邪热内盛。舌尖芒刺为心火亢盛，舌中芒刺为胃肠热盛，舌边芒刺为肝胆火盛。

(3) 望舌态:指观察舌体的动态变化,常见的有强硬舌、痿软舌、震颤舌、吐弄舌等。

1) 强硬舌:舌体失其柔和,屈伸不利,或板硬强直,不能转动者,称为强硬舌,或称"舌强"。舌强硬而舌红绛少津,多见于热入心包、热盛伤津;舌强硬而舌苔厚腻,多见于风痰阻络;突然舌强语言謇涩,伴有肢体麻木、眩晕者,多为中风先兆或中风。

2) 痿软舌:舌体软弱,伸缩转动皆无力者,称痿软舌。久病舌淡白而痿,是气血两虚;新病舌干红而痿,为热灼津伤;舌红绛而痿,多阴亏已极。

3) 歪斜舌:伸舌时,舌体不自主地偏向一侧者,称歪斜舌,多见于中风或中风先兆。舌淡红而歪斜,多是风痰阻络,病势轻;舌红少津而歪斜,为肝阳化风,病势重。

4) 颤动舌:舌体不自主地颤抖不定者,称颤动舌,主肝风内动。舌质淡白而颤动者,多为血虚生风;舌红绛而颤动者,为热极生风;舌红少苔而颤动者,多为肝肾阴虚。

5) 吐弄舌:舌伸出口外,久不回缩者,称为吐舌;舌伸出口外,旋即回缩,或反复舔舐口唇周围者,称为弄舌。舌红而吐弄,为心脾有热;舌绛紫而吐弄,为疫毒攻心;小儿弄舌,多是惊风先兆,亦见于智力低下者。

2. 望舌苔　主要观察苔质和苔色的变化。

(1) 望苔色:即望舌苔颜色的变化,常见的有白、黄、灰、黑四种。

1) 白苔:主表证、寒证。舌苔薄白而润,舌质淡红者,为正常舌象,也见于表证初起;表寒证苔白而薄;里寒证苔白而厚;苔白厚腻,多属湿浊、食积;苔白厚如积粉者,是外感秽浊邪气与热毒互结所致。

2) 黄苔:主里证、热证。黄苔是由热邪熏灼而成。苔色越深,热邪越重;淡黄为热轻,深黄为热重,焦黄为热极。苔黄白相兼,多为外邪入里化热;苔黄厚干燥,为热盛伤津;苔黄厚腻,为湿热或食积。外感病,若苔由白转黄,为表邪入里化热的征象。

3) 灰苔:主里热证或寒湿证。苔灰而干燥,为热盛伤津或阴虚火旺;苔灰而润滑,为痰饮内停或寒湿内阻。

4) 黑苔:主热极或寒盛。黑苔多由黄灰苔发展而来,是病情加重的表现。苔黑而干燥,是热极津枯;苔黑而润滑,是寒湿内盛。

灰苔和黑苔都既主热证又主寒证,区分寒热还应该结合苔质的润燥和舌质的颜色综合分析。

(2) 望苔质:主要观察舌苔厚薄、润燥、腐腻、剥脱等。

1) 厚薄:透过舌苔,能隐隐见到舌质(见底)者为薄苔,不能见到舌质(不见底)者为厚苔。"见底""不见底"是衡量舌苔薄厚的标准。

薄苔见于正常人,也见于表证或内伤病较轻的里证;厚苔主邪盛入里,或内有痰湿、食积,病情较重。舌苔由薄变厚为病进,舌苔由厚变薄为病退。因此,舌苔的厚薄变化可以反映病位的深浅,推测病邪的进退。

2) 润燥:舌苔干湿适中,不滑不燥者,称为润苔;舌面水分过多,伸舌欲滴者,称为滑苔;舌苔干燥无津,甚至干裂者,称为燥苔。舌苔的润燥反映体内津液的盈亏和津液的输布情况。

润苔见于健康人的舌苔表现。病中见润苔,表明津液未伤。滑苔为水湿内停的表现,燥苔多为热盛津伤或阳虚气不化津。

3)腐腻:苔质颗粒粗大,疏松而厚,形如豆腐渣堆积舌面,揩之可去者,称为腐苔,主食积、痰浊,亦可见于内痈;苔质颗粒细腻致密,上面如罩一层油状黏液,刮之难去者,称为腻苔,主湿浊、痰饮、食积内停。通过观察舌苔的腐腻可知体内阳气和湿浊的消长情况。

4)剥苔:舌苔全部或部分剥脱,剥脱处舌面光滑无苔者,称为剥苔。部分剥落或剥落不全,边缘清楚,边缘不齐,形似地图,称"地图舌",为胃之气阴两伤;舌苔完全剥落,舌面光滑如镜者,称为"镜面舌",为胃阴干涸,无生发之气,病重难愈;部分妇女有周期性剥苔,为冲任失调;小儿食滞,消化不良,可见花剥苔。

 病例分析

医者曾治一慢性浅表性胃炎病人,中脘饱胀、嗳气、泛恶、嘈杂不适,病已数年,久治不愈。余察其舌边尖色较红而中心舌质淡嫩,苔布薄白。此种舌象为气阴两虚稍夹内热之候,因而撤去原服补气、消导、清热解毒之剂,予以旋覆代赭汤合济生橘皮竹茹汤加减,益气养胃生津之品,三服而嗳气、泛恶顿止,胀满大减,续服两周,诸症消失。

分析:医者在分析病人的病史、症状的同时,结合舌象观察,即舌边尖色较红而中心舌质淡嫩,苔布薄白等,分析本例属于气阴两虚稍夹内热之候。因此,将原方之补气消导清热解毒之剂,换为益气养胃生津之品,取得了满意的疗效。本例强调临床望诊中察舌的重要性。

五、望小儿食指络脉

望小儿食指络脉,又称望小儿指纹,是指通过观察小儿食指掌侧前缘络脉的形态和色泽来诊察疾病的方法。

由于小儿寸口脉短小,诊脉时又不能主动配合,诊寸口脉较为困难。而食指掌侧前缘的络脉是手太阴肺经的分支,望指纹与诊寸口脉有相似的临床意义。并且小儿皮肤薄嫩,食指络脉易于观察,因此对于3岁以下的小儿常以望指纹来诊察疾病。

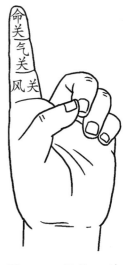

图5-2 指纹三关示意图

（一）三关分部

小儿食指指纹按部位分为风、气、命三关。食指第一节为风关,第二节为气关,第三节为命关(图5-2)。

（二）望指纹方法

望指纹时,医生用左手拇指、食指固定小儿的食指,用右手拇指在小儿食指掌侧前缘,适度用力地从命关向气关、风关直推数次,使其脉纹显露。正常指纹,色泽红黄相兼,隐现于风关之内。

（三）望指纹内容

观察时,应注意指纹色泽及形态的变化。

1. 浮沉分表里　指纹浮露明显,主表证;沉隐不显,主里证。

2. 红紫辨寒热　鲜红为外感风寒;紫为热证;淡白为脾虚;青色主惊风及疼痛;紫黑色主血络闭郁,是危重之象。

3. 淡滞定虚实　纹细而色浅淡者主虚证,纹粗而色暗滞者主实证。

4. 三关测轻重　指纹显现于风关,病邪轻浅;至气关,病邪深入;到命关,病情更为严重;若指纹直达指端,即所谓"透关射甲",则病情危重,多预后不良。

第二节　闻　诊

闻诊,是医者通过运用听觉和嗅觉来诊察疾病的方法,它包括听声音和嗅气味两个方面。

一、听　声　音

听声音,是指医者通过听辨病人言语气息的高低、强弱、清浊、缓急变化以及咳嗽、呕吐等病变所发出的异常声响,来判断疾病寒热虚实性质的诊病方法。它包括听语声、语言、呼吸、咳嗽、呕吐、呃逆、嗳气、叹息等。

（一）语声

病人语声高亢洪亮有力者,多属实证、热证;语声低微细弱者,多属虚证、寒证。语声重浊,多属外感风寒,或湿浊阻滞,肺气不宣,鼻窍不通所致。声音嘶哑者称为嘶哑,语而无声者称为失音。嘶哑或失音,新病者属实证,多是外邪袭肺,肺失清肃所致;久病嘶哑或失音者属虚证,多因肺肾阴虚所致;妊娠后期出现嘶哑与失音,称子喑。呻吟不止,多为身有疼痛或胀闷不舒;小儿高热伴有阵发性惊叫声,多为惊风。

（二）语言

沉默寡言,声音低弱,多属虚证、阴证;烦躁多言,声音高亢,多属实证、阳证。若神志不清,语无伦次,声高有力者称为"谵语",多属热扰心神之实证。神志不清,语言重复,声音微弱,时断时续者称为"郑声",多属心气大伤,精神散乱之虚证。自言自语,见人便止,首尾不相续者称为"独语",多属心气不足,神失所养或痰蒙心窍。言词不流利,吐字不清晰者,为"语謇",多见于中风或中风后遗症,为风痰上扰所致。

（三）呼吸

1. 气粗与气微　呼吸有力,声高气粗而快,属热证、实证,为邪热内盛,气道不利;呼吸气弱,声低而慢,属寒证、虚证,多为肺肾气虚。

2. 喘与哮　呼吸困难,急迫短促,张口抬肩,不能平卧,称为"喘证"。喘证有虚实之分:实喘多为实邪阻滞,肺失宣降;虚喘多为肺肾气虚,摄纳无权。呼吸急促似喘,喉间有哮鸣声,称为"哮证",多由内有宿痰,复感外邪而引发。

3. 短气与少气　呼吸气急而短,息快而不相接续,似喘而不抬肩,称为"短气",多因痰湿阻滞胸腹或肺气不足所致;呼吸微弱,短而声低,少气不足以息,称为"少气",多见于诸虚劳损。

（四）咳嗽

咳声重浊有力,多属实证;咳声低怯无力,多属虚证。干咳无痰或痰少而黏,是燥咳;咳痰色白,质稠黏,量多而易咳出,是湿痰咳嗽;咳嗽阵发,咳时气急,连声不断,终止时声如鸡鸣者为"顿咳",又称"百日咳";咳声如犬吠,伴有声音嘶哑者为"白喉"。

（五）呕吐

呕吐是指食物、痰涎从胃中上涌,由口中而出的症状。有声有物为呕吐,有物无声为吐,有声无物为干呕。皆由胃失和降,胃气上逆所致。吐势徐缓,声低无力,多属虚寒;吐势较猛,声响有力,多为实热。朝食暮吐或暮食朝吐,为反胃,多属脾阳虚所致。

（六）呃逆、嗳气

呃逆是气逆上冲于咽喉,发出一种不能自主的短促的冲击声,其声呃呃,为胃气上逆动膈所致。健康人偶因进食仓促,或因寒气入胃,一时胃气上逆动膈,引起呃逆者,大多能自行终止,不属病态。若呃声频作,声高有力,多属实热;呃声低微无力,多属虚寒;久病精气衰竭而出现呃逆,声低无力,为胃气衰败之征。

嗳气,古称"噫气",是胃中气体上出咽喉所发出的声响,其声长而缓。饱食之后,偶有嗳气不属病态。嗳气酸腐,多为食滞胃脘;嗳气频作而响亮,嗳后则舒,随情绪变化而减轻或加重,多是肝气犯胃;嗳气低沉无力,多是脾胃虚弱。

（七）太息

太息,又称"叹气",是情绪抑郁,胸闷不舒引发的长吁短叹。太息后自觉胸中之气得到舒缓,是肝气郁结的表现。

二、嗅　气　味

嗅气味,是指通过嗅以分辨与疾病有关的气味,包括病室、病体、分泌物及排出物等的异常气味。

（一）病体的气味

口气酸臭,是胃有宿食;口气臭秽,多是胃热;口气腐臭,伴牙龈腐烂者是牙疳;口气腐臭,伴有咳吐脓血者为内痈。汗出腥膻,是风湿热邪久蕴肌肤;腋下随汗散发阵阵臊臭气味,多为狐臭,为湿热郁蒸所致。

（二）分泌物、排出物的气味

咳吐脓血腥臭痰,多是肺痈;鼻流浊涕,腥臭难闻,是鼻渊。大便臭秽难闻,为肠中积热;大便溏泄腥臭者,属脾胃虚寒证;大便泄泻,臭如败卵,或矢气奇臭者,多为消化不良,宿食停滞。小便臊臭,为膀胱湿热;小便量多色清无臭,多为虚寒证。

（三）病室气味

病室中有血腥味,多为失血;有腐臭气,多为疮疡化脓;有尿臊气味,为水肿晚期;有烂苹果气味,多为消渴病晚期;有尸臭味,说明脏腑败坏,病情危重。

第三节　问　诊

问诊,是医者对病人或陪诊者进行有目的的询问,以了解病情的一种诊察方法。问诊的内容主要包括一般情况、既往病史、家族史、发病经过和现在症状等的问诊。

问诊的方法及注意事项:抓住主诉,围绕主诉有目的、有步骤地询问,既要重点突出,又要详尽全面;医生态度要和蔼可亲,语言要通俗易懂,不能以不良的语言刺激病人;耐心听取病人的叙述,抓重点进行提示,绝不能凭主观意愿去套问或暗示病人;对于妇女儿童应根据其生理和病理特点进行有针对性的询问;对危重病人,要针对主症进行简单扼要的询问,迅速进行必要的检查,切莫错过抢救时机。

一、问一般情况

问一般情况,包括姓名、性别、年龄、婚姻、民族、职业、住址、联系方式、生活习惯等。不同的性别、年龄、职业、生活习惯,常有不同的好发疾病。如妇女多见经、带、胎、产方面的病证;小儿多见感冒、食积等疾病;某些疾病,如硅沉着病、汞中毒、铅中毒等,多与职业有关。问清病人准确地址和联系方式,便于进行联系和随访。

二、主　诉

主诉是病人就诊时感到最痛苦的症状、体征,是本次就诊的主要原因。医生询问病人时,应详细了解病症所在的部位、性质、程度、持续时间及伴随症状,再用简洁、精练的语言进行高度概括并加以记录。如"恶寒、发热伴呕吐 1 天""胸前区憋闷不适 1 个月,加重 1 周"等。

三、问现病史

现病史指从发病到就诊时病情演变与诊断、治疗经过。①询问发病情况:了解发病的时间环境,起病缓急,有无明显的诱因等。②询问病情演变过程;以时间先后顺序询问。③询问就诊前的诊治经过。这些信息对于掌握疾病的发生、发展和变化规律,对当前疾病的辨证治疗,有着重要的参考意义。

四、问既往病史和家族病史

既往史,是指病人以往的患病情况,如体质、以往健康状况、传染病史、预防接种史、手术史、药物过敏史等。

家族史,指病人的直系亲属,如父母、兄弟姐妹、配偶、子女等的健康状况和患病情况。某些疾病有传染性和遗传性,询问病人家族史,有助于诊断。另外,还应注意询问病人的个人生活史,如生活经历、饮食嗜好、工作情况等,对了解病情具有一定的指导意义。

五、问现在症状

问现在症状,是指对病人就诊时所感到的痛苦和不适,以及与其病情相关的全身情况进行详细询问,是问诊的主要组成部分。其主要包括问寒热、汗出、疼痛、饮食、二便、睡眠、经带胎产等方面的内容。

 知识拓展

十 问 歌

明代张景岳将问诊要点概括为《十问篇》,经后世修改为"十问歌"。

"一问寒热二问汗,三问头身四问便,五问饮食六胸腹,七聋八渴俱当辨,九问旧病十问因,再兼服药参机变;妇女尤必问经期,迟速闭崩皆可见;再添片语告儿科,天花麻疹全占验。"

(一)问寒热

寒热是指怕冷、发热的自觉症状。寒有恶寒与畏寒之别。凡病人自觉寒冷,加衣被或近火取暖不能缓解者称为恶寒,多见于表证;若病人自觉寒冷,加衣被或近火取暖能够缓解者称为畏寒,多见于里证。发热,是指病人体温高于正常,或体温正常而病人自觉全身或局部发热。寒热可反映疾病的性质和机体阴阳盛衰变化。

问寒热,首先要询问病人有无寒热,寒热是同时出现、交替出现,还是单独出现,并注意寒热的轻重、发作时间、持续时间及其兼症等。

1. 恶寒发热　恶寒发热并见,见于外感表证。恶寒重,发热轻,为表寒证;发热重,恶寒轻,为表热证。发热、恶风、汗出,为表虚证;恶寒、发热、无汗,为表实证。

2. 寒热往来 指恶寒、发热交替出现,为半表半里证,可见于少阳病或疟疾。

3. 但寒不热 指病人只觉怕冷而不发热,见于里寒证。新病恶寒,脘腹冷痛,脉沉迟有力,属里实寒证,多为寒邪较重,直中脏腑;若久病畏寒,脉沉迟无力,属里虚寒证,为阳气虚衰,失于温养。

4. 但热不寒 指只有发热而不怕冷,反恶热,见于里热证。临床常见壮热、潮热、低热三种情况。

(1) 壮热:病人持续高热(体温 38℃以上),不恶寒反恶热,兼有面赤、多汗、烦渴等症,称为壮热,多见于里实热证,是阳热内盛的表现。

(2) 潮热:发热如潮有定时,即定时发热,定时热甚,有一定规律,称潮热。常见的三种情况见表 5-2。

(3) 低热:热势不高(体温一般不超过 38℃),或病人自觉发热而体温正常,称低热或微热。其多见于阴虚或气阴两虚证。

表 5-2 三种潮热比较

发热类型	发热时间	发热特点	兼有症状	发热原因
阳明潮热	日晡热甚 下午 3～5 时	热势高,38℃以上	口渴饮冷,腹满疼痛,大便秘结,舌红,苔黄厚燥	胃肠燥热
阴虚潮热	午后或夜间发热	低热,不超过 38℃	五心烦热,骨蒸盗汗,颧红消瘦,舌红少苔	阴虚内热
湿温潮热	午后发热	身热不扬	胸闷呕恶,头身困重,舌红,苔厚腻	湿热互结

(二)问汗

汗是阳气蒸化津液从腠理达于体表排出体外的代谢产物。正常人进行剧烈运动、进食、饮用热水等都可出汗,属于正常生理现象。通过问汗出,可以判断病邪的性质、津液的盈亏、阴阳的盛衰。问诊时,要注意问有无汗出,汗出的多少、时间、部位及其兼症。

1. 表证辨汗 表证无汗,见于外感寒邪所致的表实证;表证有汗,见于外感风邪的表虚证,或外感风热的表热证。

2. 里证辨汗

(1) 自汗:经常日间汗出不止,活动后尤甚,兼见畏寒肢冷、神疲乏力等症者称自汗,多见于气虚或阳虚。

(2) 盗汗:睡时汗出,醒后汗止,兼见潮热、颧红等症者称盗汗,多见于阴虚内热或气阴两虚。

(3) 大汗:若大汗出,伴身大热,口大渴,脉洪大,多为里实热证;若冷汗淋漓不止,伴四肢厥冷,脉微欲绝者,为亡阳证,多为阳气暴脱,不能护卫肌表,津液随阳气外泄所致。

3. 局部辨汗 仅头部汗出,伴肢冷脉微者,为虚阳上越;若头部汗出,伴烦渴,苔黄脉数者,为上焦热盛;伴身热不扬,头身困重,舌苔黄腻者,为中焦湿热。半身汗出,常见于中风先兆、中风偏瘫、截瘫病人,多因风痰阻络,或风寒湿邪阻闭半身经络,营卫不调,气血失和。手足心汗出,多为中焦湿热或阴虚内热。

(三) 问疼痛

疼痛是疾病过程中最常见的症状之一,可见于身体各个部位。引起疼痛的原因有虚有实:实证多由邪气壅盛,阻滞经络,气血不畅而致,所谓"不通则痛",其痛势剧烈,痛而拒按;虚证多因阴阳气血不足,脏腑经络失于濡养而致,所谓"不荣则痛",其痛势较缓,痛而喜按。问疼痛,应注意了解疼痛的部位、性质、时间、诱因及兼症。

1. 问疼痛部位

(1) 头痛:根据头痛部位,可辨病在何经。如后头痛连项者,属太阳经;两侧头痛者,属少阳经;前额连眉棱骨痛者,属阳明经;巅顶痛者,属厥阴经。

凡发病急、病程短、头痛较剧、痛无休止者,多为外感头痛,属实证;凡病程较长、头痛较缓、时痛时止者,多为内伤头痛,属虚证。

(2) 胸痛:多为心肺病变。胸痛,伴见发热,咳吐黄痰,多属肺热;胸痛咳吐脓血,多见肺痈;胸痛伴咳嗽咯血,潮热盗汗,为肺阴虚证。胸痛憋闷,痛引肩背,为胸痹,是胸阳不振,痰浊内阻,或气虚血瘀所致;胸痛彻背,痛如刀绞,面色青灰者,为真心痛。

(3) 胁痛:胸的两侧为胁,多为肝胆病变。胁肋胀痛,喜太息,为肝气郁滞;胁肋灼痛,口苦咽干,属肝胆湿热;胁部刺痛,或胁下有痞块,固定而拒按,为肝郁血瘀。

(4) 脘痛:指上腹部剑突下疼痛,又称"胃脘痛"。凡是寒邪、热邪、食积、气滞、瘀血或脾胃虚弱,都可使胃失和降,气机不利而致胃疼痛。一般进食后疼痛加剧者属实证,进食后疼痛缓解者属虚证。胃脘灼痛,喜凉恶热者为热证;胃脘冷痛,得温痛减者为寒证。

(5) 腹痛:脐以上部位疼痛为大腹痛,多属脾胃病变;脐以下部位疼痛为小腹痛,多属膀胱、大肠、小肠及胞宫病变;小腹两侧疼痛为少腹痛,多属肝胆病变。喜按为虚,多因气虚、血虚、阳虚失于荣养;拒按为实,多因寒凝、热结、气滞、血瘀、食积、虫积所致气机阻滞,血行不畅。

(6) 腰痛:指腰脊正中,或腰部两侧疼痛。腰部中间为脊柱,脊柱两侧为肾所在部位,故称"腰为肾之府"。一般来说,腰脊或腰骶部绵绵作痛,酸软无力,多为肾虚;腰脊酸重冷痛,转侧不利,阴雨天加重,为寒湿腰痛;腰部刺痛,痛处不移,难以转侧,为瘀血腰痛。

(7) 四肢痛:是指四肢关节、肌肉、筋脉等部疼痛,多因风寒湿侵袭或湿热蕴结,气血运行受阻所致,多见于痹证。关节疼痛剧烈,得温则舒者,以寒邪偏重,为"痛痹";痛而麻木沉重者,以湿邪偏重,为"着痹";关节疼痛游走不定者,以风邪偏重,为"行痹"。若独见足跟疼痛或胫膝酸痛者,多属肾虚。

(8) 周身痛:是指头身、腰背、四肢等部均觉疼痛。临床应注意询问发病时间,了解病程长短。一般新病周身痛,属实证,感受风寒湿邪居多;若久病卧床不起而周身作痛,则属虚证,为气血亏虚,失其荣养所致。

2. 问疼痛性质

(1)胀痛:疼痛且有胀感者为胀痛,多因气滞所致。身体各部均可出现,但以胸胁、胃脘、腹部多见。

(2)刺痛:疼痛如针刺状者为刺痛,多是瘀血所致。全身各部均可出现,但以胸胁、胃脘、腹部多见。

(3)隐痛:痛势较缓,可以忍耐,但连绵不止者为隐痛,多因精血不足、筋脉失养所致。以头、胃脘、腹部、腰部多见。

(4)灼痛:疼痛有灼热感,喜凉恶热者为灼痛,见于热证。其以脘腹、皮肤多见。

(5)冷痛:疼痛伴有冷感,喜温恶寒者为冷痛,见于寒证。其多见于腰脊、脘腹及四肢关节。

(6)绞痛:疼痛剧烈如刀绞样,难以忍受者为绞痛,多因瘀血、结石、寄生虫等有形实邪阻遏气机、气滞血瘀所致。其见于"真心痛""胆石痛"。

(7)重痛:疼痛并有沉重感者为重痛,多由湿邪阻遏气机引起。其多见于头、腰部及四肢。

(8)掣痛:痛处有抽掣感或同时牵引它处作痛,亦称"引痛"。其多因血虚经脉失养或寒邪侵袭经脉所致。其可见于胸痹。

(9)空痛:痛而有空虚感,喜温喜按,多为精血不足所致。其多见于头、小腹部。

一般新病,胀满颇重,持续不能缓解,或疼痛拒按者,多属实证;久病,胀满不甚,时有缓解,或疼痛喜按者,多属虚证。

(四)问睡眠

睡眠是人体生理活动的重要组成部分,睡眠与人体阴阳盛衰密切相关。问诊时注意询问睡眠的长短,入睡的难易、是否易醒、是否多梦及其他兼症。睡眠异常主要有失眠和嗜睡。

1. 失眠　指经常不能入睡,或睡而易醒不能再睡,或时时惊醒,甚至彻夜不眠,称为"失眠",又称"不寐"。失眠伴心悸、多梦,多属心血不足;失眠伴有面色不华,神疲倦怠,纳呆,多属心脾两虚;心烦失眠,潮热盗汗,多属阴虚火旺,心肾不交;口苦,呕吐痰涎,心烦失眠,多为痰火扰心;脘腹胀满,夜卧不安,多为食积。

2. 嗜睡　不论昼夜,睡意很浓,经常不自主地入睡,称为"嗜睡",又称"多寐"。嗜睡多因中气不足,阳气虚衰,或湿邪困脾,清阳不升等病证。大病之后,精神疲乏而嗜睡,是正气将复的表现。

(五)问饮食与口味

主要是询问食欲与食量,口渴与饮水及口中有无异常气味等。饮食是后天水谷精气之源,问饮食与口味可了解脾胃的功能,津液的盈亏和输布,疾病的转归及预后。

1. 问食欲与食量　食欲,是指人们对食物的欲望,以及进食的欣快感而言。食欲缺乏,食量减少,形体消瘦,多为脾胃虚弱;消谷善饥,反见消瘦,为胃火亢盛,多见消渴病;饥不欲食,为胃阴不足。纳呆厌食者,多为饮食积滞,或湿热内蕴;嗜食异物者,多为小儿虫积。

2. 问口渴与饮水　渴喜冷饮,饮水量多,为热盛伤津;渴喜热饮,饮水量少,多为寒湿内阻;渴不多饮,为湿热内停;口渴多饮、多尿,为消渴病。

3. 问口味　口淡无味,多属脾胃气虚;口中泛酸,多属肝胃不和;口中酸腐,多为食积;口中甜而腻,多为脾胃湿热;口苦,多为肝胆实火或肝胆湿热;口咸,多为肾虚有寒。

(六) 问二便

询问二便排泄的情况,可了解消化功能、水液代谢情况及其病性的寒热虚实。问二便,应询问二便的量、色、质、气味、排便次数,以及排便异常感觉和伴随症状。

1. 问大便　健康人每日或隔日一次,便出通畅,成形而不燥,粪内无脓血、黏液及未消化食物。大便异常,主要表现为便质、便次、排便感的异常。新病大便秘结,伴腹痛或发热,多属实证、热证;久病、老年人、产后便秘,多属津亏血少,或气阴两虚。大便溏泄,伴腹胀纳呆,多为脾胃虚弱;下利清谷,五更泄泻,多为脾肾阳虚;泻下急迫,色黄臭秽,肛门灼热者,为湿热泻;泻下酸臭,泻后痛减者,为伤食泻。大便脓血,里急后重,多为湿热痢疾;肛门灼热者,为肠道湿热蕴结;肛门下坠者,为脱肛,为脾虚中气下陷。

2. 问小便　尿量减少,见于热盛伤津或水湿内停;多饮多尿,见于消渴病;小便频数,淋漓涩痛者,多属膀胱湿热;小便频数、清长,夜尿增多,多为肾气不固或肾阳虚衰。小便不畅,点滴而出,称为"癃",小便点滴不出,称为"闭",合称"癃闭",见于湿热下注,或瘀血、结石阻滞,或肾阳不足。小便失禁,多为肾气不固,膀胱失约;睡眠中小便自行排出,称遗尿,俗称"尿床",多属肾气不足,膀胱失约。

(七) 问经带

1. 问月经　月经,是指有规律的、周期性的子宫出血。一般每月一次,信而有期,故又称月汛、月水或月信。正常月经周期,约28天行经一次,行经期一般3～5天,经量50～100ml。问月经应注意了解月经周期,行经天数,月经量、色、质的变化,有无闭经及经行腹痛等情况。

(1) 经期异常:若月经周期提前7天以上,连续2个月经周期者,称为"月经先期",多为气虚不能摄血,或血热迫血妄行所致;若月经周期延后7天以上者,连续2个月经周期者,为"月经后期",多因血虚不充、寒凝血瘀或气机阻滞引起;若经期错乱,或前或后7天以上,连续2个月经周期者,称为"月经先后不定期",多为肝郁气滞,或肾虚冲任失调,或瘀血阻滞所致。

(2) 经量:经量是指健康女子经期排出的血量,但由于个体素质、年龄不同,可略有差异。量多色鲜红而质稠者为实证、热证,多为热伤冲任,迫血妄行;量多色淡红而质稀者为虚证,多是肝肾不足,气血虚弱。月经量明显减少,多因血虚、寒凝、血瘀所致。

(3) 经色、经质:色淡红质清稀,多为气血虚;色鲜红质黏稠,多为血热;色紫黑有血块,多为寒凝血瘀。

(4) 经行异常:正值经期或行经前后,出现周期性小腹疼痛,或痛引腰骶,甚至剧痛不能忍受,称为"痛经",或称"经行腹痛"。月经非时而下,量多如注或量少淋漓不止者为"崩漏",多因肾虚、脾虚、血热、血瘀所致;女子年逾18周岁,月经未来潮,或已行经又停经3个月以上者称"闭经",可由气虚、血瘀、寒凝等多种原因引起。但在妊娠期、哺乳期及绝经期月经停闭,属生理现象。

2. 问带下　正常情况下,妇女阴道内分泌少量白色黏液,色清无味,起滋润和保护作用。带下量明显增多,色、质、气味异常,或伴有全身或局部症状者,称为带下病。带下量多色白,质稀如涕,无臭者,为白带,多属脾虚湿注或脾肾虚寒;带下量多,黄稠臭秽,为黄带,多属湿热下注;带下色红,或赤白相间,或五色杂下,须排除恶性肿瘤。

(八) 问小儿

小儿问诊时,除一般问诊内容外,应根据小儿的特点,询问出生前后的情况、生长发育状况、喂养方法、预防接种史、父母健康状况、有无传染病史等。关于起病原因,应问有无受惊、受寒、伤食等。

 病例分析

患儿,女,10岁。感冒高热达40℃以上,选用青链霉素及其他抗菌消炎药物多种,病情不唯不退,且有加重之势。医院确诊为风湿热,进行阿司匹林抗风湿治疗。体温仍不见退,且出汗较多,精神疲乏。诊视:患儿消瘦,面垢汗多,自述初起自觉寒热往来,胸胁苦满,身痛头昏沉胀,腹满大便不行,已十余天。舌红,苔干而黄,脉数。腹部按诊:脐膀垒垒如积石。以柴胡汤加减。

分析:本例重在提示在问发热时,首先应该注意的不是热势的高低,而是要注意热与寒的关系。恶寒发热同时出现属表证,寒热往来属半表半里证,但热不寒、但寒不热属里证。本例为寒热往来,属半表半里证。

第四节　切　诊

切诊,是医生用手对病人身体的某些部位进行触、摸、按、压等,以了解病情的诊察方法,包括脉诊和按诊两部分。

一、脉　诊

脉诊,又称"切脉""候脉""把脉"等,是医生以指腹切按动脉搏动处来探查脉象,以了解病情,判断病证的诊察方法,是中医诊法的重要组成部分。

脉象,即脉动应指的形象。脉象的产生是与心脏的搏动、心气的盛衰、脉道的通利和气血的盈亏直接相关。血液运行周身,需要各脏腑相互协同配合,如心主血脉,肺朝百脉,脾生血而又能摄血,肝藏血、主疏泄,肾藏精、精化血。因此,通过诊脉,可以辨别疾病的部位和病性,推测疾病的病因和证候,判断疾病的预后和转归。

(一)脉诊的部位和方法

1. 脉诊的部位　临床常用"寸口诊法"。寸口又称"气口""脉口",即腕后高骨(桡骨茎突)内侧桡动脉搏动处。用指腹切按腕后高骨内侧桡动脉搏动的现象,以推测人体生理、病理状况的诊察方法,称之为"寸口诊法"。

寸口脉分寸、关、尺三部。正对掌后高骨(桡骨茎突)为关部,关前为寸部,关后为尺部(图5-3)。两手各有寸、关、尺三部,共六部脉,分候各脏腑。即左寸候心,左关候肝胆,左尺候肾;右寸候肺,右关候脾胃,右尺候肾(命门)。

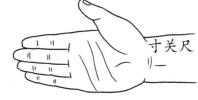

图 5-3　诊脉寸关尺部位图

2. 脉诊的方法

(1) 时间:诊脉最理想的时间是清晨,但不必拘泥,必要时可以让病人稍事休息即可。每次脉诊的时间,以 3 ～ 5 分钟为宜,不少于 1 分钟。

(2) 体位:诊脉时让病人取坐位或仰卧位,手臂与心脏近于同一水平,掌心向上,前臂平伸,腕下垫脉枕,以使气血运行流畅。

(3) 指法:先用中指按在掌后高骨定关,食指在前定寸,无名指在后定尺。三指指头平齐,呈弓形,以指腹体察脉象。布指的疏密可根据病人手臂长短及医生手指的粗细适当调整。小儿寸口部位狭小,可单用拇指定关切脉,称"一指定关法"。

(4) 指力:轻用力按在皮肤上称为举,即浮取或轻取;不轻不重,中等用力按至肌肉称为寻,即中取;重用力按至筋骨称为按,即沉取或重取。诊脉时,常以这三种指力体察脉象。寸、关、尺三部脉,每部都有举、寻、按三候,称为"三部九候"。

3. 注意事项　①切脉时应保持环境安静,避免不利因素影响造成病人情绪波动。②医生需要调匀呼吸,注意力集中到指下,全神贯注体会脉象。③病人刚经过剧烈运动,应让其休息片刻,使气血平静,方可诊脉。④每手诊脉时间不应少于 1 分钟,必要时可以延长至 3 ～ 5 分钟,否则难以达到诊清脉象的目的。

(二)正常脉象

正常脉象又称平脉、常脉,是指三部有脉,一息四到五至,不浮不沉,不迟不数,不大不小,来去从容,和缓有力,节律一致。脉象可因性别、年龄、体格、情绪、四季气候、地理环境等因素而异,临证诊脉时应考虑各方面因素的影响,进行综合分析。

此外,个别人脉不见寸口,而从尺部斜向手背虎口,称"斜飞脉";若脉出现在寸口的背部,称"反关脉",均为生理特异现象,不作病脉。

(三)病脉与主病

疾病反映于脉象的变化,称为病脉。一般来说,除了正常生理变化范围以及个体生理变异之外的脉象,均属病脉。

1. 浮脉　主表证,虚证。

脉象:轻取即得,举之有余,按之不足。

脉理:外邪侵袭机表,卫气抵抗外邪,则脉气鼓动于外,故见脉浮。若久病体虚,阴虚阳浮,或气虚不能内收,则脉浮而无力。

2. 沉脉　主里证。有力为里实,无力为里虚。

脉象:轻取不应,重按始得。

脉理:邪郁在里,气血壅滞,不能鼓动脉气外现,故脉沉而有力;若阳气不足,脉气鼓动无力,则脉沉而无力。

3. 迟脉　主寒证。有力为实寒,无力为虚寒。

脉象:脉来缓慢,一息不足四至(相当于脉搏 60 次/min 以下)。

脉理:寒凝气滞,血行不畅,或阴寒内盛,阳气失于温运,血行缓慢,故见脉迟而有力;若阳气虚弱,无力推动血行,则脉迟而无力。

4. 数脉　主热证。有力为实热,无力为虚热。

脉象:脉来急促,一息五至以上(相当于脉搏 90 次/min 以上)。

脉理:邪热亢盛,血行加速,故见脉数而有力;久病阴虚,虚热内生,则脉细数无力。

5. 虚脉　主虚证,多为气血不足。

脉象:三部脉举寻按皆无力。

脉理:气虚血行无力,血虚脉道不充,故脉按之空虚无力。

6. 实脉　主实证。

脉象:三部脉举寻按皆有力。

脉理:邪气盛而正气未衰,邪正相搏,故脉应指有力。

7. 洪脉　主热盛。

脉象:脉来洪大有力,如波涛汹涌,来盛去衰。

脉理:阳热亢盛,脉道扩张,气血涌盛,故见洪脉。

8. 细脉　诸虚劳损,湿证。

脉象;脉细如线,应指明显。

脉理;气血不足,脉道不充,血行无力,或湿邪阻压脉道,故见细脉。

9. 濡脉　主诸虚,湿证。

脉象;浮而细软,搏动力弱,重按则无。

脉理;阴虚不能敛阳,阳气外浮,则脉浮软,精血不足,脉道不充,则脉细弱;湿邪阻压脉道,也可见濡脉

10. 滑脉　主痰饮,食滞,实热证。

脉象:往来流利,应指圆滑,如珠走盘。

脉理:实邪壅盛于内,气实血涌,脉道充实,往来流利,故脉来应指圆滑。脉滑而和缓者,可见于体质强壮的常人和孕妇,为生理性滑脉。

11. 涩脉　主气滞血瘀,精血不足。

脉象:往来艰涩不畅,如轻刀刮竹。

脉理:精血不足,不能濡养经脉,使血行不畅,脉涩无力;气滞血瘀,阻滞脉道,血行受阻,见脉涩有力。

12. 弦脉　主肝胆病,痛证,痰饮。

脉象:端直而长,如按琴弦。

脉理:肝失疏泄,疼痛、痰饮均使气机不利,经脉拘急,脉气紧张,故见弦脉。

13. 紧脉　主寒证,痛证,宿食。

脉象:脉来绷急,状如牵绳转索。

脉理:寒邪使脉道收引,脉气紧张;宿食停积,气机阻滞,而见紧脉;剧痛时也可使脉道拘急紧张,故也可见紧脉。寒邪在表,脉见浮紧;寒邪在里,脉见沉紧。

14. 结脉　主阴盛气结,寒痰瘀血证。

脉象:脉来迟缓,时而一止,止无定数。

脉理:寒痰瘀血,阴盛气结,阻滞阳气,使脉气不续,故见结脉。

15. 代脉　主脏气衰微,风证、痛证。

脉象:脉来缓慢,时而一止,止有定数,良久复来。

脉理:脏气衰微,元气不足,脉不接续,故见代脉。风证、痛证因邪气侵犯经脉,致脉气阻滞而不相衔接而见代脉。

16. 促脉　主阳盛实热,气血、痰饮、宿食阻滞。

脉象:脉来急促,时而一止,止无定数。

脉理:阳热亢盛,热迫血行,故脉来疾数;热邪消灼津液,津血亏少,心气受损,使血气不相续,故脉有歇止;或气血痰食瘀滞,则邪正相搏,阻滞脉气,故见促脉。

在临床,病情错综复杂,可能会有两种以上的致病因素同时侵犯机体,所见的病脉也不只是单一的脉象,而是两种或两种以上的脉象同时出现。由两种或两种以上单一脉象复合而成的脉,就叫相兼脉。相兼脉的主病,相当于各组成脉象主病的总和。常见相兼脉主病见表5-3。

表5-3　常见相兼脉主病

脉象	主病	脉象	主病	脉象	主病
浮紧	表寒证	沉细	阴虚或血虚	弦迟	寒凝肝脉
浮数	表热证	沉涩	血瘀证	洪数	阳热亢盛
浮缓	表虚证	弦滑	痰热、食积	滑数	痰热、痰火、食积
沉迟	里寒证	弦紧	寒证、痛证	沉数	里热证
沉紧	里寒及痛证	弦细	肝郁血虚	细数	阴虚内热
沉弦	肝郁气滞或痛证	弦数	肝郁化热	细涩	血虚有瘀

二、按　诊

按诊，是医生用手直接触按病人体表某些部位，来测知局部冷热、润燥、软硬、压痛、肿块或其他异常变化，以推断疾病部位、性质和病情轻重的一种诊察方法。按诊应用广泛，包括按肌肤、按脘腹、按手足、按腧穴等内容。

(一) 按诊的手法

按诊是切诊的重要组成部分，其手法大致分为触、摸、按、叩四类。临床上多先触摸后按压，由轻到重，由浅入深，先远后近，先上后下地进行诊察。

(二) 按诊内容

1. 按肌肤　肌肤灼热，多为阳证、热证；肌肤清冷，多为阴证、寒证。肌肤湿润，为汗出或津液未伤；肌肤枯燥或甲错，为津液已伤或瘀血。按之凹陷不起者为水肿；按之凹陷，举手即起者是气肿。

2. 按脘腹　脘腹疼痛，按之痛减，局部柔软者为虚证；按之痛剧，局部坚硬者为实证。腹中包块，固定不移，痛有定处，按之有形者，称为癥积，病在血分；若包块触之无形，按之可散，痛无定处，称为瘕聚，病属气分。

3. 按手足　手足俱冷，为阳虚阴盛；手足俱热，为阳热亢盛；手足心热，多为内伤发热；手背热，多为外感风寒。

4. 按腧穴　腧穴是脏腑经络之气输注于体表之处，是内脏疾病反映于体表的反应点。因此，按压某些特定腧穴，可以判定脏腑病变。如肺病可在肺俞穴摸到结节，或在中府穴有压痛；肝病期门穴、肝俞有压痛；脾病可按脾俞和章门；胃病可按足三里、胃俞等。

本章小结

诊法即诊察疾病的基本方法，包括望诊、闻诊、问诊、切诊四种诊察手段，简称四诊。

望诊，是医生运用视觉对病人全身情况（神、色、形、态）、局部表现（头、面、五官、皮肤、躯体）、分泌物和排泄物（痰涕、二便）、舌象（舌质、舌苔）、小儿食指络脉等进行有目的的观察，以测知脏腑病变，了解病情的诊察方法。

闻诊，是医者通过运用听觉和嗅觉来诊察疾病的方法，包括听声音和嗅气味两个方面。听声音，指医者听辨病人言语气息的高低、强弱、清浊、缓急变化以及咳嗽、呕吐等病变所发出的异常声响，来判断疾病寒热虚实性质的诊病方法（包括听声音、语言、呼吸、咳嗽、呕吐、呃逆、嗳气、叹息）。嗅气味是指嗅病人体内所发出的各种气味以及分泌物、排泄物和病室的气味。

问诊，是医者对病人或陪诊者进行有目的的询问，借以了解病情的一种诊察方法。问诊的内容涉及广泛，主要包括一般情况、既往病史、家族史、发病经过和现在症状等。

切诊,是医生用手对病人身体的某些部位进行触、摸、按、叩等,借以获得病情资料的方法,包括脉诊和按诊两部分。脉诊是医生以手指触按一定部位的脉搏来诊察脉象,了解病情,判断病证的方法;按诊,是医生用手直接触按病人体表某些部位,来测知局部冷热、润燥、软硬、压痛、肿块或其他异常变化,以推断疾病部位、性质和病情轻重的一种诊察方法。

(闫记灵)

 目标测试

一、选择题

A1 型题

1. 面黄鲜明如橘皮色,多是

    A. 寒湿郁滞   B. 湿热熏蒸   C. 气血不荣

    D. 气滞血瘀   E. 痰湿内阻

2. 在望诊中,关于黑色所主之病,错误的是

    A. 主寒   B. 主痛   C. 主瘀血

    D. 主肾虚   E. 主惊风

3. 病人面色黄而虚浮,但其目不黄者,称为

    A. 阳黄   B. 阴黄   C. 萎黄

    D. 黄胖   E. 黄疸

4. 阴虚火旺的舌象可见

    A. 舌红苔黄厚   B. 舌红苔白   C. 舌红少苔

    D. 舌红苔灰黑而腻   E. 舌青紫有瘀斑、瘀点

5. 舌尖红赤,多属

    A. 心火亢盛   B. 肝胆火旺

    C. 胃肠热极   D. 中焦热盛

    E. 下焦热盛

6. 谵语多见于

    A. 热扰心神之实证   B. 心气大伤,精神散乱的虚证

    C. 痰火扰心之狂证   D. 痰迷心窍之癫证

    E. 血虚

7. 胀痛多属

    A. 血瘀   B. 气滞

    C. 湿邪阻滞   D. 火邪窜络

    E. 气血不足

8. 头两侧痛,病属

    A. 太阳经   B. 阳明经   C. 少阳经

    D. 厥阴经   E. 太阴经

9. 可以在平人出现,并提示为气血调和的脉象是

    A. 浮脉   B. 滑脉   C. 洪脉

    D. 细脉   E. 实脉

10. 小儿惊风的典型面色是

    A. 面色与口唇青紫   B. 面色淡青或青黑

    C. 面色青黄   D. 眉间、鼻柱、唇周发青

    E. 两颧发红

11. 呼吸困难,张口抬肩,不能平卧者为

    A. 少气   B. 气短   C. 气粗

    D. 喘   E. 哮

12. 带下色黄,稠黏臭秽者,属

    A. 瘀血   B. 气滞   C. 湿热

    D. 寒湿   E. 癌肿

13. 病人午后发热,身热不扬,属于

    A. 阴虚潮热   B. 湿温潮热   C. 阳明潮热

    D. 微热   E. 气虚发热

14. 下列疼痛是由于精血不足引起的为

    A. 隐痛   B. 掣痛   C. 刺痛

    D. 胀痛   E. 重痛

15. 咳嗽阵发,咳时气急,连声不断,终止时声如鸡鸣者,为

    A. 肺痈   B. 白喉   C. 顿咳

    D. 肺痨   E. 肺萎

16. 咳痰色黄质黏,咳吐不利者为

    A. 寒痰   B. 湿痰   C. 燥痰

    D. 风痰   E. 热痰

A2 型题

17. 病人目光呆滞,晦暗无光,表情淡漠,面色晦暗枯槁,精神萎靡,反应迟钝,言语不清,呼吸气微,肌肉瘦削,动作艰难,属于

A. 得神　　　　　　B. 失神　　　　　　C. 假神

D. 神志异常　　　　E. 少神

18. 病人胁肋胃脘胀痛,嗳气,易怒,吞酸嘈杂,情绪抑郁,饮食减少,苔薄黄,脉弦等症,可考虑为

A. 肝火上炎证　　　B. 肝脾不和证　　　C. 肝胃不和证

D. 胆郁痰扰证　　　E. 心肾不交

19. 下列选项中,典型表现可见寒热往来、胸胁苦满、默默不欲饮食、口苦咽干、目眩、脉弦的是

A. 半表半里证　　　B. 里寒证　　　　　C. 里热证

D. 表热证　　　　　E. 表寒证

20. 某男孩,8岁,近日脘腹胀满,嗳气厌食,嗳出酸腐气味,大便不调,苔厚腻,脉滑。此属

A. 胃阴虚证　　　　B. 湿热蕴脾证　　　C. 食滞胃脘证

D. 胃火炽盛证　　　E. 脾胃虚寒证

B1 型题

(21 ~ 23 题共用备选答案)

A. 得神　　　　　　B. 少神　　　　　　C. 无神

D. 假神　　　　　　E. 神乱

21. 病人垂危阶段突然出现貌似"好转"的假象是指

22. 健康人多表现为

23. 目乏神采,精神倦怠,面色少华,表情呆板,少气懒言为

(24 ~ 26 题共用备选答案)

A. 表证　　　　　　B. 里实热　　　　　C. 里虚寒

D. 阴虚内热　　　　E. 湿温潮热

24. 高热,不恶寒,反恶热,多为

25. 恶寒发热,多见于

26. 午后或夜间发热,体温不超过 38℃为

(27 题和 28 题共用备选答案)

A. 谵语　　　　　　B. 郑声　　　　　　C. 独语

D. 语謇　　　　　　E. 呓语

27. 神志不清,语无伦次,声高有力者称

28. 自言自语,见人便止,首尾不相续者称

二、名词解释

1. 诊法   2. 假神   3. 常色   4. 主诉   5. 潮热   6. 畏寒

7. 平脉   8. 寸口诊法

三、填空题

1. 面色青,多主_____证、_____证、_____证及_____。

2. 望小儿指纹的临床意义可以概括为浮沉分_____、红紫辨_____、淡滞定_____、三关测_____。

3. 按诊包括_____、_____、_____、_____。

4. 消谷善饥,多属于_____;饥不欲食,多属于_____。

5. 节律失常的脉象是_____、_____、_____。

6. 月经周期失常可见_____、_____、_____。

7. 根据舌面的脏腑分部,舌尖属于_____,舌根属于_____。

8. 舌苔的润燥可以反映体内_____或_____。

9. 引起疼痛的机制,实证为_____,虚证为_____。

10. 寸口脉分候脏腑,左寸候_____,右关候_____。

四、判断题

1. 望神,就是诊察病人精神意识活动,以了解病情轻重,推测预后的吉凶。(   )

2. 面、目、身俱黄且黄色晦暗如烟熏者,为阴黄。(   )

3. 头顶痛,多属于太阴经头痛。(   )

4. 主色与客色均属正常的肤色。(   )

5. 神志不清,语言重复,声音低弱,时断时续者,为郑声。(   )

6. 在疾病过程中出现口渴,均提示热盛伤津。(   )

7. 在四时脉象中,春季多见浮脉。(   )

8. "反关脉"与"斜飞脉",都是比较少见的病脉。(   )

9. 饥不欲食常见于脾胃气虚之病证。(   )

10. 灰苔、黑苔既主寒证,又主热证。(   )

五、简答题

1. 什么是五色主病? 五色各主什么病证?

2. 正常舌象有什么特征? 舌质淡白、红、绛、紫主病如何?

3. 什么是刺痛、绞痛、重痛,各主什么病证?

4. 什么是相兼脉? 相兼脉主病有何特点?

第六章 | 辨 证

06章 数字内容

1. 掌握辨证的基本概念和方法;掌握八纲辨证及脏腑辨证的要领,能够初步运用八纲辨证和脏腑辨证的方法分析常见病症。
2. 熟悉气、血、津液辨证。
3. 了解六经辨证、卫气营血辨证和三焦辨证的要点;了解各种辨证方法之间的关系。

辨证是中医学认识和诊断疾病的方法。辨证的过程即是诊断的过程,是从整体观出发,运用中医学理论,将四诊收集的病情资料进行分析综合,判断疾病的病因、部位、性质和邪正关系,从而做出正确诊断的过程。只有准确地辨证,才能做到恰当的治疗,并达到预期的疗效。

中医学的辨证方法主要有八纲辨证,脏腑辨证,气、血、津液辨证,六经辨证,卫气营血辨证和三焦辨证等。这些辨证方法从不同的角度分析、认识证候,且又互相联系。其中八纲辨证是各种辨证的总纲,脏腑辨证是各种辨证方法的基础,临床诊断时应综合运用。

第一节 八纲辨证

 病例分析

病人,男,30岁。3天前因气候变化,出现恶风寒、发热、无汗身痛、咳痰清稀。昨天起出现壮热、咳嗽、气喘息粗、胸闷、痰多色黄黏稠、口渴喜饮、烦躁不安、小便短黄,舌红苔黄腻、脉滑数。

请问:1. 病人的主要证型属表证还是里证?

2. 病人的主要证型属寒证还是热证?

3. 病人的主要证型属虚证还是实证？

4. 病人的主要证型属阴证还是阳证？

八纲，即阴、阳、表、里、寒、热、虚、实八个辨证纲领，其中阴阳辨证为八纲辨证的总纲。

一、表　里

表里是辨别病变部位、病情轻重和病势趋向的两个纲领。

表与里是一对相对的概念，如肌肤与脏腑相对而言，肌肤属表，脏腑属里；脏与腑相对而言，腑属表，脏属里。在表里辨证中，外邪犯表，多在疾病的初起阶段，病情比较轻浅；脏腑受病，为病邪入里，多见于外感病的中后期，病情比较深重。明确病位的深浅，预测病情发展的趋势，掌握疾病的演变规律，就可以取得治疗上的主动权，采取适当的治疗措施。

（一）表证

表证是外邪从皮毛、口鼻侵入人体，病位表浅，邪在肌肤之证候，多起病急，病程短。

【临床表现】　发热，恶寒或恶风，苔薄，脉浮为主症，常兼见头身痛、喷嚏、鼻塞、流涕、咽喉痒痛、咳嗽等症状。

【辨证要点】　发热，恶寒或恶风，苔薄，脉浮。

临床常见的表证有表寒证、表热证。

1. 表寒证　又可称为风寒束表证。

［临床表现］　恶寒发热，无汗，头身疼痛，鼻塞流涕，咳嗽，苔薄白，脉浮紧。

［辨证要点］　恶寒重，发热轻，无汗，苔薄白，脉浮紧。

2. 表热证　又可称为风热犯表证。

［临床表现］　发热，微恶风寒，头痛，口干微渴，咽痒或痛，舌边尖红，脉浮数。

［辨证要点］　发热重、恶寒轻，咽喉痒痛，舌边尖红，脉浮数。

（二）里证

里证是病变部位深在脏腑、气血、骨髓所反映的证候，多病程长。

【临床表现】　多种多样，以脏腑的证候为主。

【辨证要点】　病变所在脏腑不同，临床表现各异。概而言之，凡非表证（及半表半里证）的特定证候，一般都属于里证的范畴，即所谓"非表即里"。

（三）表证与里证的关系

1. 表里同病　表证和里证同见的，称为表里同病。如病人既有发热、恶寒、苔薄、脉浮等表证，又有腹痛拒按、大便秘结、小便短赤等里证，此即为表里同病。表里同病，一般多见于表证未解，邪已入里；或病邪同时侵犯表里；亦有旧病未愈，复感外邪所致。

2. 表里转化　表证、里证还可以相互转化，即所谓"由表入里"和"由里出表"。表证和里证之间相互转化是有条件的，主要取决于正邪斗争的状况。

半表半里证

外邪由表内传,尚未入于里;或里邪透表,尚未至于表,邪正相搏于表里之间,称为半表半里证。其表现为寒热往来,胸胁苦满,心烦喜呕,默默不欲饮食,口苦,咽干,目眩,脉弦等。

表证与里证的鉴别(表6-1)。

表6-1 表证与里证的鉴别

表证	里证
发热恶寒同时并见	但热不寒或但寒不热
以头身疼痛、鼻塞、喷嚏等为常见症状,内脏证候不明显	以内脏证候如咳喘、心悸、腹痛、呕泻之类表现为主症,鼻塞、头身痛等非其常见症状
舌苔变化不明显	一般舌苔变化明显
多见浮脉	多见沉脉或其他多种脉象
多起病急,病情轻,病程短	多起病缓,病情重,病程长

二、寒　热

寒热是辨别疾病性质的两个纲领,是阴阳偏盛偏衰的具体表现。辨寒热就是辨阴阳之盛衰。辨别疾病性质的寒热,是治疗立法的依据之一。

(一)寒证

寒证是感受寒邪,或阳虚阴盛,表现为机体功能活动抑制或衰减的证候。其病机为"阴盛则寒"或"阳虚则寒"。寒证包括表寒证、里寒证,表寒证已在前面介绍,此处介绍里寒证。

【临床表现】 畏寒喜暖,口淡不渴,面色苍白,肢冷蜷卧,痰、涎、涕清稀,小便清长,大便稀溏,舌淡苔白而滑,脉紧或迟。

【辨证要点】 畏寒喜暖,口淡不渴,肢冷,舌淡苔白,脉紧或迟。

(二)热证

热证是感受热邪,或阴虚阳盛,表现为机体的功能活动亢进的证候。其病机为"阳盛则热"或"阴虚则热"。热证包括表热证、里热证(包括虚热证和实热证)。表热证已在前面介绍,虚热证即阴虚证,见后面阴虚证。此处介绍里实热证。

【临床表现】 身热喜凉,口渴喜冷饮,面红目赤,烦躁不宁,痰涕黄稠,大便秘结,小便短赤,舌红苔黄而干,脉滑数等。

【辨证要点】 身热喜凉,口渴喜冷饮,舌红苔黄,脉滑数。

(三)寒证与热证的关系

寒证与热证虽然有着阴阳盛衰的本质区别,但又互相联系,它们既可以在病人身上同时出现,表现为寒热错杂的证候,并且在一定条件下又可互相转化,在疾病的危重阶段,还可出现假象。总之临床表现错综复杂,必须详辨。

1. 寒热错杂证　寒证和热证同时并存。其包括上热下寒、上寒下热、表寒里热、表热里寒等类型。

(1) 上热下寒证:阳盛于上,阴盛于下。症见:胸中烦热、频频欲吐(上热);腹痛喜按、大便稀溏(下寒)。

(2) 上寒下热证:阴盛于上,阳盛于下。症见:胃脘冷痛、呕吐清水痰涎(上寒);小便短赤、大便燥结(下热)。

(3) 表寒里热证:寒邪袭表,表未解而邪气入里化热;或内本有热而又复感寒邪。症见:恶寒,发热,无汗,身痛(表寒);气喘,烦躁,口渴饮冷,尿赤便结(里热)。

(4) 表热里寒证:外感风热而内伤生冷,或平素脾胃虚寒而外受风热所致。症见:发热,微恶寒,头痛,咽喉肿痛(表热);小便清长,大便溏薄,畏寒肢冷(里寒)。

2. 寒热转化证　寒证和热证在一定条件下可以相互转化。

(1) 由寒转热证:临床上先出现寒证,后转为热证,其寒证消失,此谓寒证转化为热证。多因机体阳气偏盛,寒邪从阳化热所致;也可因治疗不当,过服温燥药物而致。例如外感寒邪,开始为表寒证,出现恶寒发热、头身疼痛、无汗、苔薄白、脉浮紧等临床表现,病情进一步发展,寒邪入里化热,恶寒症状消失,继而出现壮热、口渴、心烦、舌红苔黄、脉洪大等临床表现,表明证候已由表寒证转化为里热证。

(2) 由热转寒:临床上先见热证,后转为寒证,其热证消失,此即为热证转化为寒证。可因邪盛正虚,正不胜邪,功能衰败所致;也可因误治失治,损伤阳气而致。如高热病人,大汗不止,气随汗泄,或吐下过度,阳随津脱,出现体温下降、面色苍白、四肢厥冷、脉微欲绝的虚寒证,此属由热转寒的过程。

寒热转化是病情发展的表现,它能反映邪正盛衰情况,由寒证转化为热证,是机体正气未衰,寒邪郁而化热;热证转化为寒证,多属邪盛正虚,正不胜邪。

3. 寒热真假证　在疾病的危重阶段,有时会出现真热假寒、真寒假热的证候。

(1) 真热假寒证:又称"阳盛格阴证",由于阳热内盛,深伏于里,阳气被郁而不能外达四肢或肌表,而出现一些假寒的现象。病人可见手足厥冷、脉沉等似寒之症,但细察之,病人手足冷而身体灼热,不恶寒而反恶热,脉虽沉却数而有力,并见口渴喜冷饮、烦躁不安、大便干结、尿少色黄、舌红苔黄等一派热象。此时所见之手足厥冷、脉沉为假寒之象,是由于内热炽盛,阳气郁闭,不能外达所致,内热才是疾病的本质。

(2) 真寒假热证:又称"阴盛格阳证",由于阴寒内盛,阳气虚弱已极,阳不制阴,虚阳浮越于外,使阴阳不相顺接而致。病人可见身热、口渴、面赤、脉大等似热之症,但仔细观察,病人身虽热而反欲加衣被,口渴但不欲饮,或喜少量热饮,面虽赤但颧红如妆,嫩红带白,游移不定,脉虽大却按之无力,同时还有四肢厥冷、小便清长、大便稀溏、精神萎靡、舌淡苔白等一派寒象。

寒证与热证的鉴别见表6-2。

表6-2　寒证与热证的鉴别

证型	寒热	面色	口渴	四肢	二便	舌象	脉象
寒证	畏寒喜热	白	不渴	冷	小便清长,大便稀溏	舌淡,苔白润	迟或紧
热证	恶热喜冷	红	渴喜冷饮	热	小便短赤,大便干结	舌红,苔黄干	数

三、虚　实

虚实是概括和判断正气强弱和邪气盛衰的两个纲领。实证主要取决于邪气盛方面,而虚证则主要取决于正气虚方面。通常人体正气虚弱,无力抗邪属虚;病邪壅盛于内,而正气尚未明显虚弱,则属实。

辨别疾病属虚属实,是治疗时确定扶正或祛邪的主要依据。

(一)虚证

虚证是指人体的正气不足,脏腑功能衰退所表现的证候。其多见于先天不足,或后天失养,或久病、重病之后,但因气血阴阳虚损的不同,故而临床上又有气虚、血虚、阴虚、阳虚的区别。

1. 血虚证　是指因血液亏虚,脏腑组织器官失养而出现的证候。

[临床表现]　面色苍白或萎黄无华,唇色淡白,头晕眼花,心悸失眠,手足麻木,妇人月经量少、色淡、后期或经闭,舌质淡,脉细无力。

[辨证要点]　面色苍白或萎黄,唇色淡白,舌质淡,脉细无力。

2. 气虚证　是指由于气的不足或气的功能减退所致脏腑组织功能活动低下的证候。

[临床表现]　面色无华,神疲乏力,头晕目眩,少气懒言,语声低微,自汗,动则诸症加重,舌淡,脉虚弱。

[辨证要点]　神疲乏力,少气懒言,活动时诸症加剧,脉虚弱。

3. 阴虚证　是由于体内阴液亏虚,其滋润、濡养、宁静的功能减退所出现的证候。

[临床表现]　形体消瘦,午后潮热,盗汗,两颧红赤,咽干口燥,手足心热,小便短赤,大便干结,舌红少津或少苔,脉细数。

[辨证要点]　潮热盗汗,咽干口燥,舌红少苔,脉细数。

4. 阳虚证　由于体内阳气虚衰,其温煦、推动、蒸腾和气化作用不足所出现的证候。

[临床表现]　面色㿠白,畏寒肢冷,精神不振,口淡不渴,小便清长,大便稀溏,舌淡胖苔白滑,脉沉迟无力。

[辨证要点]　畏寒肢冷,口淡不渴,舌淡,脉弱。

(二)实证

实证是指人体感受外邪,或疾病过程中阴阳气血失调,体内病理产物蓄积,以邪气盛,正气不虚为基本病理,表现为有余、亢盛、有形实邪停聚的各种证候。

常见症状:由于致病邪气的性质及所在部位的不同,实证的表现亦不一致,常见的临床表现有发热,烦躁,甚至神昏谵语,胸闷,呼吸气粗,痰涎壅盛,腹胀痛拒按,大便秘结或下利、里急后重,小便不利,或淋沥涩痛,舌质苍老,舌苔厚腻,脉实有力。

(三)虚证与实证的关系

疾病的变化是一个复杂的过程,常由于体质、治疗等多种因素的影响,使虚证和实证之间发生虚实夹杂、虚实转化等变化。

1. 虚实夹杂　即虚证和实证相兼出现。虚实夹杂证候,或以实证为主,或以虚证为主,或虚实证并重,常见六种临床类型:

(1)表虚里实:素体卫阳不足,感受外邪后又伤食滞。症见汗出,恶风(表虚);脘腹胀满,或疼痛,嗳腐吞酸,厌食(里实)。

(2)表实里虚:表邪未解,里气已虚;或素体虚弱而又感受外邪。症见:发热,恶寒,无汗(表实);神疲乏力,脘腹隐痛,喜按(里虚)。

(3)上实下虚:痰浊壅肺、肾虚不纳。症见咳喘,痰涎壅盛,胸闷脘胀,不得平卧(上实);腰膝酸软无力,形寒肢冷(下虚)。

(4)上虚下实:心气虚于上,湿热注于下。症见心悸,怔忡,失眠(上虚);腹痛,下利脓血,里急后重(下实)。

(5)虚中夹实:脾肾阳虚,水湿泛滥。症见腰膝冷痛,食少便溏,小便不利,面浮足肿,腹大如鼓。

(6)实中夹虚:气血郁结,正气已虚。症见腹胀满痛,肝、脾大,二便不利,腹露青筋,面晦舌紫,形瘦,纳差,少气乏力,脉细。

2. 虚实转化　在疾病发展过程中,由于邪正的变化,在一定条件下,虚证和实证还可以相互转化。临床上由实证转为虚证者居多,往往因实证失治、误治或大汗、大吐、大泻后耗伤气、血、津液等所致。如病见高热、口渴、烦躁、脉洪大等实证者,由于治疗不当,日久不愈而出现形体消瘦、面色萎黄、不思饮食、神疲乏力、脉细弱等气津两虚的虚证。由虚证转为实证者较少,大多是由于正气不足,阳气不振而产生痰饮、水湿、瘀血等实邪。

(四)虚证和实证的鉴别

1. 虚寒与实寒的鉴别(表6-3)

虚寒证:是体内阳虚生寒而成,故又称阳虚证。

实寒证:是因寒邪(阴邪)过盛,困阻阳气所致的病证。

表6-3　虚寒、实寒证鉴别表

证型	虚寒	实寒
症状	精神不振,少气乏力,面色淡白,畏寒肢冷,腹痛喜按,大便稀溏,小便清长	精神尚佳,面色苍白,畏寒肢冷,腹痛拒按,大便秘结或肠鸣腹泻,或痰多喘息,小便清长

证型	虚寒	实寒
舌象	舌淡胖苔白滑	苔白厚腻
脉象	微或沉迟无力	沉伏或弦紧有力
病机	阳气虚衰,温化失职	寒邪过盛,阳气被遏

2. 虚热与实热的鉴别(表6-4)

虚热证:是指阴血不足,阴不制阳而阳亢的证候,又称阴虚证。

实热证:是指里热炽热,热灼津伤的证候。

表6-4　虚热、实热证鉴别表

证型	虚热	实热
症状	潮热盗汗,两颧红赤,形体消瘦,五心烦热,咽干口燥	壮热烦渴,面红目赤,甚或神昏谵语,或腹胀满痛拒按,便秘尿赤
舌象	舌红少苔	舌红苔黄
脉象	细数	洪数或滑数
病机	阴液亏耗,虚热内生	热邪内盛,热灼津伤

 病例分析

病人,女,41岁。2年来时感心悸,气短,精神疲惫,乏力,自汗,每当劳累之后症状加重,面色淡白,舌质淡,脉虚。

问:病人之证属于你所学过的哪一证型?

四、阴　阳

阴阳是概括病证类别的一对纲领,可以从总体上概括整个病情。阴阳又是八纲的总纲,它可以概括其他三对纲领,即表、热、实属阳,里、寒、虚属阴。因此,尽管病证千变万化,但总括起来又不外乎阴证和阳证两大类。

(一)阴证

阴证是体内阳气虚衰,或寒邪凝滞的证候,属寒,属虚。此类病证,其机体反应多呈衰退的表现。

【临床表现】 精神萎靡,面色苍白,畏寒肢冷,气短声低,口不渴,大便稀溏,小便清长,舌淡胖嫩,苔白,脉迟弱等。

（二）阳证

阳证是体内热邪壅盛，或阳气亢盛的证候。此证属热，属实。此类疾病，机体反应多呈亢盛的表现。

【临床表现】 身热，面赤，烦躁，气粗声高，口渴喜饮，大便秘结，小便短赤，舌红绛，苔黄，脉洪滑实等。

阴证、阳证的辨证是辨证的基本大法，对复杂的证候，应结合其他辨证方法做出辨证，不宜简单做出阴证、阳证的辨证结果。

（三）亡阴证与亡阳证

亡阴证和亡阳证是疾病过程中，体内阴液或阳气大量丧失的危重证候。一般出现在高热大汗或发汗过多，或剧烈吐泻，或失血过多，或久病重病等情况下。

1. 亡阴证 是指体内阴液大量消耗或丢失，而出现的阴液衰竭的病变和证候。

[临床表现] 神情烦躁，面色潮红，呼吸短促，身热，手足温，汗出而黏，口渴喜饮，舌红而干，脉细数无力。

[辨证要点] 神情烦躁，身热肢温，脉细数无力。

2. 亡阳证 是指体内阳气严重耗损，而表现出的阳气衰竭的病变和证候。

[临床表现] 精神淡漠，面色苍白，大汗淋漓，四肢厥逆，气息微弱，口不渴或渴喜热饮，舌淡，脉微欲绝。

[辨证要点] 精神淡漠，大汗淋漓，四肢厥逆，脉微欲绝。

由于阴阳的互根关系，亡阴后可迅速导致亡阳，亡阳后亦可出现亡阴，最后阴阳离决，精神乃绝。为此，在临床上应正确区分亡阴和亡阳，及时正确地抢救，挽救病人的生命。

第二节 气、血、津液辨证

气、血、津液辨证，就是运用藏象学理论中有关气、血、津液的理论，根据病体所反映的不同证候，分析辨别所属气、血、津液病变的一种辨证方法。掌握气、血、津液辨证的一般规律，可以为脏腑辨证打下基础。

一、气病辨证

（一）气虚证

气虚证是指由于气的不足或气的功能减退所致脏腑组织功能活动低下的证候。

【临床表现】 神疲乏力，少气懒言，头晕目眩，自汗，活动时诸症加剧，舌淡苔白，脉虚无力。

【治法】 补气。

【方剂】 四君子汤之类。

（二）气陷证

气陷证是指气虚无力升举而反下陷的证候。

【临床表现】 头晕眼花，气短疲乏，脘腹坠胀，久利久泄，或见内脏下垂、脱肛、阴挺等。

【治法】 益气升提。

【方剂】 补中益气汤之类。

（三）气滞证

气滞证是指人体脏腑经络组织的气机阻滞，运行不畅所表现的证候。

【临床表现】 以胸胁、脘腹或病变部位的胀闷、胀痛、窜痛为主要表现。

【治法】 行气。

【方剂】 金铃子散、五磨饮子之类。

（四）气逆证

气逆证是指由于气的上升太过或下降不及而致的气逆冲上的证候。

【临床表现】 气逆最常见于肺、胃和肝等脏腑。肺气上逆，可见咳嗽、喘息；胃气上逆，可见呃逆、嗳气、恶心、呕吐；肝气上逆，可见头痛、眩晕、呕血、昏厥等。

【治法】 降气。

【方剂】 苏子降气汤、旋覆代赭汤之类。

二、血 病 辨 证

（一）血虚证

血虚证是指因血液亏虚，脏腑组织器官失养而出现的一系列证候。

【临床表现】 面色㿠白或萎黄无华，唇色淡白，头晕眼花，心悸失眠，手足麻木，妇人月经量少、色淡、后期或经闭，舌质淡，脉细无力。

【治法】 补血。

【方剂】 四物汤之类。

（二）血瘀证

血瘀证是指血液运行不畅，甚至停滞于脏腑组织器官的某一局部，或是"离经之血"不能及时排出和消散而表现的证候。

【临床表现】 疼痛如针刺刀割，痛有定处，拒按，常在夜间加剧。肿块在体表者，色呈青紫；在腹内者，质硬，按之不移。出血反复不止，色泽紫暗，夹有血块，或大便色黑如柏油。口唇爪甲紫暗，或皮下紫斑，或腹部青筋外露，久瘀可见面色黧黑，肌肤甲错。妇女常见经闭、痛经。舌质紫暗，或见瘀斑瘀点，脉象细涩。

【治法】 活血化瘀。

【方剂】 桃核承气汤、血府逐瘀汤之类。

（三）血热证

血热证是指机体火热炽盛，热迫血分所表现的证候。

【临床表现】 身热，面赤，口渴，心烦，失眠，躁扰不宁，甚或狂乱、神昏谵语，或见各种出血，色深红，或斑疹显露，或发疮疡，舌红绛，脉数疾等。

【治法】 清热凉血。

【方剂】 犀角地黄汤之类。

（四）血寒证

血寒证是指血分受寒或阳气失于温煦，血行不畅或瘀滞所表现的证候。

【临床表现】 畏寒，手足或少腹等患处冷痛拘急，得温痛减，遇寒加重，肤色紫暗发凉，妇女常见痛经，月经后期，经色紫暗，夹有血块，唇舌青紫，苔白滑，脉沉迟弦涩等。

【治法】 温经活血。

【方剂】 温经汤之类。

三、气血同病辨证

（一）气滞血瘀证

气滞血瘀证是指气机郁滞，血行瘀阻所表现的证候。

【临床表现】 胸胁胀闷，或走窜疼痛，情志抑郁或急躁易怒，或见胁下癥积，刺痛拒按，妇女经闭或痛经，经色紫暗夹有血块，乳房痛胀等症，舌质紫暗或有瘀斑、瘀点，脉弦涩。

【治法】 行气活血。

【方剂】 血府逐瘀汤之类。

（二）气血两虚证

气血两虚证是指气虚和血虚同时存在的证候。

【临床表现】 头晕目眩，少气懒言，乏力自汗，面色淡白或萎黄，心悸失眠，舌淡而嫩，脉细弱等。

【治法】 益气补血。

【方剂】 归脾汤之类。

（三）气不摄血证

气不摄血证是指气虚不能统摄血液而见失血的证候。

【临床表现】 吐血、便血、皮下瘀斑、崩漏等多种出血表现，气短，倦怠乏力，面白无华，舌淡，脉细弱等。

【治法】 补气摄血。

【方剂】 归脾汤之类。

（四）气随血脱证

气随血脱证是指由于大出血而引起的气随之暴脱的证候。

【临床表现】 大出血时突然面色苍白,四肢厥冷,大汗淋漓,甚至晕厥,舌淡,脉微细欲绝,或浮大而散。

【治法】 益气固脱止血。

【方剂】 先用参附汤之类,后用归脾汤之类。

四、津液病辨证

（一）津液不足证

津液不足证是指体内津液亏少,脏腑组织失其滋润濡养而出现的证候。

【临床表现】 口咽干燥,渴欲饮水,皮肤干燥,小便短少,大便干结,舌红少津,脉细数。

【治法】 滋阴润燥。

【方剂】 沙参麦冬汤之类。

（二）水液停聚

水液停聚是指由于脏腑功能失调,输布排泄水液的功能障碍,以致水液停聚体内,从而形成水湿、痰饮等病理产物,而表现的多种病证。

1. 水肿 面目、四肢、胸腹甚至全身浮肿,称为水肿,临床分为阳水和阴水两大类。

[临床表现] 阳水属实,表现为头面浮肿,先从眼睑开始,继而遍及全身,常伴见恶风寒、发热、肢节酸重,苔薄白,脉浮紧;或咽喉肿痛,舌红,脉浮数。阴水属虚,表现为水肿,腰以下为甚,按之凹陷不起,小便短少,脘闷腹胀,纳呆便溏,面白神疲,舌淡,苔白滑,脉沉;或水肿日益加剧,小便不利,腰冷痛,四肢不温,畏寒神疲,舌淡胖,苔白滑,脉沉迟无力。

[治法] 利水消肿。

[方剂] 越婢加术汤、五皮饮、实脾饮、真武汤之类。

2. 痰 水液停滞凝聚,质地稠厚者为痰,痰停聚于脏腑、经络、组织之间而引起的病证为痰证。

痰证临床表现繁多,因其病变部位不同,故有不同的临床症状。痰证可分为风痰、寒痰、热痰、湿痰、燥痰等。

[治法] 化痰。

[方剂] 二陈汤之类。

3. 饮 水液停聚,质地清稀者为饮,其分布较局限,所致病证称为饮证。饮证有痰饮、支饮、悬饮、溢饮之别。

[治法] 化饮。

[方剂] 苓桂术甘汤、十枣汤之类。

病人,男,45岁。6天前头部外伤,当即昏倒,神志不清,约半小时后苏醒,觉头昏头胀,头痛,时轻时重,有时头痛如劈如刺,不能安寐,舌边有紫斑,苔薄白,脉弦。

请问:病人所患为何证?

第三节　脏腑辨证

脏腑辨证是八纲辨证和气、血、津液辨证等辨证方法的进一步深化和细化,是在藏象理论基础上,把四诊收集的病情资料进行分析和归纳,辨明脏腑病变的病因、病位、病性以及正邪盛衰状况的一种辨证方法。脏腑辨证是中医临床辨证方法中的一个重要组成部分。

脏腑的生理功能及其病理变化是脏腑辨证的理论依据。脏腑病证是脏腑功能失调反映于外的客观征象。各脏腑的生理功能不同,病理变化有别,因此掌握各脏腑的生理功能和病理变化特点,是脏腑辨证的前提和基础。

人是以五脏为中心的有机整体,脏与脏之间,脏与腑之间,脏腑与各组织器官之间等等,在生理上密切联系,在病理上相互影响。因此在进行脏腑辨证时,一定要从整体观念出发,不仅要看到一脏一腑的证候变化,而且要考虑到脏腑之间的相互联系和影响,仔细审辨其内在联系,全面掌握疾病的发生、发展和演变,只有这样,才能正确判断病情。

脏腑辨证是中医辨证体系的重要内容之一,也是中医临床各科辨证的基础。尽管各种辨证方法从不同的角度总结了疾病的一般规律,各具特色,各有侧重,但又都是在中医学基本理论指导下,相互联系、相互补充的,而且无一不与脏腑紧密相关,因此说脏腑辨证是其他辨证的基础,是临床辨证的核心。

病人,男,63岁。病人浮肿反复发作20年,近1年多浮肿再次发作,近半年浮肿加重,腰以下为甚,按之凹陷不起,时有心悸喘促,腰冷酸痛,尿时少时多,畏寒肢冷,神疲倦怠,面色晦暗,舌淡胖、苔白,脉沉细弱。

请问:病人的病变涉及哪些脏腑?

一、心与小肠病辨证

心的主要生理功能:主血脉,具有推动血液在脉道中运行不息的作用;主神志,人之精神意识和思维活动由心所主。

小肠主要生理功能:受盛化物和泌别清浊。

心的病变:主要反映在心脏本身及其主血脉功能的失常,心所主的精神意识思维活动的异常。常见症状:心悸、心痛、心烦、失眠、健忘、神昏谵语,脉结代或脉促等。此外,某些舌体病变,如舌痛、舌疮等症,亦常归属于心。心病的证候有虚实之分。虚证有心气虚、心阳虚、心阳暴脱、心阴虚、心血虚等证,实证有心火亢盛、痰迷心窍、痰火扰心等证。

小肠病:有小肠实热、小肠虚寒等。小肠虚寒多由脾阳受损而累,放到脾病中论述。

(一)心气虚、心阳虚、心阳暴脱证

【临床表现】 心悸,气短,自汗,活动时加重,脉细弱或结代,为其共有症状。若兼见面白无华,体倦乏力,舌淡苔白,此属心气虚;若兼见形寒肢冷,心胸憋闷,舌淡胖,苔白滑,此属为心阳虚。若大汗淋漓,四肢厥冷,面色苍白,口唇青紫,呼吸微弱,脉微欲绝,神志模糊,甚至昏迷者,为心阳暴脱之危候。

【辨证要点】 心气虚证为心悸加气虚证。心阳虚证为心悸怔忡,心胸憋闷或痛加阳虚证。心阳暴脱证为心悸怔忡,心胸憋闷或痛加亡阳证。心气虚、心阳虚、心阳暴脱证的鉴别见表6-5。

【治法与方剂】 心气虚用益气养心法,可选养心汤之类。心阳虚用益气温阳法,可选桂枝甘草汤、保元汤之类。心阳暴脱急用回阳救逆法,可选参附龙牡汤之类。

表6-5 心气虚、心阳虚、心阳暴脱证的鉴别

证型	共同点	不同点
心气虚	心悸怔忡,胸闷气短,活动或劳累后加重,自汗,脉虚细或结代	面色淡白,神疲体倦,少气懒言,舌淡苔白
心阳虚		畏寒肢冷,面色白或口唇紫暗,心胸憋闷或作痛,舌淡或紫暗而胖,苔白滑,脉微细或结代
心阳暴脱		忽然大汗淋漓,四肢厥冷,呼吸微弱,面色苍白,口唇青紫,神昏,舌质淡紫,脉微欲绝

(二)心血虚、心阴虚证

【临床表现】 心悸、失眠、健忘、多梦为其共有症状。若见面白无华,眩晕,唇舌色淡,脉细,此为心血虚证。若兼见心烦,颧红,潮热,盗汗,五心烦热,舌红少津,脉细数,此为心阴虚证。

【辨证要点】 心血虚证为心悸、失眠加血虚证。心阴虚证为心悸、心烦、失眠加阴虚证。

【治法与方剂】 心血虚用养血宁心法,可选归脾汤之类。心阴虚用滋阴宁心法,可选天王补心丹之类。

(三)心火炽盛证

【临床表现】 心胸烦热,失眠,面赤,口渴,舌尖红赤,苔黄,脉数;或见口舌生疮,舌

体糜烂疼痛,或吐血衄血,甚或狂躁、谵语等。

【辨证要点】 心胸烦热,口舌生疮,舌尖红赤,脉数。

【治法】 清心泻火。

【方剂】 泻心汤之类。

(四)心血瘀阻证

【临床表现】 心悸怔忡,心胸憋闷疼痛,痛引肩背内臂,时作时止。或见痛如针刺,舌紫暗,或有瘀斑、瘀点,脉涩或结代;或见心胸闷痛,体胖多痰,身重困倦,舌胖苔厚腻,脉沉滑;或见心胸剧痛,得温痛减,畏寒肢冷,舌淡苔白润,脉沉迟或沉紧;或见心胸胀痛,因情志波动而加重,喜太息,舌淡红或暗红,脉弦。

【辨证要点】 心悸怔忡,心胸憋闷或疼痛。

【治法】 活血化瘀,宣痹通阳。

【方剂】 瓜蒌薤白半夏汤合血府逐瘀汤之类。

(五)痰迷心窍证

【临床表现】 面色晦滞,脘闷作恶,意识模糊,言语不清,呕吐痰涎或喉中痰鸣,甚则昏迷不省人事,苔白腻,脉滑;或有精神抑郁,表情淡漠,神志痴呆,喃喃自语,举止失常。

【辨证要点】 神志异常加痰浊内阻证。

【治法】 涤痰开窍。

【方剂】 导痰汤之类。

(六)痰火扰心证

【临床表现】 身热,面赤,气粗,口苦,痰黄,喉间痰鸣,狂躁谵语,舌质红,苔黄腻,脉滑数;或失眠心烦,或神志错乱,哭笑无常,狂躁妄动,甚则打人毁物。

【辨证要点】 神志异常加痰火内盛证。

【治法】 清心豁痰泻火。

【方剂】 礞石滚痰丸之类。

(七)小肠实热证

【临床表现】 心中烦热,口渴喜凉饮,口舌生疮,小便赤涩,尿道灼痛,或尿血,舌红苔黄,脉数。

【辨证要点】 小便赤涩疼痛,心烦,舌红苔黄,脉数。

【治法】 清心泻火,导热下行。

【方剂】 导赤散之类。

 病例分析

病人,男,65岁。近8年来常感心悸,胸闷气短,形寒肢冷,未经明确诊断和治疗。半小时前突然心痛剧烈,胸闷持续不解,冷汗淋漓,进而神志昏迷,呼吸微弱,面色苍白,四肢厥冷,唇色青紫,脉微欲绝。

请问:病人所患为何证?

二、肺与大肠病辨证

肺的主要生理功能:主气,司呼吸,吐故纳新,吸入清气,积于胸中,参与宗气的生成,并调节全身气机,故有"肺为气之主"的说法;肺又主宣发、肃降,输布水谷精微和津液,使皮毛得以温养、濡润;肺主通调水道,故又有"肺为水之上源"之说。

大肠主要生理功能:传导、排泄糟粕。

肺的病变:主要为呼吸功能和水液代谢失常。肺病的常见症状有咳嗽、气喘、咳痰、胸闷、胸痛等,其中尤以咳、痰、喘更为多见。肺的病证有虚有实:虚证,多见气虚和阴虚;实证,由风、寒、燥、热等邪气侵袭或痰湿阻肺所致。

大肠传导功能失常,主要表现为便秘与泄泻。

大肠病变:常见的有大肠湿热、大肠液亏和大肠热结证。此处只介绍大肠湿热证。

(一)肺气虚证

【临床表现】 咳喘无力,动则气短,面色淡白无华,体倦乏力,声音低微,痰液清稀,或自汗畏风,易于感冒,舌淡,脉虚弱。

【辨证要点】 咳喘无力,痰液清稀,加气虚证。

【治法】 补益肺气。

【方剂】 补肺汤之类。

(二)肺阴虚证

【临床表现】 干咳无痰,或痰少而黏稠,或咳痰带血,口干咽燥,声音嘶哑,形体消瘦,潮热,颧红,盗汗,五心烦热,舌红少津,脉细数。

【辨证要点】 干咳或痰少而黏,加阴虚内热证。

【治法】 滋阴润肺。

【方剂】 百合固金汤。

(三)风寒束肺证

【临床表现】 咳嗽,气喘,痰稀色白,鼻塞流清涕,兼恶寒发热,无汗,头身疼痛,舌苔薄白,脉浮紧。

【辨证要点】 咳喘,痰液清稀,加风寒表证。

【治法】 宣肺散寒,化痰止咳。

【方剂】 麻黄汤之类。

(四)风热袭肺证

【临床表现】 咳嗽,咳黄稠痰而不爽,兼恶风发热,口渴,咽干而痛,目赤头痛,鼻流黄涕,舌尖红,苔薄黄,脉浮数。

【辨证要点】 咳嗽,痰黄,加风热表证。

【治法】 辛凉宣肺,止咳化痰。

【方剂】 桑菊饮之类。

(五)燥邪犯肺证

【临床表现】 干咳无痰,或痰少而黏,不易咳出,唇、舌、口、鼻、咽喉干燥,或发热恶寒,头痛,或胸痛咯血,舌红少津,苔白或黄,脉浮数或细数。

【辨证要点】 干咳,口、鼻、咽喉干燥,加表证(温燥、凉燥)。

【治法】 温燥宜疏风清肺,润燥止咳。凉燥宜轻宣凉燥,宣肺化痰。

【方剂】 温燥可选桑杏汤之类,凉燥可选杏苏散之类。

(六)痰热阻肺证

【临床表现】 咳嗽,气喘,呼吸急促,甚则鼻翼扇动,咳痰黄稠,或痰中带血,或咳脓血痰,味腥臭,发热,胸痛,烦躁不安,口渴,小便短赤,大便秘结,舌红苔黄腻,脉滑数。

【辨证要点】 咳喘,痰黄稠及里实热证并见。

【治法】 清热化痰,止咳平喘。

【方剂】 清气化痰丸、麻杏石甘汤之类。

(七)痰湿阻肺证

【临床表现】 咳嗽痰多,色白而黏,容易咳出,胸部满闷,或见气喘,喉中痰鸣,舌淡苔白腻,脉滑。

【辨证要点】 咳喘,痰多色白,胸闷,苔白腻,脉滑。

【治法】 燥湿化痰,降气平喘。

【方剂】 二陈汤合苏子降气汤之类。

(八)大肠湿热证

【临床表现】 腹痛,泄泻,泻下物秽浊,或下利脓血,里急后重,肛门灼热,口渴,小便短赤,舌红,苔黄腻,脉滑数。

【辨证要点】 泄泻或下利脓血,与湿热内结证(舌红,苔黄腻,脉滑数)。

【治法】 清肠化湿。

【方剂】 湿热痢疾,可选白头翁汤之类。湿热泄泻,可选葛根芩连汤之类。

三、脾与胃病辨证

脾与胃的主要生理功能:脾主运化水谷精微,胃主受纳腐熟水谷,脾升胃降,燥湿相济,共同完成对食物的消化、吸收和输布,因此称脾胃为"后天之本,气血生化之源"。脾又具有升清、统血的功能。

脾的病变:运化失职而致消化、吸收、输布障碍,化源不足,痰湿内生,以及不能统血,清阳不升等方面。脾病的常见症状:食欲减退,腹胀腹痛,腹泻便溏,水肿,内脏下垂,出血等。

胃的病变:表现在受纳腐熟功能障碍,胃失和降,胃气上逆等方面。胃病的常见症状:纳差,胃脘部胀满疼痛,恶心,呕吐,呃逆,嗳气等。

脾胃的病证:有虚有实,脾病多虚证,胃病多实证。

虚证:脾气虚,脾阳虚,脾气下陷,脾不统血,胃阴不足。

实证:寒湿或湿热困脾,寒、热、食滞于胃。

(一)脾气虚证

【临床表现】 食少纳呆,口淡无味,脘腹胀满,腹痛便溏,面色萎黄,少气懒言,四肢倦怠消瘦,舌淡边有齿痕,苔白,脉缓弱。

【辨证要点】 食少,腹胀,便溏和气虚证并见。

【治法】 健脾益气。

【方剂】 四君子汤之类。

(二)脾阳虚证

【临床表现】 纳呆食少,脘腹胀满冷痛,喜温喜按,畏寒肢冷,面色㿠白,口淡不渴,或肢体困重,或周身浮肿,大便溏薄清稀,或白带量多质稀,舌质淡胖,苔白滑,脉沉迟无力。

【辨证要点】 食少,腹胀冷痛,便溏或水肿和阳虚证并见。

【治法】 温运中阳。

【方剂】 理中汤之类。

(三)脾虚气陷证

【临床表现】 脘腹坠胀,食后益甚,或便意频频,肛门重坠,或久利不止,甚则脱肛,或内脏下垂,或小便混浊如米泔。伴头晕目眩,神疲乏力,肢体倦怠,食少便溏,舌淡苔白,脉虚弱。

【辨证要点】 脘腹坠胀,内脏下垂,和脾气虚证并见。

【治法】 补脾益气,升阳举陷。

【方剂】 补中益气汤之类。

(四)脾不统血证

【临床表现】 便血,尿血,肌衄,鼻衄,齿衄或妇人月经过多,崩漏,伴有食少便溏,神疲乏力,少气懒言,面白无华,舌淡,脉细弱。

【辨证要点】 出血表现和脾气虚证并见。

【治法】 补气摄血。

【方剂】 归脾汤之类。

(五)寒湿困脾证

【临床表现】 脘腹痞闷,食少便溏,泛恶欲吐,口淡不渴,头身困重,面色晦黄,或见肢体浮肿,小便短少,妇人白带过多,舌淡胖,苔白腻,脉濡缓。

【辨证要点】 脘腹痞闷,泛恶便溏和寒湿内盛(口淡不渴,舌淡胖,苔白腻,脉濡缓)并见。

【治法】 温化寒湿。

【方剂】 胃苓汤之类。

（六）湿热蕴脾证

【临床表现】 脘腹痞闷,纳呆呕恶,口黏而甜,肢体困重,便溏尿黄,或身目发黄,或皮肤发痒,或身热起伏,汗出热不解,舌红苔黄腻,脉濡数或滑数。

【辨证要点】 脘腹痞闷,呕恶便溏,和湿热内蕴(身热起伏,汗出热不解,尿黄,舌红苔黄腻,脉濡数或滑数)并见。

【治法】 清化湿热。

【方剂】 藿朴夏苓汤、茵陈蒿汤之类。

（七）食滞胃脘证

【临床表现】 脘腹胀满或疼痛,嗳腐吞酸,或呕吐酸腐饮食,吐后腹痛得减,厌食,矢气酸臭,大便溏垢,泄下物酸腐臭秽,舌苔厚腻,脉滑。

【辨证要点】 脘腹胀满或疼痛,嗳腐吞酸,厌食。

【治法】 消食导滞。

【方剂】 保和丸之类。

（八）胃火炽盛证

【临床表现】 胃脘灼热疼痛,吞酸嘈杂,或食入即吐,渴喜冷饮,消谷善饥,或牙龈肿痛溃烂,齿衄,口臭,小便短赤,大便秘结,舌红苔黄,脉滑数。

【辨证要点】 胃脘灼热疼痛,消谷善饥,口臭,和火热内盛证。

【治法】 清胃泻火。

【方剂】 清胃散之类。

（九）寒滞胃脘证

【临床表现】 胃脘冷痛,轻则绵绵不已,重则拘急剧痛,遇寒则甚,得温则减,口淡不渴,口泛清水,或食后作吐,肠鸣辘辘,舌淡苔白滑,脉弦或迟。

【辨证要点】 胃脘冷痛,遇寒则甚,得温则减,舌淡苔白滑,脉弦或迟。

【治法】 温中散寒止痛。

【方剂】 良附丸之类。

（十）胃阴虚证

【临床表现】 胃脘隐隐灼痛,饥不欲食,或胃脘嘈杂,或脘痞不舒,或干呕呃逆,口燥咽干,大便干结,小便短少,舌红少津,脉细数。

【辨证要点】 胃脘隐痛,饥不欲食和阴虚证并见为审证要点。

【治法】 益胃养阴。

【方剂】 益胃汤之类。

【附】 胃病寒热虚实鉴别（表6-6）

表6-6　胃病寒热虚实鉴别

证型	疼痛性质	呕吐	口味与口渴	大便	舌象	脉象
胃寒（实）	冷痛	清水	口淡不渴	便溏	苔白滑	沉紧
胃热（实）	灼痛	吞酸	渴喜冷饮	秘结	舌红苔黄	滑数
胃阴虚	隐痛	干呕	口干咽燥	干结	舌红少苔	细数
食滞胃脘	胀痛	酸腐食物	口中腐臭	酸臭	苔厚腻	滑或沉实

四、肝与胆病辨证

肝的主要生理功能：肝为风木之脏，既能贮藏有形之血，又可疏泄无形之气。肝之特性以血为体，属阴；以气为用，属阳，故肝有"体阴用阳"之说。胆为"中精之腑"，能贮藏和排泄胆汁，并"主决断"。

肝病的常见症状：胸胁、少腹胀痛或窜痛，情志抑郁或易怒，头晕或胀痛，肢体震颤，手足抽搐，以及两目不适，月经不调等。肝的病证特点：肝之体阴易虚，而肝之用阳易亢。即肝之阴血易亏耗成为虚证；而肝气易郁结，肝阳易偏亢，产生气郁、火逆、阳亢、风动，或寒、湿及火热之邪内犯，形成实证；其阴虚阳亢，亢阳化风为本虚标实之证。肝的病证：有虚有实。虚证有肝阴、肝血不足。实证有气郁火盛及寒滞肝脉。虚实夹杂证有肝阳上亢，肝阳化风。

胆病常见口苦、黄疸、惊悸、失眠等症。胆的病证：胆郁痰扰和肝胆同病的肝胆湿热。

（一）肝血虚证

【临床表现】　面色苍白或萎黄，眩晕耳鸣，两目干涩，视物模糊，夜盲，爪甲不荣，肢体麻木，甚则筋脉拘挛，月经量少色淡，或闭经，舌质淡，脉细。

【辨证要点】　以目、爪、筋脉失养，或冲任失充，和血虚证并见为要点。

【治法】　养血柔肝。

【方剂】　补肝汤之类。

（二）肝阴虚证

【临床表现】　头晕，头痛，耳鸣，胁肋隐痛，两目干涩，视物模糊，烦躁失眠，五心烦热，潮热盗汗，咽干口燥，舌红少津，脉弦细数。

【辨证要点】　以目、爪、筋脉失养，和阴虚内热并见为要点。

【治法】　滋阴柔肝。

【方剂】　一贯煎之类。

(三) 肝气郁结证

【临床表现】 情志抑郁,或急躁易怒,善太息,胸胁或少腹胀痛,或咽中如有物阻,或胁下痞块,妇人见乳房胀痛,痛经,月经不调,苔薄,脉弦。

【辨证要点】 以情志抑郁、易怒,肝经循行部位胀痛,或妇女月经失调为主。

【治法】 疏肝解郁,行气散结。

【方剂】 柴胡疏肝散之类。月经不调用逍遥丸之类,梅核气用半夏厚朴汤之类。

(四) 肝火上炎证

【临床表现】 头胀痛,或眩晕,耳鸣耳聋,面红目赤,急躁易怒,口苦咽干,不眠或噩梦纷纭,胁肋灼痛,尿黄便秘,或吐血,衄血,或目赤肿痛,舌红苔黄,脉弦数。

【辨证要点】 以火热炽盛于肝经循行部位的头、目、耳、胁的症状为要点。

【治法】 清肝泻火。

【方剂】 龙胆泻肝汤之类。

(五) 肝阳上亢证

【临床表现】 眩晕耳鸣,头目胀痛,面红目赤,急躁易怒,失眠多梦,头重脚轻,腰膝酸软,舌红少津,脉弦有力或弦细数。

【辨证要点】 以眩晕耳鸣、头目胀痛、急躁、腰膝酸软为审证要点。

【治法】 平肝潜阳。

【方剂】 天麻钩藤饮之类。

(六) 肝胆湿热证

【临床表现】 胁肋胀痛,口苦纳呆,呕恶腹胀,小便短赤,大便不调,苔黄腻,脉弦数;或身目发黄,发热;或阴囊湿疹,睾丸肿大热痛,或外阴瘙痒,带下黄臭等症。

【辨证要点】 以胁肋胀痛,纳呆呕恶,或身目发黄,与湿热内蕴证并见。

【治法】 清热利湿,清肝利胆。

【方剂】 龙胆泻肝汤之类。

(七) 寒凝肝脉证

【临床表现】 少腹胀痛,睾丸坠胀遇寒加重;或见阴囊内缩,痛引少腹,面色白,形寒肢冷,口唇青紫,小便清长,舌淡苔白,脉沉弦。

【辨证要点】 以少腹、阴部冷痛与寒盛之象并见。

【治法】 暖肝散寒。

【方剂】 暖肝煎、天台乌药散之类。

(八) 肝风内动证

肝风内动证是指肝阳化风、热极生风、血虚生风、阴虚动风所表现出来的证候。

1. 肝阳化风证

[临床表现] 眩晕欲仆,头痛而摇,项强肢麻,肢体震颤,言语不利,步履不稳,舌红,脉弦细;若见猝然昏倒,不省人事,口眼㖞斜,半身不遂,舌强语謇,喉中痰鸣,则为中风证。

[辨证要点]　在素有肝阳上亢证基础上,突然出现动风的症状为审证要点。

[治法]　滋阴潜阳,平肝息风。

[方剂]　镇肝熄风汤之类。

2. 热极生风证

[临床表现]　高热,烦渴,躁扰不安,两目上翻,抽搐,甚见角弓反张,神志昏迷,舌红苔黄,脉弦数。

[辨证要点]　以高热与动风症状同时并见为要点。

[治法]　凉肝息风,增液舒筋。

[方剂]　羚角钩藤汤之类。

3. 血虚生风证

[临床表现]　手足震颤,肌肉瞤动,关节拘急不利,肢体麻木,眩晕耳鸣,面色无华,爪甲不荣,舌质淡,苔白,脉细。

[辨证要点]　以动风症状和肝血虚证并见为要点。

[治法]　养血祛风。

[方剂]　当归饮子之类。

4. 阴虚动风证

[临床表现]　手足蠕动,眩晕耳鸣,潮热颧红,口咽干燥,形体消瘦,舌红无苔,脉细数。

[辨证要点]　以动风症状和肝阴虚证并见为要点。

[治法]　滋阴息风。

[方剂]　大定风珠之类。

 病例分析

　　病人,女,40岁。病人3个月前与邻居发生口角后,胸闷胁胀,善太息,未经治疗,病情逐渐加重。来诊时症见胸胁、乳房、少腹胀闷窜痛,情志抑郁,咽部有异物感,吐之不出,咽之不下,经行腹痛,苔薄白,脉弦。

　　请问:病人所患为何证?

五、肾与膀胱病辨证

　　肾的主要生理功能:藏精,主生长发育和生殖,主骨生髓充脑,主水,并有纳气功能。

　　膀胱的主要生理功能:贮存和排泄尿液。

　　肾病的常见症状:腰膝酸软,或疼痛,耳鸣,耳聋,发白早脱,牙齿松动,阳痿遗精,精少不育,女子经少经闭,以及水肿,二便异常等。肾病的特点:主要以人的生长、发育和生殖功能障碍,水液代谢失常,呼吸功能减退,脑、髓、骨、耳、发及二便异常为主。肾为病多见虚证,如肾阳虚、肾阴虚、肾精不足、肾气不固等证。

膀胱病常见症状:尿频,尿急,尿痛,尿闭以及遗尿,小便失禁等症。膀胱多见湿热证。

(一)肾精不足证

【临床表现】 男子精少不育,女子经闭不孕,性功能减退;小儿发育迟缓,身材矮小,智力低下,动作迟钝,囟门迟闭,骨骼痿软;成人可见早衰,发脱齿摇,耳鸣耳聋,健忘恍惚,足痿无力。

【辨证要点】 以生长发育迟缓,生殖功能减退,以及成人的早衰表现,并无明显热象及寒象为审证要点。

【治法】 填补肾精。

【方剂】 左归丸之类。

(二)肾阳虚证

【临床表现】 腰膝酸软,形寒肢冷,以下肢为甚,头晕耳鸣,神疲乏力,生殖功能减退,尿少,浮肿或五更泄泻,面色㿠白,舌淡胖,苔白滑,脉沉弱。

【辨证要点】 腰膝酸软,全身功能低下伴阳虚证。

【治法】 温补肾阳。

【方剂】 金匮肾气丸、右归丸之类。

(三)肾阴虚证

【临床表现】 腰膝酸软,眩晕,耳鸣耳聋,失眠多梦,口燥咽干,形瘦,五心烦热,潮热盗汗,男子遗精,女子经闭,不孕,或见崩漏,舌红,苔少而干,脉细数。

【辨证要点】 腰膝酸软,男子遗精,女子月经不调和阴虚证并见。

【治法】 滋补肾阴。

【方剂】 六味地黄丸之类。

(四)肾气不固证

【临床表现】 腰膝酸软,耳鸣耳聋,小便频数清长,遗尿,小便失禁,或余沥不尽,夜尿多,滑精早泄,白带清稀,胎动易滑,舌淡苔白,脉沉弱。

【辨证要点】 以小便频数清长,滑精早泄,或白带清稀,胎动易滑为审证要点。

【治法】 补肾固摄。

【方剂】 金锁固精丸、寿胎丸、金匮肾气丸之类。

(五)肾虚水泛证

【临床表现】 全身水肿,腰以下尤甚,按之没指,腹部胀满,小便短少,腰膝酸软,形寒肢冷,或见心悸,气短,喘咳痰鸣,舌淡胖嫩有齿痕,苔白滑,脉沉细。

【辨证要点】 水肿和肾阳虚证并见。

【治法】 温阳化水。

【方剂】 真武汤之类。

（六）膀胱湿热证

【临床表现】 尿频，尿急，排尿灼热疼痛，小便短赤，或尿血，或尿有砂石，或尿浊，或腰痛，少腹拘急胀痛，发热，舌红，苔黄腻，脉濡数。

【辨证要点】 以尿频、尿急、尿痛为审证要点。

【治法】 清热利湿通淋。

【方剂】 八正散之类。

六、脏腑兼病辨证

脏腑兼证是指两个或两个以上脏腑的证候同时并见的复杂证候，可因两个或两个以上的脏腑同时或先后发病而出现。

（一）心肺气虚证

心肺气虚证，是指心肺两脏气虚所出现的证候。

【临床表现】 心悸气短，久咳不已，咳喘少气，动则尤甚，胸闷，痰液清稀，声音低怯，头晕神疲，自汗乏力，面白无华，舌淡苔白，脉细无力。

【辨证要点】 以咳喘、心悸及气虚证共见为审证要点。

【治法】 补益心肺。

【方剂】 保元汤之类。

（二）心脾两虚证

心脾两虚证是指心血亏虚，脾气虚弱所表现出的心神失养，脾失健运，脾不统血的虚弱证候。

【临床表现】 心悸健忘，失眠多梦，食少纳差，腹胀便溏，倦怠乏力，面色萎黄，或皮下出血，妇人月经量多色淡，或崩漏，或经少，经闭，舌淡，脉细弱。

【辨证要点】 以心悸失眠，食少腹胀，慢性出血，以及气血两虚证为审证要点。

【治法】 补益心脾。

【方剂】 归脾汤之类。

（三）心肾不交证

心肾不交证，是指心肾水火既济失调所表现出的心肾阴虚阳亢证候。

【临床表现】 心烦失眠，心悸健忘，头晕耳鸣，口渴咽干，腰膝酸软，多梦遗精，潮热盗汗，小便短赤，舌红少苔，脉细数。

【辨证要点】 以心悸失眠，多梦遗精，腰膝酸软，伴阴虚证为审证要点。

【治法】 交通心肾。

【方剂】 黄连阿胶汤或交泰丸之类。

（四）肺脾气虚证

肺脾气虚证是肺脾两脏气虚所表现出的肺失宣降、脾失健运的证候。

【临床表现】 久咳不止,气短而喘,痰多稀白,食欲缺乏,腹胀便溏,甚则面浮足肿,舌淡苔白,脉细弱。

【辨证要点】 以久咳气短、食少便溏及气虚证并见为审证要点。

【治法】 补益脾肺。

【方剂】 六君子汤、参苓白术散之类。

(五) 肝火犯肺证

肝火犯肺证(木火刑金)是指肝火上逆犯肺,使肺失清肃所出现的证候。

【临床表现】 胸胁灼痛,咳嗽阵作,痰黏量少色黄,甚则咯血,急躁易怒,头晕目赤,烦热口苦,舌红苔黄,脉弦数。

【辨证要点】 以胸胁灼痛,咳嗽,或咯血,易怒及实热证为审证要点。

【治法】 清肝泻肺。

【方剂】 黛蛤散合泻白散之类。

(六) 肺肾阴虚证

肺肾阴虚证是指肺肾两脏阴液亏虚,虚火内扰,肺失清肃所表现出的虚热证候。

【临床表现】 咳嗽痰少,或咯血,消瘦,腰膝酸软,骨蒸潮热,颧红,口燥咽干,或声音嘶哑,盗汗,遗精,舌红少苔,脉细数。

【辨证要点】 以咳嗽痰少、腰膝酸软及阴虚火旺证为审证要点。

【治法】 滋补肺肾。

【方剂】 麦味地黄汤之类。

(七) 肝脾不调证(肝郁脾虚证)

肝脾不调证是指肝失疏泄,脾失健运所表现的证候。

【临床表现】 胁肋胀闷疼痛,善太息,情志抑郁,或急躁易怒,纳呆腹胀,便溏,或腹痛肠鸣欲泻,泻后痛减,苔白腻,脉弦。

【辨证要点】 以胁肋胀闷,情志抑郁或急躁易怒(肝郁证)和腹胀便溏(脾虚证)为审证要点。

【治法】 疏肝健脾。

【方剂】 逍遥散、痛泻要方之类。

(八) 肝胃不和证

肝胃不和证是指肝失疏泄,胃失和降所表现出的证候。

【临床表现】 胸胁、胃脘胀满疼痛,呃逆嗳气,吞酸嘈杂,郁闷或烦躁易怒,苔薄白,脉弦。

【辨证要点】 以胸胁、胃脘胀痛,呃逆,嗳气为审证要点。

【治法】 疏肝和胃。

【方剂】 柴胡疏肝散之类。

(九) 肝肾阴虚证

肝肾阴虚证是指肝肾两脏阴液亏损所表现出的证候。

【临床表现】 头晕目眩,视物模糊,耳鸣耳聋,两胁疼痛,腰膝酸软,口渴咽干,颧红盗汗,五心烦热,遗精,月经不调,舌红少苔,脉细数。

【辨证要点】 以腰膝酸软、胁痛、眩晕、耳鸣、遗精及阴虚证为审证要点。

【治法】 滋补肝肾。

【方剂】 归芍地黄丸之类。

(十) 脾肾阳虚证

脾肾阳虚证是指脾肾阳气亏虚,温化失权所表现出的证候。

【临床表现】 形寒肢冷,面色㿠白,腰膝或下腹冷痛,下利清谷,或五更泄泻,或面浮肢肿,小便不利,甚则出现腹水,舌淡胖大,脉沉弱。

【辨证要点】 以泄泻,或浮肿,腰膝冷痛与阳虚证共见为审证要点。

【治法】 温补脾肾。

【方剂】 泄泻为主者,方用附子理中汤合四神丸之类。以水肿为主者,方用真武汤之类。

第四节　外感病辨证

外感病常用的辨证方法有六经辨证、卫气营血辨证和三焦辨证等。

一、六 经 辨 证

六经辨证是《伤寒论》(东汉张仲景)在《黄帝内经》的理论基础上,结合伤寒的证候特点和传变规律所创立的一种论治外感病(亦可用于内伤杂病)的辨证方法。

六经辨证以六经(太阳、阳明、少阳、太阴、少阴、厥阴)为纲,将外感病演变过程中所表现的多种证候,总结归纳为三阳病(太阳病、阳明病、少阳病)、三阴病(太阴病、少阴病、厥阴病)两大类,分别从邪正盛衰、病变部位、病势进退及其相互传变等方面阐述外感病各阶段的证候特点。一般而言,凡是人体抗病能力强、病势亢盛的,为三阳病证;抗病力衰减,病势虚弱的,为三阴病证。

六经病证是经络、脏腑病理变化的反映,其中三阳病证以六腑的病变为基础,三阴病证以五脏的病变为基础。所以说六经病证基本上概括了脏腑和十二经的病变。运用六经辨证,主要是用于外感病的诊治,对内伤杂病的论治也具有指导意义。

(一) 太阳病证

太阳主一身之表,为诸经藩篱。外邪侵袭人体,大多从太阳而入,卫气奋起抗邪,正邪相争,太阳经气不利,营卫失调而发病。太阳病可分为经证和腑证两大类型。由于病人体质和病邪传变的不同,同是太阳经证,却又有中风与伤寒的区别。太阳腑证包括蓄水和蓄血两种证候。下面仅就太阳经证加以讨论。

1. 太阳中风证　是指风邪袭于肌表,卫气不固,营阴不能内守而外泄所出现的证候。临床上亦称之为表虚证。

[临床表现]　发热,汗出,恶风,头痛,或兼鼻鸣干呕,脉浮缓。

2. 太阳伤寒证　是指寒邪袭表,太阳经气不利,卫阳被束,营阴郁滞所表现出的证候。临床上亦称之为表实证。

[临床表现]　恶寒,发热,头项强痛,体痛,无汗而喘,脉浮紧。

(二)阳明病证

阳明病证,是指太阳病未愈,病邪逐渐亢盛入里,内传阳明或本经自病,邪热炽盛所表现出的证候。病位主要在肠胃,属里热实证,可分为阳明经证和阳明腑证。

1. 阳明经证　是指外邪入里化热,邪热弥漫全身,充斥阳明之经,肠中并无燥屎内结所表现出的证候,又称阳明热证。

[临床表现]　身大热,大汗出,大渴引饮,面赤心烦,舌红苔黄,脉洪大。

2. 阳明腑证　是指邪热入里,与肠中糟粕互结,阻塞肠道所表现出的证候,又称阳明腑实证。

[临床表现]　日晡潮热、手足汗出,腹部胀满疼痛,大便秘结,或腹中频转矢气,甚者谵语,狂乱,不得眠,舌苔多厚黄干燥,边尖起芒刺,甚至焦黑燥裂,脉沉实,或滑数。

(三)少阳病证

少阳病证,是指人体受外邪侵袭,邪正分争于半表半里之间,少阳枢机不利所表现出的证候。少阳病从其病位来看,是已离太阳之表,而又未入阳明之里,正是半表半里之间。

【临床表现】　口苦,咽干,目眩,往来寒热,胸胁苦满,不欲饮食,心烦喜呕,苔薄白,脉弦。

(四)太阴病证

太阴病证,是指邪犯太阴,表现为脾虚寒湿的证候。可由三阳病治疗失当,损伤脾阳,也可因脾气素虚,寒邪直中而起病。

【临床表现】　腹满而吐,食不下,自利,口不渴,时腹自痛,舌苔白腻,脉沉缓而弱。

(五)少阴病证

少阴病证,是指少阴心肾阳虚,虚寒内盛所表现出的全身性虚弱证候。少阴病证为六经病变发展过程中的危重阶段。病至少阴,心肾功能衰减,抗病能力减弱,或从阴化寒或从阳化热,因而在临床上有寒化、热化两种不同证候。

1. 少阴寒化证　是指心肾阳气虚衰所表现的全身性虚寒证候,也就是少阴证本证。

[临床表现]　无热恶寒,脉微细,但欲寐,四肢厥冷,下利清谷,呕不能食,或食入即吐,或反不恶寒,发热,面赤,脉微欲绝。

2. 少阴热化证　是指少阴病邪从阳化热呈现阴虚阳亢的临床证候。

[临床表现]　心烦不寐,口燥咽干,小便短赤、舌红,脉细数。

（六）厥阴病证

厥阴病证，是指病至厥阴，机体阴阳失调，所表现出的寒热错杂，厥热胜复的证候。

【临床表现】 消渴、气上冲心，心中疼热，饥不欲食，食则吐蛔。

二、卫气营血辨证

卫气营血辨证，是清代叶天士所创立的，运用于外感温热病的一种辨证方法。

卫、气、营、血，即是卫分证、气分证、营分证、血分证四类不同证候类型。在外感温热病过程中，卫气营血证候传变的一般规律，是由卫分开始，渐次传入气分、营分、血分，即由浅入深，由表及里，按照卫—气—营—血的次序传变，标志着邪气步步深入，病情逐渐加重。但这种传变规律并不是一成不变的，由于人的体质有强弱之分，感邪有轻重之别，临床上亦有起病即从气分、营分开始，或直入血分；亦有病虽入气分，而卫分之邪仍未消除；或气分有热，而营血分同时受到热灼而酿成气营同病，或气血两燔证。

（一）卫分证候

卫分证候，是指温热病邪侵犯人体肌表，致使肺卫功能失常所表现的证候，属于表热证。

【临床表现】 发热、微恶风寒，舌边尖红，苔薄，脉浮数，常伴头痛、口干、咽喉肿痛、咳嗽等症。

（二）气分证候

气分证候，是指温热病邪内入脏腑，正盛邪实，正邪剧争，阳热亢盛的里热证候。多由于卫分证不解，邪热内传入里，或温热之邪直入气分而形成。由于邪入气分所犯脏腑不同，所反映的证候有多种类型，常见的有热壅于肺、热扰胸膈、热盛阳明、热结大肠等。

临床表现：发热，不恶寒反恶热，心烦、口渴、尿赤，舌红苔黄，脉数。若兼咳喘，胸痛，咯黄稠痰者，为热壅于肺；若兼心烦懊侬，坐卧不安者，为热扰胸膈；若兼汗多，喘急，烦闷，渴甚，脉数而苔黄燥者为热盛阳明；若兼胸痞脘满，烦渴，下利或大便干结，谵语者，为热结大肠。

（三）营分证候

营分证候，是指温热病邪内陷，发展至深重阶段所表现的证候。营行脉中，内通于心，故营分证以营阴受损，心神被扰的病变为其特点。

【临床表现】 身热夜甚，口渴不甚，心烦不寐，甚或神昏谵语，斑疹隐现，舌质红绛，脉象细数。

（四）血分证候

血分证候，是指温热邪气深入阴分，损伤精血津液的危重阶段所表现出的证候，也是卫气营血病变最后阶段的证候。病变主要累及心、肝、肾三脏。

【临床表现】 身热夜甚,躁扰不宁,甚或谵语神昏,斑疹显露,吐血,衄血,便血,尿血,舌绛紫而干,脉数;或见两目上视,牙关紧闭,手足抽搐,颈项强直,角弓反张,舌红绛,脉弦数;或见面色浮红,口咽干燥,神倦耳聋,昏沉欲睡,手足蠕动,或时而抽搐,心悸不宁,舌红少津,脉虚细数。

三、三 焦 辨 证

三焦辨证,也是外感温热病辨证纲领之一。清代吴鞠通根据《内经》中三焦所属部位的概念,在《伤寒论》六经分证和叶天士卫气营血分证的基础上,结合温病的传变规律而总结出来的。

三焦辨证是把外感热病的发展过程分为三个阶段:上焦肺和心包的病变,多为温热病的初期阶段;中焦脾胃和肠的病变,多为中期阶段;下焦肝肾的病变,多为温病的末期阶段。

(一)上焦病证

上焦病证,是指温热病邪,侵袭人体从口鼻而入,自上而下,一开始就出现肺卫受邪的证候。温邪犯肺以后,它的传变有两种趋势,一种是"顺传"中焦,出现足阳明胃经证候;另一种为"逆传"手厥阴心包经,出现邪陷心包的证候。

临床表现:上焦肺卫受邪的证候与"卫分证"相同,可见身热,微恶风寒,舌边尖红,苔薄白,脉浮数,常伴有头痛,口干微渴,咳嗽,咽喉肿痛等症;但若夹湿者,则为午后身热,伴见头重如裹,肢体困重,面色淡黄,胸闷不饥等;若邪入心包,则舌謇肢厥,神昏谵语。

(二)中焦病证

中焦病证,是指温病自上焦开始,顺传至于中焦,表现出的脾胃证候。若邪从燥化,则出现阳明的燥热证候。若邪从湿化,郁阻脾胃,气机升降不利,则表现出湿温病证。因此,在证候上有阳明燥热与太阴湿热的区别。

1. 阳明燥热证　是指病入中焦,邪从燥化,而出现的证候。

〔临床表现〕 身热面赤,腹满便秘,口干咽燥,唇裂舌焦,苔黄或焦燥,脉象沉涩。

2. 太阴湿热证　是指湿温之邪,郁阻太阴脾经而致的证候。

〔临床表现〕 面色淡黄,头身重痛,汗出热不解,身热不扬,小便不利,大便不爽或溏泄,苔黄滑腻,脉濡数。

(三)下焦病证

下焦病证,是指温邪久留不退,劫灼下焦阴精,肝肾受损,而出现的肝肾阴虚证候。

【临床表现】 身热面赤,手足心热甚于手足背,口干,舌燥,神倦耳聋,脉象细数或虚大;或手足蠕动,心中憺憺大动,神倦脉虚,舌绛少苔,甚或时时欲脱。

八纲辨证是对疾病从表里、寒热、虚实、阴阳八个方面归纳、分析进行诊断的一种方法,它是各种辨证的总纲,起到执简驭繁、提纲挈领的作用。八纲各证在一定条件下可发生转化,表证传里为病情加重,里证出表为病势向愈;热证变寒证、实证变虚证多为正不胜邪,病势加重。在临床上八纲各证很少是单纯地、孤立地存在,而是存在着相兼、夹杂的复杂关系,有时还会出现假象。因此,在辨证过程中必须四诊合参,缜密思考,透过现象抓住本质,及时掌握疾病的转化,只有这样才能做出正确的诊断,从而进行恰当的治疗。

气、血、津液辨证是通过分析病人的临床表现,辨别其所属气、血、津液的何种病变的辨证方法。它是对病人疾病过程中某一定阶段的气、血、津液的整体反应状况的概括,是对邪正相互关系的综合认识。在了解气、血、津液证候与脏腑病位之间的一般组合关系后,便为脏腑辨证打下了基础。

脏腑辨证是八纲辨证和气、血、津液辨证的进一步深化,是中医辨证体系中的重要内容,也是中医临床各科辨证的必备基础。尽管各种辨证方法独具特色,各有侧重,但是均与脏腑密切相关,而且脏腑辨证的内容更系统、更完整,有利于对辨证思维的指导。

六经辨证,是经络、脏腑病理变化的反映。六经病证的临床表现,均以经络、脏腑病变为其病理基础,其应用主要是外感热病,也可用于内伤杂病。重点分析外感风寒所引起的一系列病理变化及其传变规律。

卫气营血辨证,既是对温热病四类不同证候的概括,又表示着温热病病变传变发展过程中浅深轻重各异的四个阶段。

三焦辨证着重阐述了三焦所属脏腑在温病过程中的病理变化、证候特点及其传变的规律。

(马国红)

目标测试

选择题

A1 型题

1. 关于鉴别表证和里证的要点,最主要的是
   A. 脉浮或不浮　　　　B. 舌苔白或黄　　　　C. 有无头身疼痛
   D. 有无恶寒发热　　　E. 有无咳嗽咳痰
2. 虚实在八纲中用以鉴别
   A. 病变性质　　　　　B. 病变趋势　　　　　C. 病变部位

D. 发病原因　　　　　　　E. 邪正盛衰

3. 心气虚、心阳虚、心血虚、心阴虚四证的共同临床表现是
　　A. 心痛　　　　　　　B. 心烦　　　　　　　C. 失眠
　　D. 健忘　　　　　　　E. 心悸

4. 寒湿困脾与脾气虚弱的鉴别要点是
　　A. 不思饮食　　　　　B. 口淡不渴　　　　　C. 腹胀便溏
　　D. 苔白厚腻　　　　　E. 脉缓

5. 肾气不固证,其小便多为
　　A. 小便短赤　　　　　B. 小便频数而清　　　C. 小便混浊
　　D. 小便涩痛　　　　　E. 小便带血

6. 气滞证的典型表现为
　　A. 纳少　　　　　　　B. 胀痛　　　　　　　C. 刺痛
　　D. 肢麻　　　　　　　E. 胸闷

7. 阴虚证的主要表现特征为
　　A. 少气懒言　　　　　B. 胸痞身热　　　　　C. 脉弱苔少
　　D. 大渴引饮　　　　　E. 脉象洪大

8. 诊断心的病证,下列表现最为典型的是
　　A. 无力　　　　　　　B. 失血　　　　　　　C. 气短
　　D. 心悸　　　　　　　E. 脉细

9. 诊断肺脏病证,下列表现最为典型的是
　　A. 少气　　　　　　　B. 痰饮　　　　　　　C. 自汗
　　D. 咳嗽　　　　　　　E. 鼻塞

10. 脱肛便溏,气短口干,头晕体疲,苔薄,脉弱,证属
　　A. 脾胃气虚　　　　　B. 脾胃湿热　　　　　C. 小肠虚寒
　　D. 大肠湿热　　　　　E. 脾气下陷

11. 干咳短气,痰少而稠,口干咽燥,五心烦热,颧赤盗汗,舌红少津,脉细数,证属
　　A. 风热犯肺　　　　　B. 痰热壅肺　　　　　C. 燥邪犯肺
　　D. 肺阴亏虚　　　　　E. 肾精亏损

12. 虚烦不眠,心悸健忘,腰酸耳鸣,咽干口燥,潮热盗汗,舌红苔少,脉细数,证属
　　A. 肾阴不足　　　　　B. 心血亏少　　　　　C. 肝肾阴虚
　　D. 肺肾阴虚　　　　　E. 心肾不交

13. 产生表证的原因一般为
　　A. 肺气不足　　　　　B. 外邪直中　　　　　C. 六淫初袭
　　D. 劳倦所伤　　　　　E. 里邪外出

14. 如将下列症状均判断为实证的表现,错误的是

A. 五心烦热   B. 小便不通   C. 神志狂妄

D. 大便秘结   E. 痰涎壅盛

15. 大肠湿热证的特征是

A. 脱肛   B. 腹痛   C. 尿赤

D. 下痢   E. 脉滑

16. 排尿无力,头晕腰酸,形寒肢冷,少腹胀满,脉沉细,属

A. 膀胱湿热   B. 肾气不固   C. 肾虚水泛

D. 肾阴亏损   E. 肾阳不足

17. 膀胱湿热证的特征是

A. 尿频   B. 尿多   C. 尿赤涩

D. 尿失禁   E. 尿少

18. 小肠湿热证的典型症状是

A. 口干渴   B. 尿短赤   C. 身烦热

D. 尿量少   E. 大便干燥

A2 型题

19. 病人,女,30 岁。干咳少痰,有时痰中带血,胸痛,下午发热,颧红,咽干口燥,舌质红,苔薄黄少津,脉细数。辨证为

A. 肺气虚   B. 肺阴虚   C. 风热袭肺

D. 痰热阻肺   E. 风寒束肺

20. 病人,女,35 岁。全身浮肿,腰以下为甚,按之凹陷难复,伴有脘闷纳减,尿清便溏,畏寒肢冷,面色萎黄,苔白滑腻,脉沉缓。辨证为

A. 肾阳虚   B. 胃阴虚   C. 肺气虚

D. 脾阳虚   E. 心气虚

(21 题和 22 题共用题干)

病人,女,40 岁。恶寒、发热 2 天,鼻塞流清涕,全身酸痛,无汗,咳嗽,咳吐稀痰,舌苔薄白,脉浮紧。

21. 病人目前最主要的问题是

A. 恶寒发热   B. 鼻塞   C. 全身酸痛

D. 无汗   E. 咳嗽

22. 辨证应为

A. 风寒束肺   B. 风热袭肺   C. 肺气虚

D. 肺阴虚   E. 痰湿阻肺

第七章 | 养生与防治原则

07章 数字内容

学习目标

1. 掌握治疗的原则。
2. 熟悉中医学治则与治法的含义,以及两者之间的相互关系;熟悉预防疾病的基本方法。
3. 了解养生的基本方法。

生、长、壮、老、已是生命过程的必然规律,人类也不例外。如何在这一过程中提高生命的质量,使人不患病,少患病,患病后尽快康复,这是医学永恒的追求。认识人体的生理功能和病理变化,据此确立科学的养生与防治原则,是实现这一目标的必由之路。中医学在长期的发展过程中,形成了一套完整的养生及防治理论,至今仍有重要的指导意义。

第一节 养　　生

养生,古称"摄生""道生""保生""养性"等,即养护生命的意思,其目的在于提高生命的质量。养生贯穿在我们的日常生活和工作中,而非独立存在。

一、顺 应 环 境

这里的"环境"包括了人所处的自然环境和社会环境。

(一)顺应自然环境

人和自然环境是相互影响、不可分割的。自然界提供了人类生存的基本条件,人对自然界有相应的适应能力,如果自然界的各种变化超出了人类的适应能力,则可引起疾病。

人类须顺应自然环境,达到和谐统一,才能达到养生的目的。

1. 顺应四时变化　四时春夏秋冬的更迭,伴随着阴阳的消长变化。一年四季中,春夏属阳,秋冬属阴。春夏阳气升发,腠理开泄,气血易趋向于体表,故多汗;秋冬阳气收藏,腠理致密,气血易趋向于里,故少汗多溺等。因此,古人提出"春夏养阳,秋冬养阴"的养生原则,即春夏之时固护人体之阳气,秋冬之时固护人体之阴气。在生活起居方面,要顺应四时变化,动静适宜,衣着适当,饮食调配合理等。

2. 顺应地理环境　地理环境与人的健康是密切相关的,不同地域有着不同的环境特点。

(二)顺应社会环境

人不仅有自然属性,更重要的还有社会属性。人创造了社会,社会也创造了人,所以人不能脱离社会而生存。社会环境一方面供给人类所需要的物质生活资料,满足人们的生理需要,另一方面又形成和制约着人的心理活动,影响着人们的心理和生理的平衡。现代医学模式已由传统的生物医学模式转变成"生物-心理-社会"医学模式,日益显示出重视社会因素与心理因素对人类健康长寿的重要性。现代社会由于工业化和都市化的快速发展,导致环境污染加重,如空气污染、水污染、土壤污染等;另一方面,现代社会人们工作生活压力大,生活方式不健康,导致了中风、眩晕、头痛、胸痹、心悸等很多疾病的发生。因此只有采取相应的养生措施,顺应社会环境的变化,改变不良的生活方式,提高适应社会的能力,才有助于人类的养生。在社会化的大生产环境下,在紧张的工作生活节奏中,在复杂的人际关系中,能适应自己的工作,完成所分担的任务,与周围的人和睦相处,而且能保持一种愉快的心情,这就是顺应社会环境的表现。

 知识拓展

九种常见中医体质辨识要点及饮食调整

类型	辨识要点	饮食调整
平和体质	体态适中、面色红润、精力充沛	饮食有节制,不要常吃过冷、过热或不干净的食物,粗粮细粮,要合理搭配
阳虚体质	畏寒怕冷、手足不温	多食生姜、韭菜、牛肉、羊肉等温阳之品。少食梨子、西瓜、香蕉、荸荠等生冷寒凉之食物
阴虚体质	口燥咽干、手足心热	多食百合、银耳、瘦猪肉、鸭肉、绿豆、冬瓜等甘凉滋润之品;少食羊肉、牛肉、辣椒、瓜子等性温燥烈之物
痰湿体质	形体肥胖、腹部肥满、口黏苔腻	饮食应以清淡为主,多食冬瓜、白萝卜
湿热体质	面垢油光、口苦、苔黄腻	以清淡为主,可多食薏苡仁、赤小豆、绿豆、苦瓜、黄瓜、芹菜、莲藕等食物

类型	辨识要点	饮食调整
气郁体质	神情抑郁、忧虑脆弱	平时多食海带、山楂等具有行气、解郁、消食、醒神作用的食物,常饮玫瑰花茶
气虚体质	疲乏、气短、自汗	多食益气健脾作用的食物,如红枣、山药、黄豆、白扁豆、鸡肉等,少食空心菜、生萝卜
血瘀体质	肤色晦暗、舌质紫暗	多食素,少食肥甘厚腻之品
特禀体质	生理缺陷、过敏反应	多食益气固表的食物;少食荞麦(含致敏物质荞麦荧光素)、蚕豆

二、形 神 共 养

形指形体,包括肌肉、血脉、筋骨、脏腑等组织器官;神是指精神、意识、思维活动。人的形体和精神,相互资生、相互制约,是一个统一的整体。

形与神的关系,其实质是物质与意识的关系,即"物质决定意识,意识对物质有反作用"。中医学认为形者神之质,神者形之用;形为神之基,神为形之主;无形则神无以生,无神则形不可活;形与神俱,方能尽终其天年。所谓形神共养,是指不仅要注意形体的保养,而且还要注意精神的调摄,更要使形神合一。养神可以保形,保形亦可以摄神,两者相辅相成,相得益彰,才能使形体强健,精力充沛,身体和精神得到协调发展,才能实现健康长寿。因此,养生防病必须形神共养,以维持形与神的统一。

中医学的养生方法很多,但从本质上看,不外"养神"与"养形"两端,即所谓"守神全形"和"保形全神"。形神共养,神为首务,神明则形安。神为生命的主宰,宜于清静内守,而不宜躁动妄耗。养神的方法很丰富,如清净养神、四气调神、节欲养神、疏导养神、修性怡神等。故中医养生观以调神为第一要义,守神以全形。

形体是人体生命的基础,神依附于形而存在,有了形体,才有生命,有了生命方能产生精神活动和具有生理功能。形盛则神旺,形衰则神衰,形毁则神灭。中医养生学主张动以养形,以形劳而不倦为度,养形的方法常有生活规律、饮食有节、劳逸适度、起居有常。用劳动、舞蹈、导引、按摩等,以运动形体,调和气血,疏通经络,通利九窍,防病健身。

静以养神,动以养形,动静结合,刚柔相济,以动静适宜为度。形神共养,动静互涵,才符合生命运动的客观规律,有益于养生。

第二节 预 防

预防,就是采取一定的措施,防止疾病的发生和发展。《素问•四气调神大论》

中提到："圣人不治已病,治未病;不治已乱,治未乱……夫病已成而后药之,乱已成而后治之,譬如渴而穿井,斗而铸锥,不亦晚乎?"这充分体现了中医学重视对于疾病的预防和预防为主的思想。

所谓"治未病",可以概括为"未病先防"与"既病防变"两方面的内容。

一、未病先防

未病先防是指在人未发生疾病之前,采取各种有效措施,做好预防工作,以防止疾病的发生,这是中医学预防疾病思想最突出的体现。疾病的发生,主要关系到邪正盛衰,正气不足是疾病发生的内在根据,邪气是发病的重要条件。因此,未病先防,就必须从增强人体正气和防止病邪侵害两方面入手。

(一) 增强人体正气

正气的强弱,决定抗病能力。一般来讲,体质壮实者,正气充盛;体质虚弱者,正气不足。增强人体正气可以从以下方面进行:

1. 调摄精神 从哲学上讲,物质决定意识,意识对物质有反作用。中医学尤其强调精神情志活动对于人体的影响。积极的、乐观的、向上的精神情志活动可促进人体的正常气化,而消极的、悲观的、低俗的精神情志活动就会使人体的气化功能失常,抗病能力下降,容易导致疾病发生。故《素问·上古天真论》中说:"内无思想之患,以恬愉为务,以自得为功,形体不敝,精神不散,亦可以百数。"

2. 锻炼身体 科学的运动或劳动可使人体气机调畅,经脉气血通畅,关节疏利,从而增强体质,提高抗病力,减少疾病的发生。华佗创立的"五禽戏"以及后世太极拳、八段锦、气功等许多健身活动,不仅能增强体质,还可防治多种慢性疾病。

3. 饮食有节 进食时间要有规律,养成习惯。饮食要有节制,不可过饱或过饥。膳食搭配要科学合理,不可偏食,亦不可五味偏嗜。

4. 起居有常 是指起居要有一定的规律。中医非常重视起居作息的规律性,并要求人们要适应四时时令的变化,安排适宜的作息时间,以达到预防疾病、增进健康和长寿的目的。《素问·四气调神大论》为四季起居确立了原则,其中提到:"春三月……夜卧早起,广步于庭,被发缓形""夏三月……夜卧早起,无厌于日""秋三月……早卧早起,与鸡俱兴""冬三月……早卧晚起,必待日光"。

5. 顺应自然规律 自然界的四时气候变化,必然影响人体,使之发生相应的生理和病理反应。只有掌握其规律,适应其变化,才能避免邪气的侵害,减少疾病的发生。

6. 药物预防及人工免疫 用人痘接种法预防天花,在宋朝时期就发现了相关文字记载,16世纪,对其进行广泛推广与传播。近年来随着中医药的发展,试用中药预防多种疾病收到了很好的效果。如板蓝根、大青叶预防流感、腮腺炎,马齿苋预防菌痢等,都是行之有效的方法。

（二）防止病邪的侵袭

邪气是导致疾病发生的重要条件，故未病先防除了增强正气、提高抗病能力之外，还要注意避免病邪的侵害。《素问·上古天真论》说："虚邪贼风，避之有时"，就是说要谨慎躲避外邪的侵害，顺应四时，预防六淫之邪的侵害，如秋天防燥，冬天防寒等。

二、既病防变

所谓既病防变是指在疾病发生以后，应早期诊断、早期治疗，以防止疾病的发展与传变。

疾病发生后，由于正邪力量的变化，就产生了疾病的变化。疾病可能会出现由浅入深，由轻到重，由单纯到复杂的发展变化。如能在疾病的初期早期诊治，此时病位较浅，正气未衰，病情多轻而易治。故《素问·阴阳应象大论》说："故邪风之至，疾如风雨，故善治者治皮毛，其次治肌肤，其次治筋脉，其次治六腑，其次治五脏。治五脏者，半死半生也。"这说明诊治越早，疗效越好，如不及时诊治，病邪就有可能步步深入，使病情愈趋复杂、深重，治疗也就愈加困难。

中医学关于疾病传变的理论是研究疾病发展的机转、趋向和转归的一种理论，不仅关系到临床治疗，而且对于早期治疗、控制疾病的进展、推测疾病的预后，均有着重要的指导意义。在疾病防治工作中，只有掌握疾病发生、发展规律及其传变途径，做到早期诊断，有效地治疗，才能防止疾病的传变。具体的传变规律，如外感热病的六经传变、卫气营血传变、三焦传变、内伤杂病的五行生克规律传变，以及经络传变等。认识和掌握疾病的传变途径及其规律，就能及时而适当地采取防治措施，从而制止疾病的发展或恶化。

既病防变，不仅要截断病邪的传变途径，而且又"务必先安未受邪之地"，即根据其传变规律，实施预见性治疗，以控制其病理传变。如《金匮要略》中所说"见肝之病，知肝传脾，当先实脾"。因此，临床上治疗肝病时常配合健脾和胃之法，就是要先补脾胃，使脾气旺盛而不受邪，以防止肝病传脾。

第三节 治 则

治则是治疗疾病时必须遵循的原则，是在整体观念和辨证论治理论指导下，在对四诊所获得的资料（包括症状和体征）进行全面的分析、综合的基础上，制订出来的治疗疾病的总原则。

治则是用以指导治疗方法的总则，而治法是在治则指导下制订的治疗疾病的具体方法，它从属于一定的治疗原则。例如，机体的阴阳失调是疾病发生发展的根本原因，因此，在治疗上调整阴阳是必然遵循的指导性原则。在这一总的原则指导下，根据具体情况所采取的清热、散寒、滋阴、温阳等方法，就是调整阴阳的具体方法。

治则包括治病求本,扶正祛邪,调整阴阳,调理气血,因时、因地、因人制宜等内容。

一、治 病 求 本

治病求本,就是寻找出疾病的根本原因,并针对根本原因进行治疗。这是辨证论治的根本原则。

(一)治标与治本

标与本是相对而言的概念,标本关系常用来概括说明事物的现象与本质,在中医学中常用来说明病变过程中矛盾的主次关系。不同情况下标与本所指亦不同。如:就邪正而言,邪气为标,正气为本;就病因、病机与症状而言,病因、病机为本,症状是标;就疾病先后言,新病和继发病是标,旧病和原发病为本等。总之,"本"含有主要矛盾或矛盾主要方面的意思,"标"含有次要矛盾或矛盾次要方面的意思。

掌握疾病的标本,就能分清主次,从复杂的疾病矛盾中找出主要矛盾或矛盾的主要方面,从而抓住治疗疾病的关键。临床上常根据病证的标本主次、轻重缓急的不同,确定相应的治疗方法。

1. 急则治标　病证急重时的标本先后原则是急治其标。此时标病(证)急重,即标病(证)转变为主要矛盾或矛盾的主要方面,则当急治其标,否则可能产生严重后果,甚至危及病人生命。如肝血瘀阻水臌病人,就原发病与继发病而言,臌胀多是在肝病基础上形成,则肝血瘀阻为本,腹水为标,如腹水不重,则宜化瘀为主,兼以利水;但若腹水严重,腹部胀满,呼吸急促,二便不利时,则为标急,此时当先治标病之腹水,待腹水减退,病情稳定后,再治其肝病。

2. 缓则治本　在一些慢性病或急性病恢复期,病情缓和,暂无急重病状的情况下,当治其本。如痰湿蕴肺之咳嗽,痰湿内阻是本,咳嗽是标。此时标病不致于危及生命,故治疗不用单纯止咳法来治标,而应化痰祛湿以治本,本病得愈,咳嗽也自然会消除。

3. 标本同治　也就是标本兼顾。标本同治适用于标病和本病俱急或并重之时。如气虚血瘀中风病人,气虚无力推动血行是本,瘀血阻滞经脉是标。此时标本俱急,须以补气药与活血化瘀药同时并用,这就是标本同治。可见根据病情的需要,标本同治,不但并行不悖,更可相得益彰。

 病例分析

产妇,32 岁。孕 38 周后产钳助产分娩,系第一胎。产妇产时产后流血过多,突然面色苍白,心悸烦闷,四肢厥冷,冷汗淋漓,舌淡无苔,脉微欲绝。

请问:1. 产妇最可能的诊断是什么?

　　　2. 治疗的原则是什么?

（二）正治与反治

1. 正治 就是逆着疾病证候性质而治的一种治疗原则,故又称"逆治"。如针对具有"大热、大渴、大汗、脉洪大"等临床表现的实热证病人,应用寒凉性的药物来治疗,即为"逆治"。正治是临床最常用的一种治疗原则(表7-1)。

表 7-1　正治法

原则	正治			
治法	寒者热之	热者寒之	虚者补之	实者泻之
适应证	寒证	热证	虚证	实证

临床应用:适用于疾病的临床表现(现象)和证候性质(本质)相一致的病证。正治法有"寒者热之,热者寒之,虚则补之,实则泻之"等法。

2. 反治 是指顺从疾病假象而治的一种治疗法则,又称"从治",即采用方药或措施的性质顺从疾病的假象而治。如疾病发展过程的一定阶段,临床表现出寒的假象(实质是热),反用寒药治疗。究其实质,仍是在治病求本法则指导下,针对疾病的本质而进行治疗的方法(表7-2)。

表 7-2　反治法

原则	反治			
治法	热因热用	寒因寒用	塞因塞用	通因通用
适应证	真寒假热证	真热假寒证	真虚假实证	真实假虚证

临床应用:适用于疾病的征象与本质不完全一致的病证。反治法主要有"热因热用、寒因寒用、塞因塞用、通因通用"等法。

正治与反治相同之处,都是针对疾病的本质而治,属于治病求本的范畴;不同之处在于,正治适用于病变本质与其外在表现相一致的病证,而反治则适用于病变本质与临床征象不完全一致的病证。

二、扶 正 祛 邪

疾病的过程就是正邪斗争的过程。正能胜邪,则病轻而逐渐向愈;邪胜于正,则病重而渐趋恶化。因此,治疗疾病,应扶助正气,祛除邪气,改变正邪双方的力量对比,使疾病向痊愈的方向转化。

（一）扶正祛邪的概念

扶正：即扶助正气，增强体质，提高机体的抗邪及康复能力的一种治则。其适用于各种虚证，即所谓"虚则补之。"益气、养血、滋阴、温阳、填精等均是在扶正治则下确立的具体治疗方法。

祛邪：即祛除邪气，排除及削弱病邪损害的一种治疗原则。其适用于各种实证，即所谓"实则泻之"。发汗、涌吐、攻下、消导、化痰、活血、散寒、清热、祛湿等，均是在祛邪治则下确立的具体治疗方法。

（二）扶正祛邪的应用

扶正和祛邪是相互联系的两个方面，扶正是为了祛邪，通过增强正气的方法，祛邪外出，从而恢复健康，即所谓"正复邪自去"。祛邪是为了扶正，消除致病因素的损害而达到保护正气，恢复健康的目的，即所谓"邪去正自安"。一般情况下，扶正用于虚证，祛邪用于实证，若属虚实错杂证，则应扶正祛邪并用，但这种兼顾并不是扶正与祛邪各半，乃是要分清虚实的主次缓急，以决定扶正祛邪的主次和先后。总之，应以"扶正不致留邪，祛邪不致伤正"为原则。临床运用扶正祛邪这一原则，要细致地观察邪正消长的情况，根据正邪双方在疾病过程中所处的不同地位，分清主次和先后，灵活地运用。具体情况如下：

1. 扶正　适用于以正气虚为主要矛盾，而邪气也不盛的虚证。如气虚、阳虚证，宜采取益气、补阳法治疗；阴虚、血虚证，宜采取滋阴、养血法治疗。

2. 祛邪　适用于以邪实为主要矛盾，而正气也未衰的实证。临床上常用的汗法、吐法、下法、清热、利湿、消导、行气、活血等法，都是在这一原则指导下，根据邪气的不同情况制订的。

3. 先祛邪后扶正　即先攻后补。其适用于邪盛正虚，而正气尚能耐攻的虚实错杂证。此时扶正反会留邪，故宜先祛邪而后扶正。如瘀血所致的崩漏证，因瘀血不去，出血不止，故应先活血化瘀，然后再行补血。

4. 先扶正后祛邪　即先补后攻。其适应于正虚为主，机体不能耐受攻伐的虚实错杂证。此时兼顾祛邪反会更伤正气，故当先扶正以助正气，正气能耐受攻伐时再予以祛邪。如臌胀病，当正气虚衰为矛盾的主要方面，正气虚不耐攻伐时，必须先扶正，待正气适当恢复，能耐受攻伐时再泻其邪，才不致发生意外事故。

5. 扶正与祛邪并用　即攻补兼施。其适用于不能单纯祛邪或单纯扶正的虚实错杂证。此时单祛邪会伤正，单扶正会留邪。由于虚实有主次之分，因而攻补同用时亦有主次之别。一是扶正兼祛邪，即扶正为主，辅以祛邪，适用于以正虚为主的虚实错杂证；一是祛邪兼扶正，即祛邪为主，辅以扶正，适用于以邪实为主的虚实错杂证。例如气虚感冒，如以气虚为主，单补正易恋邪，则应以补气为主兼解表；若以邪实为主，单攻邪易伤正，此时治当以祛邪为主兼扶正。

三、调 整 阴 阳

所谓调整阴阳,是针对机体阴阳偏盛偏衰的病理状态,采取损其有余、补其不足的方法,使阴阳恢复于相对平衡的状态。

临床应用包括损其有余和补其不足两个方面。

(一) 损其有余

损其有余,又称损其偏盛,是指阴或阳其中一方偏盛有余的病证,应当用"实则泻之"的方法来治疗。

1. 损其阳盛　适用于"阳盛则热"的实热证,应用清泻热邪,"治热以寒"的方法治疗,即"热者寒之"。

2. 损其阴盛　适用于"阴盛则寒"的实寒证,应用温散寒邪,"治寒以热"的方法治疗,即"寒者热之"。

(二) 补其不足

补其不足是指对于阴阳偏衰的病证,采用"虚则补之"的方法予以治疗。针对阴虚、阳虚、阴阳两虚之分,其治当有滋阴、补阳、阴阳双补之别。

1. 阳病治阴,阴病治阳　阳病治阴适用于阴虚之证,阴病治阳适用于阳虚之证。"阴虚则热"的虚热证,采用"阳病治阴"的方法,滋阴以制阳亢,即"壮水之主,以制阳光"。"阳虚则寒"的虚寒证,采用"阴病治阳"的方法,扶阳以抑阴,即"益火之源,以消阴翳"。阴虚者补阴,阳虚者补阳,以平为期。

2. 阳中求阴,阴中求阳　根据阴阳互根互用的理论,临床上治疗阴虚证时,在滋阴剂中适当佐以补阳药,即"阳中求阴"。当治疗阳虚证时,在助阳剂中,适当佐以滋阴药,即"阴中求阳"。即所谓"善补阳者,必于阴中求阳,则阳得阴助而生化无穷;善补阴者,必于阳中求阴,则阴得阳升而泉源不竭"。故临床上治疗血虚证时,在补血剂中常佐以补气药;治疗气虚证时,在补气剂中也常佐以补血药(表 7-3)。

表 7-3　调整阴阳示意图

调整阴阳				
损其有余		补其不足		
热者寒之	寒者热之	滋阴	补阳	阴阳双补

3. 阴阳双补　由于阴阳是互根的,所以阴损可及阳,阳损可及阴,从而出现阴阳两虚的证候,治疗时当阴阳双补。

四、调 理 气 血

调理气血包括调气、调血和调理气血关系三个方面。

(一)调气

调气包括补气和调理气机两个方面。

1. 补气　适用于气虚证。由于人体气的生成,源于肾所化生的先天之气,脾胃运化的水谷精微之气,以及由肺吸入的自然界清气。因此,补气多为补益肺、脾胃、肾等脏腑,且以调补脾胃为重点。

2. 调理气机　适用于气机失调的病证。气机失调的病证主要有气滞、气逆、气陷、气闭、气脱等。治疗时气滞者宜行气,气逆者宜降气,气陷者宜补气升气,气闭者宜顺气开窍通闭,气脱者则宜益气固脱。

(二)调血

调血包括补血和调理血运两个方面。

1. 补血　适用于血虚证。由于血源于水谷精微,与脾、胃、心、肝、肾等脏腑的功能密切相关。因此补血时,应注意同时调治这些脏腑的功能,其中又因"脾胃为后天之本,气血生化之源",故尤为重视对脾胃的补养。

2. 调理血运　血运失常的病变主要有血瘀、出血等。血瘀者宜活血化瘀,如血寒者宜温经散寒行血,气滞者宜理气行血;出血者宜止血,且须根据出血的不同病机而施以清热、补气、活血等法。

(三)调理气血关系

由于气血之间有着密切的关系,故病理上常相互影响,而有气病及血或血病及气的病变,结果是气血同病,故需调理两者的关系。

1. 气病及血的调理方法　气虚生血不足而致血虚者,宜补气为主,辅以补血,或气血双补;气虚行血无力而致血瘀者,宜补气为主,辅以活血化瘀;气滞致血瘀者,宜行气为主,辅以活血化瘀;气虚不能摄血者,宜补气为主,辅以收涩或温经止血。

2. 血病及气的调理方法　血虚不足以养气,可致气虚,宜补血为主,辅以益气;但气随血脱者,应先益气固脱以止血,待病势缓和后再进补血之品。

五、因时、因地、因人制宜

疾病的发生、发展与转归,受多方面因素的影响。如气候变化、地理环境、个体的体质差异等,均对疾病有一定的影响,因此治疗疾病时,必须把这些因素考虑进去,具体情况具体分析,区别对待,以采取适宜的治疗方法。

（一）因时制宜

根据整体观念，人体的生理功能、病理变化必然受到季节气候的影响。这种根据不同季节气候的特点来考虑治疗用药的原则，就是因时制宜。

例如：夏季炎热，机体当此阳盛之时，腠理疏松开泄，则易于汗出，即使感受风寒而致病，也应注意慎用麻黄、桂枝等发汗力强的辛温发散之品，以免开泄太过，耗伤气阴。至于寒冬时节，人体阴盛而阳气内敛，腠理致密，同是感受风寒，则辛温发表之剂用之无碍；但此时若病热证，也当慎用黄芩、黄连等寒凉之品，以防苦寒伤阳。即如《素问·六元正纪大论》所说："用寒远寒，用凉远凉，用温远温，用热远热，食宜同法。"即用寒凉方药及食物时，当避其气候之寒凉；用温热方药及食物时，当避其气候之温热。

（二）因地制宜

根据整体观念，人体的生理功能、病理变化也必然受到地理环境的影响。这种根据地理环境的特点来考虑治疗用药的原则，就叫因地制宜。

例如：我国东南一带，气候温暖，人们腠理较疏松，即使外感风寒，也要少用麻黄、桂枝等温性较大的解表药，而多用荆芥、防风等温性较小的药物，且分量宜轻。而西北地区，气候寒燥，阳气内敛，人们腠理闭塞，若感邪则以风寒居多，以麻黄、桂枝之类辛温解表多见，且分量也较重。

（三）因人制宜

根据病人年龄、性别、体质、生活习惯等不同特点，来考虑治疗用药的原则，叫作因人制宜。

1. 年龄　年龄不同，则生理功能、病理反应各异，治宜区别对待。如小儿生机旺盛，但脏腑娇嫩，气血未充，发病则易寒易热，易虚易实，病情变化较快。因而，治疗小儿疾病，药量宜轻，疗程宜短，忌用峻剂。青壮年则气血旺盛，脏腑充实，发病则由于邪正相争剧烈而多表现为实证，可侧重于攻邪泻实，药量亦可稍重。而老年人气血日衰，脏腑功能衰减，病多表现为虚证，或虚中夹实，因而，多用补虚之法，或攻补兼施，用药量应比青壮年少，中病即止。

2. 性别　男女性别不同，各有其生理特点。特别是女性有经、带、胎、产的生理、病理变化，治疗用药尤须加以考虑。如妊娠期，禁用或慎用峻下、破血、滑利、走窜伤胎药物，产后应考虑气血亏虚及恶露情况等多虚多瘀的特点。

3. 体质　因先天禀赋予后天生活环境的不同，个体体质存在着差异。一方面不同体质有着不同的病邪易感性，另一方面，患病之后，由于机体的体质差异与反应性不同，病证就有寒热虚实之别，因而治法方药也应有所不同。例如：偏阳盛或阴虚之体，当慎用温热之剂；偏阴盛或阳虚之体，则当慎用寒凉之品。体质壮实者，攻伐之药量可稍重；体质偏弱者，攻伐之药量可稍轻，且多配伍补益之药。

因时、因地、因人制宜的治疗原则,充分体现了中医治疗疾病时的整体观念和辨证论治思想,要求在实际应用中,原则性和灵活性相结合,必须全面地看问题,具体情况具体分析。

本章小结

中医学重视养生,以此提高生活的质量。中医养生的方法很多,主要包括顺应环境和形神共养等。

中医学强调预防为主,主张在未病之前调摄精神、锻炼身体、饮食有节、起居有常,并适当预防投药,还有防止病邪的侵袭;而在既病之后,则应防其传变,及时地控制疾病的发展,进行有效的治疗。

中医学的治疗原则,包括治病求本、扶正祛邪、调整阴阳、调理气血,以及因时、因地、因人制宜等几方面,其目的在于从复杂多变的疾病现象中,审证求因、审因论治,采取相应的治疗措施,以解决疾病的主要矛盾,从而恢复机体的动态平衡状态。

(王玉华)

目标测试

选择题

A 型题

1. 大出血的病人,治疗原则应是
   A. 标本同治　　　　　B. 先本后标　　　　　C. 先标后本
   D. 固本治标　　　　　E. 扶正祛邪

2. 扶正祛邪的基本原则是
   A. 先扶正后祛邪　　　　　B. 先祛邪后扶正
   C. 扶正不留邪,祛邪不伤正　　D. 扶正与祛邪并用
   E. 以扶正为主兼以祛邪

3. 阳盛之体,慎用温热,其理论根据是
   A. 因人制宜　　　　　B. 因时制宜　　　　　C. 因地制宜
   D. 治病求本　　　　　E. 祛除邪气

4. "见肝之病,知肝传脾,当先实脾",此属于
   A. 因人制宜　　　　　B. 因地制宜　　　　　C. 因时制宜
   D. 既病防变　　　　　E. 未病先防

5. "益火之源,以消阴翳"的治法最适用于
   A. 阴盛则寒之证　　　　B. 阳虚则寒之证　　　　C. 阴盛伤阳之证

D. 阴损及阳之证　　　　　E. 湿热内盛

6. 不属于反治法范畴的是

    A. 塞因塞用　　　　　B. 寒因寒用　　　　　C. 热因热用

    D. 热者寒之　　　　　E. 通因通用

7. 在寒冷的季节里应慎用寒性药物,此用药戒律称为

    A. 热因热用　　　　　B. 寒因寒用　　　　　C. 寒者热之

    D. 用寒远寒　　　　　E. 用热远热

8. 就病变过程中矛盾主次关系言之,其标本划分,错误的是

    A. 正气为本,邪气为标　　　　　B. 症状为本,病因为标

    C. 先病为本,后病为标　　　　　D. 原发病为本,继发病为标

    E. 脏腑病为本,肌表经络病为标

9. 素体气虚,反复感冒,治之以益气解表,属于

    A. 标急则先治其标　　　　　B. 本急则先治其本　　　　　C. 标缓则先治其本

    D. 本缓则先治其标　　　　　E. 标本兼治

10. "阳病治阴"之"治阴",系指

    A. 温散阴寒　　　　　B. 发表散寒　　　　　C. 滋阴制阳

    D. 扶阳消阴　　　　　E. 阴阳并补

11. 属于正治法的是

    A. 塞因塞用　　　　　B. 寒因寒用　　　　　C. 热因热用

    D. 热者寒之　　　　　E. 用寒远寒

12. 脾虚运化无力导致的腹胀,治疗应选用

    A. 塞因塞用　　　　　B. 寒因寒用　　　　　C. 通因通用

    D. 热者寒之　　　　　E. 寒者热之

B1 型题

(13 ~ 15 题共用备选答案)

    A. 热者寒之　　　　　B. 寒者热之　　　　　C. 热因热用

    D. 塞因塞用　　　　　E. 通因通用

13. 用消导积滞的方法治疗腹泻病证,其治则当属

14. 用温热性质的方药治疗寒证,其治则当属

15. 用温热性质的方药治疗阴盛格阳证,其治则当属

(16 ~ 18 题共用备选答案)

    A. 治病求本　　　　　B. 未病先防　　　　　C. 既病防变

    D. 因地制宜　　　　　E. 因时制宜

16. 调摄精神属于

17. 先安未受邪之地属于

18. 反治属于

(19题和20题共用备选答案)

    A. 正治   B. 反治   C. 塞因塞用

    D. 寒因寒用   E. 热因热用

19. 逆其证候性质而治的原则,属于

20. 用热性药物治疗具有假热症状的病证,属于

第八章 | 方药基础知识

08章 数字内容

学习目标

1. 掌握中药的性能与禁忌；掌握方剂的配伍原则。
2. 熟悉方药的功用与方剂的组成、方解、主治。
3. 了解方剂的剂型、组成变化。

第一节 中 药

一、中药的来源

中药的来源有植物、动物和矿物。以植物占绝大多数，使用也更普遍，古代把药学称为"本草"。

我国幅员辽阔，地跨寒、温、热三带，药材资源丰富，仅药典所载，已达 5 000 种以上。由于社会进步和中医药的发展，药物需求量日益增加，药物的来源已逐渐从自然生长发展到人工栽培或驯养，也产生了一定数量的加工制品。此外，许多民间草药也已被证实有很好的治疗效果，从而大大地丰富了中药的来源。

二、中药的性能

性能，是指药物的性质和作用，主要包括四气五味、升降浮沉、归经及毒性等内容。

（一）四气五味

四气五味，就是药物的性味，"四气"又称为"四性"。

1. 四气　即寒、热、温、凉四种药性，它是从药物作用于人体所发生的反应概括出来的。能治疗寒凉病证的药物多属温热性质,能治疗温热性病证的药物多属于寒凉性药物。寒凉药与温热药是两种相反的药性,而寒与凉、温与热之间,仅是程度上的差异,温次于热,凉次于寒。还有一些药物寒热属性不甚明显,性质平和,称为"平性"药。虽为平性,但也有微寒、微温的差异,仍未越出四气范围。

2. 五味　即辛、甘、酸、苦、咸五种不同的滋味。药味不同,则作用不同。

(1) 辛:"能散、能行",具有发散、行气、行血的作用。如解表药、理气药、活血药。

(2) 甘:"能补、能和、能缓",具有补益、调和、缓急的作用。如补益药、调和药、止痛药。

(3) 酸:"能收、能涩",具有收敛、固涩作用。如收敛固涩药。

(4) 苦:"能泄、能燥",具有泻火、燥湿、下降的作用。如清热泻火药、清热燥湿药等。

(5) 咸:"能下、能软",具有软坚、散结、泻下作用。如泻下药、软坚散结药等。

此外还有淡味和涩味。淡味药,"能渗、能利",具有渗湿利尿作用,淡附于甘。涩味药与酸味药作用基本相同,所以习惯上仍称"五味"。

(二)升降浮沉

升降浮沉是指药物作用于机体后的四种趋势而言。升,升提举陷;降,下降、降逆;浮,轻浮、发散,趋向于表;沉,即沉降,下行泄利,趋向于里。升浮药物主向上、向外,沉降药主向下、向内等作用。

一般地讲,气属温热,味属辛、甘的药物,多为升浮之品;气属寒凉,味属酸、苦、咸的药物,多为沉降之品。质地轻的花叶类药物大多升浮,质重的药物大多沉降,但亦有少数例外,如古代就有"诸花皆升,旋覆独降""诸子皆降,蔓荆独升"的论述。

用药时,病位在上、在表的,宜用升浮药;病势下陷者,宜升不宜降;病位在下的,宜用沉降药;病势上逆者,宜降不宜升。

(三)归经

药物对某经(脏腑或经络)或某几经发生明显的作用,而对其他经作用少或无作用,把这种选择性作用称归经。

(四)毒性

中药的毒性可分为三级,大毒、有毒、小毒。中毒原因主要有剂量过大、服用太久、炮制不当、配伍失误、制剂不妥、外用失控、误食误用等。

三、中药的炮制

炮制是指药物在应用前或制成各种剂型之前必要的加工过程。炮制目的大致可归纳为以下几点:

1. 消除或降低药物的毒副作用　如半夏、生南星有毒,用生姜、明矾腌制,可解除毒性;巴豆、续随子泻下作用剧烈,宜去油取霜用。

2. 增强疗效　有些药物炮制后,可增加有效成分的溶出和含量,或产生新的有效成分,使药效增强。一般植物药物的切片,矿物、贝壳的火煅粉碎处理,均可使有效成分易于溶出。

3. 改变药物的性能,使之更能适合病情需要　如地黄生用凉血,制成熟地黄则以补血见长;何首乌生用能泻下通便,制熟后则补肝肾、益精血。

4. 便于贮藏　如有些药在贮藏前要进行烘焙、炒干等处理,使其不易霉变、腐烂。

5. 便于服用　炮制可矫味矫臭,消除有些海产品及动物类药物的腥臭味;清洁药物,清除泥沙杂质和非药用部分,使服用量准确。

中药炮制的方法很多,常用的有修制法(纯净、粉碎、切制)、水制(漂洗、焖润、浸泡、喷洒、水飞)、火制(炒、炮、煨、炙、烫、煅、燎、烘)、水火合制(蒸、煮、淬、炖)及其他制法(发芽、制霜、发酵、药拌)等方法。

四、中药的用法

中药的用法包括配伍、剂量及禁忌等内容。

(一) 配伍

配伍,就是根据病情需要和药物性能,有选择地将两种或两种以上的药物配合在一起使用。前人把单味药的应用和药物的配伍归纳为用药"七情"。

1. 单行　指用单味药治疗疾病。有药力专一、简便廉验等优点,如清金散用黄芩治疗肺热咳嗽。

2. 相须　将性能、功效类似的药物配合使用,以增强药物疗效。如大黄与芒硝配合,能增强其攻下泻热的功效。

3. 相使　就是以一种药物为主药,配伍其他药物以提高主药的功效,配伍药物的性味功效不一定相同。如治疗脾虚水肿,用黄芪为主药,配伍茯苓,可以增强益气健脾利水作用。

4. 相畏　即一种药物的毒性或副作用能被另一种药物减轻或消除。如半夏、生南星的毒性,可以用生姜消除。

5. 相杀　即一种药物能减轻或消除另一种药物的毒性或副作用。如绿豆可杀巴豆毒。相畏、相杀实际上是同一种配伍关系的两种提法。

6. 相恶　两种药物合用,能相互牵制而使作用降低甚至丧失药效。如生姜恶黄芩,人参恶莱菔子。

7. 相反　即两种药物合用,可发生剧烈的不良反应。如"十八反""十九畏"中的若干药物。

除单行之外,相须、相使在临床应用最为广泛,有利于提高药效;相杀、相畏是应用毒性药物时考虑的配伍关系;相恶、相反一般为临床禁忌。

（二）剂量

用药量,称为剂量。剂量大小,应根据药物的性质、疾病的轻重、病人体质强弱,以及药物配伍等情况决定。

（三）用药禁忌

用药禁忌主要有以下几个方面:

1. 配伍禁忌　是指某些药物配伍使用,会产生或增强毒副作用,或破坏和降低原药物的药效,应当避免。其主要是用药"七情"中"相恶""相反"的内容。

古人概括为"十八反"和"十九畏"。十八反是甘草反海藻、大戟、甘遂、芫花;乌头反半夏、瓜蒌、贝母、白蔹、白及;藜芦反人参、沙参、丹参、玄参、细辛、芍药。十九畏是硫黄畏朴硝,水银畏砒霜,狼毒畏密陀僧,巴豆畏牵牛,丁香畏郁金,川乌、草乌畏犀牛角,牙硝畏三棱,官桂畏石脂,人参畏五灵脂。

2. 妊娠禁忌　指对妊娠母体或胎儿有损害作用,干扰正常妊娠的药物。其主要有禁用毒性强、药性猛烈的药物,慎用通经活血、行气破滞及辛热药物等。

3. 服药禁忌　指服药期间的饮食禁忌,俗称"忌口"。古代文献中曾有记载,如常山忌葱、人参忌萝卜、茯苓忌醋、薄荷忌鳖肉等服药禁忌。在服药期间忌食生冷、黏腻、腥臭等不易消化及刺激性食物,高热病人还应忌油腻等饮食禁忌。温热病忌食辛辣油腻煎炸之品,寒凉证忌食生冷寒凉之品。

五、常用中药简表

（一）解表药

常见解表药见表 8-1、表 8-2。

表 8-1　发散风寒药

药名	性味	功效	应用	用量/g
麻黄	辛微苦温	发汗解表,平喘,利水	外感风寒咳喘;风水;风湿	2～10
桂枝	辛甘温	发汗解表,温经通络	外感风寒;风湿;痛经;胸痹	3～10
荆芥	辛温	祛风解表,透疹,止血	感冒;疹出不透;失血	3～10
防风	辛甘微温	祛风解表,除湿,止痉	感冒;风寒湿痹;破伤风	3～10
羌活	辛苦温	散寒解表,除湿止痛	外感风寒;风寒湿痹	3～10
细辛	辛温	祛风散寒止痛,温肺化饮,宣通鼻窍	外感风寒;头痛牙痛;肺寒咳喘,鼻渊	2～5
白芷	辛温	祛风解表,化湿止带,排脓	风寒感冒;鼻渊;带下;疮疡肿痛	3～10
生姜	辛微温	散寒解表,温中止呕	风寒感冒;胃寒呕吐;虚寒腹痛	3～10

表 8-2　发散风热药

药名	性味	功效	应用	用量/g
菊花	辛甘苦微寒	疏散风热,解毒明目	外感风热;肝热目赤;头痛;疔疮	10～15
薄荷	辛凉	疏散风热,透疹,利咽喉	外感风热;咽喉肿痛;疹出不透	3～6
葛根	甘辛凉	发表解肌,透疹,生津	感冒头项痛;泄泻;消渴;疹出不畅	10～15
柴胡	苦辛微寒	和解退热,疏肝,升阳	寒热往来;肝气郁结;内脏下垂	3～10
升麻	辛甘微寒	发表透疹,升阳,解毒	风热感冒;内脏下垂;疮疡;牙痛	3～6
桑叶	苦甘寒	疏风清热,清肝明目	外感风热;头痛咳嗽;目赤肿痛	6～10
淡豆豉	辛甘微苦寒	解表,除烦	风热感冒;热病后虚烦	10～15

(二) 清热药

常见清热药见表 8-3 至表 8-7。

表 8-3　清热泻火药

药名	性味	功效	应用	用量/g
石膏	辛甘大寒	清热泻火,除烦止渴,生肌	气分实热证;肺热咳喘;疮疡	15～60
知母	苦甘寒	清热泻火,滋阴润燥	温病高热;阴虚发热;消渴	6～12
栀子	苦寒	清热泻火,利湿除烦,止血	三焦火;烦躁;黄疸;衄血、吐血	3～10
天花粉	甘微苦寒	清热泻火,生津止渴,消肿排脓	肺热病烦渴;肺热燥咳;痈肿疮疡	9～15
淡竹叶	甘淡寒	清热除烦,生津利尿	热病烦躁;口舌生疮	9～15
芦根	甘寒	清热生津,除烦止呕	肺热咳嗽;胃热呕吐;尿赤	15～30

表 8-4　清热燥湿药

药名	性味	功效	应用	用量/g
黄芩	苦寒	清热燥湿,解毒,止血,安胎	痢疾;黄疸;肺热咳嗽;胎动不安;血热妄行	3～10

药名	性味	功效	应用	用量/g
黄连	苦寒	清热燥湿,泻火解毒	高热神昏;痢疾;疮痈;胃热呕吐	1~5
黄柏	苦寒	清热燥湿,解毒,退虚热	湿热痢疾;带下;阴虚发热;湿疹	5~10
龙胆草	苦寒	清热燥湿,泻肝火	肝经热证;黄疸;湿疹;带下	3~6
苦参	苦寒	清热燥湿,杀虫止痒	湿热痢疾;湿疹;疮疡;带下;瘙痒	3~10

表 8-5　清热解毒药

药名	性味	功效	应用	用量/g
金银花	甘寒	清热解毒,凉血止痢	外感风热;暑热;热毒疮疡;痢疾	10~15
连翘	苦微寒	清热解毒,消痈散结	外感风热;热陷心包;痈疮疖肿	6~15
板蓝根	苦寒	清热解毒,凉血,利咽	温病发热;斑疹;痈肿疮毒	10~15
蒲公英	苦甘寒	清热解毒,利湿	热毒;乳痈;肠痈;黄疸	10~15
穿心莲	苦寒	清热解毒,燥湿消肿	肺热咳嗽;咽痛;痢疾;热淋	3~6
野菊花	苦辛微寒	清热解毒	痈疽疔疖;咽喉肿痛;目赤肿痛	10~15
白头翁	苦寒	清热解毒,凉血止痢	热毒血痢	6~15
山豆根	苦寒	清热解毒,利咽消肿	咽喉肿痛;肿瘤;湿热黄疸	6~10
紫花地丁	苦辛寒	清热解毒,消痈散结	痈肿丹毒;目赤肿痛;毒蛇咬伤	15~30
败酱草	辛苦微寒	清热解毒,祛瘀止痛,排脓	肺痈;肠痈;热滞血瘀胸腹痛	6~15
天葵子	甘苦寒	清热解毒,消肿散结	痈肿疔疮;乳痈;瘰疬;蛇虫咬伤	10~15
红藤	苦平	清热解毒,活血止痛	肠痈;痛经;跌打损伤	15~30
漏芦	苦寒	清热解毒,消肿,下乳	乳痈疮肿;乳汁不下	10~15
虎杖	微苦微凉	清热解毒,利湿退黄,散瘀止痛,止咳化痰	黄疸;烫伤;跌打损伤;肺热咳嗽	15~30

表 8-6　清热凉血药

药名	性味	功效	应用	用量/g
生地黄	甘苦寒	清热凉血,养阴生津	血热妄行;消渴;阴虚内热	10 ~ 30
玄参	甘苦咸寒	清热养阴,解毒散结	温病热入营分;阴虚咯血;瘰疬;痰核	10 ~ 20
牡丹皮	苦辛微寒	清热凉血,祛瘀止痛	热病斑疹;吐衄;痛经;癥瘕	6 ~ 12
赤芍	苦微寒	清热凉血,活血散瘀	血热妄行;血瘀经闭;疮痈;跌打损伤	6 ~ 10
紫草	甘寒	凉血活血,解毒透疹	疹透不畅;疮痈疖肿;烫伤	3 ~ 10

表 8-7　清虚热药

药名	性味	功效	应用	用量/g
地骨皮	甘淡寒	凉血退蒸,清泄肺热	阴虚发热;血热妄行;肺热咳嗽	6 ~ 12
青蒿	苦寒	清热,解暑,截疟	伤暑;阴虚发热;疟疾	3 ~ 10
银柴胡	甘微寒	退虚热,清疳热	阴虚发热;盗汗;小儿疳积	3 ~ 10

(三) 化痰止咳平喘药

常见化痰止咳平喘药见表 8-8 至表 8-10。

表 8-8　温化寒痰药

药名	性味	功效	应用	用量/g
半夏	辛苦温	燥湿化痰,降逆止呕,消痞散结	咳嗽气逆;寒饮呕吐;梅核气、瘿瘤	5 ~ 10
天南星	苦辛温	燥湿化痰,祛风止痉	顽痰;咳嗽;风痰眩晕;肿瘤	5 ~ 10
白附子	辛甘大温	燥湿化痰,祛风止痉	风痰壅盛;瘰疬	3 ~ 5
旋覆花	苦辛咸微温	消痰行水,降气止呕	寒痰咳喘;噫气;呕吐	3 ~ 10
皂荚	辛温	祛痰,开窍	顽痰咳喘;猝然昏厥	1.5 ~ 5

表 8-9　清热化痰药

药名	性味	功效	应用	用量/g
桔梗	苦辛平	宣肺祛痰,利咽,排脓	咳嗽痰多;咽喉肿痛;肺痈	6 ~ 10
贝母	苦甘微寒	化痰止咳,清热散结	咳嗽痰多;久咳阴虚;瘰疬;痰核	6 ~ 10
前胡	苦辛微寒	降气祛痰,宣散风热	咳喘痰稠;胸闷气喘;痰浊头痛	6 ~ 10
瓜蒌	甘寒	清肺化痰,利气润燥	肺热咳嗽;胸痹;肺痈;便秘	12 ~ 30
竹茹	甘微寒	清热化痰,除烦止呕	痰热咳嗽;胃热呕吐;烦躁	6 ~ 10
枇杷叶	苦微寒	化痰止咳,和胃降逆	风热咳嗽;胃热呕吐	9 ~ 12
海藻	苦咸寒	清热化痰,软坚,利水	瘿瘤;瘰疬;脚气病;水肿	10 ~ 15
昆布	咸寒	清热化痰,软坚,利水	瘿瘤;瘰疬	6 ~ 12

表 8-10　止咳平喘药

药名	性味	功效	应用	用量/g
杏仁	苦微温	止咳平喘,润肠通便	咳喘;肠燥便秘	3 ~ 9
百部	苦甘平	润肺止咳,灭虱杀虫	咳嗽;肺痨;头虱;体虱	5 ~ 15
紫菀	苦甘微温	润肺化痰止咳	肺虚咳嗽;痰多咳嗽	6 ~ 9
款冬花	辛温	润肺平喘,止咳化痰	咳嗽;气喘	6 ~ 9
桑白皮	甘寒	泻肺平喘,利尿消肿	肺热咳嗽,痰多喘急;水肿	6 ~ 15
紫苏子	辛温	止咳平喘,润肠通便	痰壅气逆、咳喘;胸膈胀闷;便秘	5 ~ 10

(四) 芳香化湿药

常见芳香化湿药见表 8-11。

表 8-11　芳香化湿药

药名	性味	功效	应用	用量/g
藿香	辛微温	芳香化湿,止呕,解暑	湿浊内阻;脾胃气滞;呕吐;中暑	6 ~ 12
砂仁	辛温	化湿行气,温脾,安胎	湿浊内阻;脾胃虚弱;妊娠呕吐;胎动不安	5 ~ 10
苍术	辛苦温	燥湿健脾,祛风除湿	湿困脾胃;外感风寒;湿痹;夜盲	6 ~ 9
厚朴	辛苦温	行气燥湿,降逆平喘	湿阻中焦;胸闷咳喘	3 ~ 9
石菖蒲	辛温	芳香化湿,开窍宁神	湿阻中焦;痰迷心窍;失眠;癫痫	3 ~ 9
草果	辛温	温中燥湿,除痰截疟	湿阻中焦;疟疾	3 ~ 6

(五) 消导药

常见消导药见表 8-12。

表 8-12　消导药

药名	性味	功效	应用	用量/g
鸡内金	甘平	消食积,止遗尿,化结石	食积不化;结石;遗尿;遗精	3 ~ 9
麦芽	甘平	消食,回乳	米、面食积;断乳用	10 ~ 15
谷芽	甘平	消食,健脾胃	米、面食积;脾虚纳呆	10 ~ 15
神曲	甘平温	消食健胃	食积不化	6 ~ 15
山楂	酸甘微温	消食健胃,活血化瘀	乳、肉食积;腹泻;产后腹痛	10 ~ 15
菜菔子	辛甘平	消食除胀,祛痰降气	食积气积;咳逆上气	6 ~ 12

(六) 理气药

常见理气药见表 8-13。

表 8-13　理气药

药名	性味	功效	应用	用量/g
枳实	苦辛微温	行气化痰,散结消痞	脾胃气滞;痰浊停滞;腹痛便秘	3 ~ 9
陈皮	辛苦温	理气化痰,降逆止呕	脾胃气滞;痰湿咳嗽;呕吐	3 ~ 9

药名	性味	功效	应用	用量/g
青皮	苦辛温	疏肝破气,消积化滞	肝气郁滞;食积停滞	3～9
木香	苦辛温	行气止痛	脾胃气滞;肝胆湿热	3～9
香附	辛微苦平	疏肝理气,调经止痛	肝气郁结;月经不调;痛经	6～12
延胡索	辛苦温	行气,活血,止痛	气滞、血瘀所致疼痛	3～9
乌药	辛温	行气,散寒,止痛	寒气停滞腹痛;肝郁气逆;肾寒尿频	3～12
川楝子	苦寒	行气止痛,杀虫疗癣	胸胁疼痛;疝痛;蛔虫	3～10

(七) 止血药

常见止血药见表8-14。

表8-14　止血药

药名	性味	功效	应用	用量/g
仙鹤草	苦涩平	收敛止血,解毒,杀虫	各种出血;久痢;滴虫	10～15
白及	苦甘涩寒	收敛止血,消肿生肌	肺、胃出血;疮痈肿毒;疮口不敛	3～10
棕榈炭	苦涩平	收敛止血	衄血;咯血;便血;崩漏	5～15
藕节	甘涩平	收敛止血	各种出血	10～15
三七	甘微苦温	散瘀止血,消肿定痛	血瘀出血;跌打损伤;疮痈	3～10
茜草	苦寒	活血祛瘀,凉血止血	血热出血;血滞经闭	10～15
蒲黄	甘平	止血,活血,利尿	各种出血;血瘀腹痛	3～10
小蓟	苦甘凉	凉血止血,利尿	血热出血;血淋;湿热黄疸	10～15
地榆	苦酸微寒	凉血止血,收敛,消肿止痛	各种出血;疮痈;烧伤	10～15
艾叶	苦辛温	温经止血,散寒止痛	寒湿带下;月经不调;崩漏;胎漏	3～9
苎麻根	甘寒	凉血止血,清热安胎,解毒	血分热证出血;胎动不安;疮痈	10～30
槐花	苦微寒	凉血止血,降压	各种出血证;高血压	10～15
白茅根	甘寒	凉血止血,清热利尿	血热妄行;热淋;水肿;黄疸	15～30
灶心土	辛微温	温中止血,止呕,止泻	脾胃虚寒;呕吐;久泻;脾虚失血	15～30
墨旱莲	甘酸寒	养肾益阴,凉血止血	肝肾阴虚;吐血、衄血;崩漏	9～15

(八) 活血祛瘀药

常见活血祛瘀药见表8-15。

表8-15　活血祛瘀药

药名	性味	功效	应用	用量/g
丹参	苦微寒	活血祛瘀,消肿,安神	瘀血引起月经不调;冠心病;脉管炎;心烦不寐;痈肿	3～15

药名	性味	功效	应用	用量/g
桃仁	辛苦平	活血祛瘀,润肠通便	瘀血;肠痈;肺痈;便秘	6~10
红花	辛微温	活血祛瘀,通经	瘀血引起月经不调;痛经;癥瘕	3~9
牛膝	苦酸平	活血祛瘀,补肝肾,引血下行	血瘀经闭;肾虚腰酸;跌打损伤	6~15
毛冬青	辛苦寒	活血祛瘀,清热解毒	脉管炎;冠心病;烫伤	30~60
川芎	辛温	活血行气,祛风止痛	血瘀气滞;月经不调;头痛;风湿痹证	3~10
穿山甲	咸微寒	通经下乳,散结,排脓	经闭;乳汁不下;痈疽;癥瘕	3~10
五灵脂	苦咸温	散瘀止痛	血瘀疼痛;痛经;产后恶露不下	3~10
血竭	甘咸平	化瘀止痛,生肌敛疮	跌打损伤;溃疡久不收口	1~1.5
乳香	辛苦温	活血止痛,消肿生肌	气滞血瘀之疼痛;溃疡久不收口	3~10
没药	苦平	活血止痛,消肿生肌	经闭;痛经;胃腹痛;跌打损伤	3~10
姜黄	辛苦温	活血行气,通经止痛	气滞血瘀之疼痛;风湿痹痛	3~10
莪术	辛苦温	破血祛瘀,行气止痛	经闭腹痛;气滞;食积;肿瘤	3~15
泽兰	苦辛微温	活血祛瘀,行水消肿	血瘀经闭;包块;腹痛;小便不利	10~15
益母草	辛苦微寒	活血祛瘀,利尿消肿	月经不调;经闭;痛经;小便不利	9~30
郁金	辛苦寒	活血理气止痛,凉血清心	肝气郁滞;瘀血内阻;痛经;癫狂	6~10
王不留行	苦平	活血通经,下乳	痛经;经闭;乳汁不下	6~10

（九）泻下药

常见泻下药见表 8-16 至表 8-18。

表 8-16　攻下药

药名	性味	功效	应用	用量/g
大黄	苦寒	攻积导滞,泻火凉血,逐瘀通经	实热便秘;热甚吐衄;瘀血腹痛;湿热;黄疸	3~12
芒硝	咸苦大寒	软坚泻下,清热泻火	实热便秘;咽痛;口疮;目赤	10~15
番泻叶	甘苦寒	泻热导滞	实热便秘;水肿臌胀	5~9

表 8-17　润下药

药名	性味	功效	应用	用量/g
火麻仁	甘平	润肠通便,滋养补虚	肠燥便秘;血亏津枯便结	10~15
郁李仁	甘苦平	润肠通便,利水消肿	肠燥便秘;水肿	3~12
蜂蜜	甘平	润肠通便,润肺止咳	肠燥便秘;肺燥咳嗽	15~30

表 8-18　逐水药

药名	性味	功效	应用	用量/g
甘遂	苦寒	泻水逐饮,消肿散结	胸腹积水;热结便秘	0.5 ~ 1
大戟	苦寒	泻水逐饮,消肿	胸腹积水;痰饮;疮肿;瘰疬	1.5 ~ 3
芫花	辛苦温	泻水逐饮,祛痰止咳	胸胁积水,痰饮咳嗽;冻疮	1.5 ~ 3

(十) 驱虫药

常见驱虫药见表 8-19。

表 8-19　驱虫药

药名	性味	功效	应用	用量/g
苦楝皮	苦寒	杀虫,疗癣	蛔虫;滴虫	3 ~ 9
使君子	甘温	杀虫消积	蛔虫;蛲虫	3 ~ 9
槟榔	辛苦温	杀虫消积,行气利水	绦虫;姜片虫;食积气滞	6 ~ 15
南瓜子	甘温	杀虫	绦虫;血吸虫	60 ~ 120

(十一) 开窍药

常见开窍药见表 8-20。

表 8-20　开窍药

药名	性味	功效	应用	用量/g
麝香	辛温	开窍辟秽,活血散结,催产下胎	邪入心包;痰厥;瘀血;气厥;疮疡肿毒;死胎不下	0.03 ~ 0.15
冰片	辛苦微寒	开窍醒神,清热止痛	热入心包;中风;惊痫;疮疡肿痛	0.03 ~ 0.1
苏合香	辛温	开窍辟秽	中风痰厥;胸腹冷痛;闭塞	0.3 ~ 1

(十二) 温里药

常见温里药见表 8-21。

表 8-21　温里药

药名	性味	功效	应用	用量/g
附子	辛甘大热	回阳救逆,祛寒止痛	亡阳厥逆;脾肾阳虚;内寒湿痹	3 ~ 15
肉桂	辛甘大热	温中补阳,散寒止痛	肾阳不足;寒痹;脾胃虚寒	2 ~ 5
干姜	辛热	温中祛寒,回阳通脉	亡阳厥逆;肺寒咳嗽;脾胃虚寒	3 ~ 9
吴茱萸	辛苦热	温中止痛,降逆止呕	胃寒呕吐;肝郁气滞;脾肾虚冷	2 ~ 5
川乌、草乌	辛苦温	祛风湿,散寒止痛	寒湿痹痛;心腹冷痛;头痛	3 ~ 9

(十三) 平肝息风药

常见平肝息风药见表 8-22。

表 8-22　平肝息风药

药名	性味	功效	应用	用量/g
羚羊角	咸寒	平肝息风,清肝明目	肝阳上亢;温病神昏;惊痫	1 ～ 3
天麻	甘平	平肝息风,通络止痛	肝风头痛;惊痫抽搐;痹证	3 ～ 9
钩藤	甘微寒	息风止痉,清热平肝	惊痫抽搐;肝阳头晕、头痛	10 ～ 15
僵蚕	咸辛平	息风止痉,化痰止痛	痰热惊痫、抽搐;风热头痛、目赤	3 ～ 10
地龙	咸寒	清热息风,平喘,通经	高热抽搐;肺热痰喘;湿热痹	5 ～ 15
全蝎	辛平	息风止痉,通络止痛	惊风;中风;破伤风;疮痈肿毒	2 ～ 5
刺蒺藜	苦辛平	平肝疏肝,祛风明目	肝阳上亢之眩晕;肝郁乳闭;风疹瘙痒	6 ～ 10
牡蛎	咸微寒	平肝潜阳,软坚,固涩	阴虚阳亢;瘰疬痰核;虚汗;遗精	15 ～ 30
龙骨	甘涩微寒	平肝潜阳,安神,固涩	阴虚阳亢;遗精带下;神志不安	15 ～ 30
石决明	咸寒	平肝潜阳,清肝明目	头晕目眩;目赤肿痛	15 ～ 30
赭石	苦寒	平肝潜阳,降逆,止血	肝阳上亢;呃逆;呕吐;吐、衄血	10 ～ 30

(十四) 安神药

常见安神药见表 8-23。

表 8-23　安神药

药名	性味	功效	应用	用量/g
朱砂	甘寒	清心定惊,安神,解毒	失眠;惊悸;疮痈肿毒;癫痫	0.3 ～ 1
酸枣仁	甘酸平	养心安神,敛汗	失眠;惊悸;自汗;盗汗	9 ～ 20
远志	辛苦微温	宁心安神,祛痰开窍	失眠健忘;痰阻心窍;痈疽肿毒	3 ～ 10
合欢皮	甘平	安神解郁,活血消肿	肝郁失眠;跌打瘀血	10 ～ 15
首乌藤	甘平	养心安神,养血通络,止痒	虚烦失眠;血虚身痛;风疹	15 ～ 30

(十五) 利水渗湿药

常见利水渗湿药见表 8-24 至表 8-26。

表 8-24　利水渗湿药

药名	性味	功效	应用	用量/g
茯苓	甘淡平	健脾利水,宁心安神	脾虚水肿、腹胀;心悸失眠	6 ～ 18
猪苓	甘淡平	利水渗湿	水肿;小便不利;肿瘤	6 ～ 18
泽泻	甘淡寒	利水渗湿,泄热	水肿;小便不利;泄泻;停饮	6 ～ 15
薏苡仁	甘淡微寒	健脾利水,清热排脓	水肿;风湿痹痛;肺痈;肠痈	9 ～ 30

表 8-25 利尿通淋药

药名	性味	功效	应用	用量/g
车前子	甘微寒	利水通淋,清热明目	水肿;热淋;肝热目赤	6～12
石韦	苦微寒	利水通淋,凉血止血	热淋;血淋;砂淋	9～15
木通	苦寒	清热利水,下乳通经	心火上炎,口疮;湿热淋;乳汁不下	3～9
萹蓄	苦微寒	利水通淋,杀虫止痒	湿热淋;血淋;阴道滴虫	6～15
滑石	甘淡寒	利水通淋,清暑解热	湿热淋;暑热;湿疹;痱子	6～18
通草	甘淡寒	清热利尿,下乳	小便不利;乳汁不下	5～10

表 8-26 利湿退黄药

药名	性味	功效	应用	用量/g
茵陈蒿	苦微寒	清热利湿,退黄	湿热黄疸	10～30
金钱草	微咸平	利水通淋,解毒,退黄	热淋;砂淋;黄疸;恶疮	30～60

(十六) 祛风湿药

常见的祛风湿药见表 8-27 至表 8-29。

表 8-27 祛风湿、止痹痛药

药名	性味	功效	应用	用量/g
独活	辛苦微温	祛风胜湿,止痛	风寒湿痹;外感风寒	6～12
威灵仙	辛咸温	祛风除湿,通络止痛	风湿痹痛;跌打损伤	3～9
防己	苦辛寒	祛风止痛,利水退肿	痹证;水肿;小便不利	6～12
秦艽	苦辛微寒	祛风湿,退虚热	风湿痹痛;阴虚内热	6～12

表 8-28 舒筋活络药

药名	性味	功效	应用	用量/g
木瓜	酸温	舒筋活络,和胃化湿	风湿痹痛;食积;暑湿;吐泻	6～12
白花蛇	甘咸温	祛风通络,定惊止痛	风湿痹痛;头风;破伤风	1～3
桑枝	苦平	祛风通络	风湿肢节痛,麻木拘挛	9～15
海风藤	辛苦微温	祛风湿,通经络	风寒湿痹;筋脉拘挛	6～12

表 8-29 祛湿强筋骨药

药名	性味	功效	应用	用量/g
五加皮	辛苦温	祛风湿,壮筋骨	风湿痹痛;水肿;筋骨软弱	9～15
续断	苦温	活络止痛,补肾安胎	肾虚腰痛;胎动不安;跌打损伤	9～15
桑寄生	苦平	祛风通络,养血安胎	风湿痹痛;肾虚腰痛;胎动不安	9～15

（十七）补虚药

常见补虚药见表 8-30 至表 8-33。

表 8-30　补气药

药名	性味	功效	应用	用量/g
人参	甘微苦平	大补元气,生津,安神	肺、脾气虚证;虚脱;消渴	3~9
党参	甘平	补中益气,养血	肺、脾气虚证;气血两亏	9~15
黄芪	甘微温	补气固表,托毒生肌	中气下陷;溃疡久不收口;自汗;水肿	9~30
白术	苦甘温	健脾利水,固表止汗	脾虚纳呆;脾虚水肿;表虚自汗	3~12
五味子	酸甘温	益气养心,生津,固涩	气虚伤津;自汗;盗汗;失眠;虚咳	3~9
扁豆	甘温	健脾化湿	脾虚便溏、久泻;暑湿	9~30
大枣	甘温	补脾益胃,养心安神	脾胃虚弱;虚烦失眠;脏躁	10~30
山药	甘平	健脾补肺,益气养阴	脾胃虚弱;肺虚久咳;遗精;消渴	9~30
甘草	甘平	益气和中,解毒止痛	气虚证;疮疡肿毒;胃痛;腹痛	3~10

表 8-31　补血药

药名	性味	功效	应用	用量/g
当归	甘辛温	补血活血,润肠通便	月经不调;心肝血虚;跌打损伤	3~12
熟地黄	甘微温	补血滋阴,补精益髓	血虚之心悸眩晕;月经不调;肾阴虚	9~30
何首乌	甘苦涩微温	补肝肾,益精血	肝肾两虚;精血不足;疮毒;便秘	9~30
阿胶	甘平	补血止血,滋阴润肺	血虚失血;虚烦不寐;燥咳	6~15
白芍药	酸苦微寒	养血敛阴,柔肝止痛	肝气不和之痛证;四肢拘急;下利腹痛	9~15
鸡血藤	苦甘温	补血行血,舒筋活络	血虚之头昏、肢麻、月经不调;痹证	9~30
龙眼肉	甘温	补益心脾,养血安神	心脾两虚;气血不足	9~12

表 8-32　补阴药

药名	性味	功效	应用	用量/g
北沙参	甘微寒	滋阴润肺,益胃生津	热病伤阴;肺燥咳嗽	9~30
麦冬	甘微苦微寒	养阴益胃,润肺清心	热伤津液;肺燥咳嗽;不眠	9~15
枸杞子	甘平	滋阴养血,益气明目	肝肾不足;腰膝酸软;视物不清	6~15
龟板	咸甘平	滋阴潜阳,益肾固经	阴虚火旺;崩漏带下;痿证	6~30
鳖甲	咸寒	滋阴潜阳,软坚散结	阴虚劳热;癥瘕积聚	9~30
玉竹	甘微寒	养阴润肺,益胃生津	肺燥咳嗽;胃阴不足	9~30

表 8-33　补阳药

药名	性味	功效	应用	用量/g
鹿角胶	咸微温	补肾阳,益阴血,止血	精血不足;虚损劳伤;崩中漏下	3～9
巴戟天	甘辛微温	补肾阳,强筋骨,祛风湿	肾阳虚之阳痿、不孕;痿证;痹证	6～15
杜仲	甘温	补肾阳,强筋骨,安胎	肾虚腰痛;阳痿;胎动不安	9～15
补骨脂	辛苦大温	补肾助阳,温脾止泻	肾阳不足;遗精;遗尿;五更泻	3～10
紫河车	甘咸温	补肾益精,益气养血	精虚血少;虚喘;肾气不足	1.5～3
肉苁蓉	甘咸温	补肾壮阳,润肠通便	肾虚阳痿;不孕;体虚便秘	9～15
淫羊藿	辛甘温	补肾阳,强筋骨,祛风湿	肾阳虚;风、寒、湿痹	9～15
菟丝子	辛甘温	补肾益精,养肝明目	肾虚不育;脾虚久泻;目暗	9～15
仙茅	辛温	温补脾肾,祛寒湿	肾虚腰痛;寒湿痹痛	3～9
山茱萸	甘酸温	补益肝肾,收敛固涩	肝肾两虚;月经过多;久病虚脱	6～12
沙苑子	甘温	补肾固精,养肝明目	肾虚之遗精、遗尿;头晕目眩	9～15

(十八) 固涩药

常见固涩药见表 8-34 至表 8-36。

表 8-34　止汗药

药名	性味	功效	应用	用量/g
麻黄根	甘平	敛肺止汗	自汗;盗汗	3～9
浮小麦	甘凉	敛汗,益气,除热	自汗;盗汗	9～30

表 8-35　止泻药

药名	性味	功效	应用	用量/g
乌梅	酸涩平	敛肺,生津,涩肠,安蛔	肺虚久咳;消渴;久痢;蛔动不安	3～9
肉豆蔻	辛温	温中行气,涩肠止泻	虚寒久泻;脾胃虚寒;呕吐	3～9
五倍子	酸涩寒	敛肺,涩精,止泻,缩尿	久咳;久泻;遗精;遗尿;消渴	3～9

表 8-36　涩精、止带药

药名	性味	功效	应用	用量/g
金樱子	甘涩平	固精止泻,缩尿	遗精;尿频;久泻;带下	6～15
乌贼骨	咸涩微温	止血,止带,制酸,敛疮	失血;遗精;带下;吞酸;疮痈	6～15
莲子	甘涩平	补益心脾,益肾固精	脾虚泄泻;遗精;尿频;带下	9～15
椿根皮	苦涩寒	清热,燥湿,涩肠止泻,止血	湿热带下;痢疾泄泻;崩漏遗精	9～15
芡实	甘涩平	健脾止泻,固肾涩精,止带	脾虚久泻;肾虚遗精;带下	9～15
益智仁	辛温	补肾固精,温脾止泻,缩尿	下元虚冷;遗精尿频;脾虚泄泻	3～9
桑螵蛸	甘咸涩平	补肾助阳,固精缩尿	肾虚遗尿;遗精	3～9

（十九）外用及其他药

常见外用及其他药见表 8-37。

表 8-37　外用及其他药

药名	性味	功效	应用	用量/g
硫黄	酸温小毒	内服助阳益火，外用解毒杀虫	命门火衰；肾不纳气；外治疥、癣	0.5～1 外用适量
铅丹	辛微寒	外用解毒生肌	各种疮疖；溃疡久不收口	外用适量
轻粉	辛寒有毒	内服逐水退肿，外用攻毒杀虫	内服治水肿；外用治黄水疮	0.1～0.2 外用适量
雄黄	辛温有毒	解毒，杀虫	内服驱蛔；外用治疮疖疔毒；预防时疫	0.15～0.3 外用适量
砒石	辛大热剧毒	蚀疮去腐	痔疮；瘰疬；死肌；瘘管；牙疳	外用适量
炉甘石	甘平	敛疮解毒	外用治湿疹疮疡；目赤肿痛	外用适量
硼砂	甘咸凉	清肺化痰，消肿解毒	内服治肺热痰咳；外用治口舌糜烂，咽喉肿痛	0.9～1.5 外用适量
青黛	咸寒	清热解毒，凉血消斑	热毒发斑；湿疹；口疮；丹毒	0.9～1.5 外用适量

第二节　方剂基础知识

方剂是中医理、法、方、药中的一个重要组成部分，它是在辨证立法的前提下，按照组方原则，选择合适的药物，酌定恰当的用量，妥善配伍而成。方剂学则是研究和阐明方剂的配伍关系、组方规律和临床运用的一门学科。

一、方剂的组成原则

方剂由药物组成，但必须在治法的指导下，将药物有机地组合起来，增强或综合药物的作用，调和偏性，制其毒性，缓和或消除不良反应，发挥药物之间的协同作用，提高疗效。方剂一般由君药、臣药、佐药、使药四部分组成。

1. 君药　也称主药。为针对病因或主证起主要治疗作用的药物。

2. 臣药　也称辅药。一是协助君药以增强君药的主要治疗作用，二是针对次要病因、兼证或次要证候起主要治疗作用的药物。

3. 佐药　一是佐助药，可治疗兼证或次要证候；二是佐制药，可缓解或消除主药的烈性或毒性；三是反佐药，在病邪笃重可能拒药时，配用与主药性味相反，又能起到相成作用的药物。

4. 使药　一是引经作用,即能引导方中它药直达病所;二是调和作用,即调和方中诸药药性。

方中君药一般是 1 ~ 2 味,臣药一般是 1 ~ 3 味,并不限定,总以精练有效为原则。有的方剂君、臣、佐、使俱全,有些方剂只有君药、臣药,这些都是根据辨证立法的需要而决定的。举例如下:麻黄汤由麻黄、桂枝、杏仁、甘草四味药组成,主治外感风寒表实证。其中麻黄辛温发汗解表,宣肺平喘为主药;桂枝辛甘而温,温经解肌助麻黄发汗解表为辅药;杏仁苦温,下气降逆,助麻黄宣肺平喘为佐药;炙甘草甘温,调和诸药为使药。诸药配合,共奏发汗解表、宣肺平喘之效。一首规范的代表方剂,既要考虑到符合病证、立法的需要,又要善于根据药物的性味,按照组成原则,将药物配伍组合成一个有机的整体,使之提高治疗效果。

二、方剂的组成变化

方剂的组成既有严格的原则性,又有一定的灵活性。临床运用时,应根据具体病情,病人的体质、年龄、气候、环境等不同情况,予以灵活化裁、加减应用,才能切合病情,收到预期的治疗效果。

1. 药味加减变化　在主药、主证不变的情况下,随兼证的变化增减药物,以适应新的病证需要,亦称随证加减。如桂枝汤是由桂枝、芍药、甘草、生姜、大枣五味组成,有解肌发汗、调和营卫的作用,主治外感风寒表虚证。如病人新感而引动旧病喘咳复发,就应当加厚朴、杏仁下气除满,兼治旧病,方名称桂枝加厚朴杏子汤。

2. 药物配伍的变化　是指方剂中配伍关系的改变,其功效、主治也随之改变。如麻黄汤与麻杏石甘汤两方均用麻黄、杏仁、甘草三味,但前方麻黄与辛温的桂枝相配,是以发汗解表为主;后方麻黄与辛甘大寒的石膏相伍,并且石膏用量倍于麻黄,是以清肺平喘为主。故一属辛温解表,一属清泄肺热,两方的性质、功效和主治就有本质的区别了。

3. 药量的加减变化　方剂中药物组成不变,仅将药物剂量加以调整,致使方剂的功效主治改变,方名也因此不同。例如枳术丸与枳术汤,同为枳实、白术组成。枳术汤中枳实 7 枚,白术 2 两(6g),枳实用量重于白术,故方以消积导滞为主;而枳术丸中白术 2 两(6g),枳实 1 两(3g),白术用量倍于枳实,故方以健脾和中为主。

4. 变更剂型　同样一个方剂,剂型不同,作用也有差别。例如理中丸是治疗脾胃虚寒的方剂,如将理中丸改为汤剂内服,则作用快而猛,适用于重证、急证的吐利腹痛。

三、方剂的剂型

为了使方剂更符合治疗疾病的需要和发挥最好的疗效,减少药物的峻烈之性及毒性,便于临床应用与贮存,将原料药加工制成特定的形态,称为剂型。中药的剂型很多,从传统的汤、丸、散、膏、丹、酒等剂型,发展到了针、片、冲剂、糖浆、浸膏等许多新的剂型等。现将常用的剂型简要介绍于下。

1. 汤剂　把药物混合加水煎煮后,去渣取汁,称为汤剂,既可内服,也可外用熏洗。适用于一般急、慢性疾病。汤剂的特点是吸收快,易于发挥疗效,并能结合病情变化随证加减,能较全面地照顾到各个病人和各种病证的特殊性。这是临床使用最广泛的一种剂型。

2. 散剂　将药物碾研成均匀混合的干燥粉末,有内服和外用两种。散剂有制作简便、便于服用和携带、节约药材、不易变质等优点。

3. 丸剂　将药物碾研成细末,以水、蜜、面糊等粘合成药丸。其具有体积小,服用、携带、贮藏都比较方便,吸收慢,药性持久等优点。一般适用于慢性、虚弱性病证,亦有用于急救的,如安宫牛黄丸。某些峻猛药物,为了使其缓缓发挥药性,亦可做丸剂用,如抵当丸。

4. 膏剂　将药物用水或植物油煎熬浓缩而成的剂型。有内服、外用两种。内服膏多用于慢性疾病或病后调理,以及年老体虚之人等。外用膏剂又有软膏和硬膏之分,软膏用于外敷疮疖痈肿、跌打损伤等,硬膏多用于风湿疼痛、跌打损伤。

5. 丹剂　大多是矿物药物,以升华提炼方法制成的一种化合物制剂。一种是用于外科痈疽疮疡的,如白降丹、红升丹等。另一种是指贵重成药,如至宝丹、紫雪丹等。

6. 酒剂　即药酒,以酒为溶媒,浸取药物中的有效成分,供内服或外用。其多适用于体虚补养、风湿疼痛及跌打损伤等,如十全大补酒、木瓜酒等,但小儿、孕妇、高血压、心脏病病人不宜使用酒剂。

7. 茶剂　由药物粗粉与黏合剂混合制成固体制剂。使用时将其置于有盖的茶具中,以沸水泡汁代茶服用。茶剂制法简单,服用方便,如午时茶等。

8. 药露　多用新鲜含有挥发成分的药物,放在水中加热蒸馏,所收集的蒸馏液即为药露。气味清淡,芳香无色,如金银花露等。

9. 糖浆剂　指含有药物的蔗糖饱和水溶液。糖浆剂一般不会发霉、变质,避免了中药的苦味,尤宜于儿童服用。

10. 条剂　又称纸捻,是中医外科常用的制剂,系将桑皮纸粘药后捻成细条线,插入疮口,化腐拔管,如化管药条等。

11. 锭剂、饼剂　将药物研为细末,单独或与赋形剂混合制成不同形状的固体制剂。可研末调服或磨汁内服,亦可外用敷患处,如紫金锭、蟾酥锭等。

12. 片剂　用一种或多种中药,经加工或提炼与辅料混合后,压制成片。片剂用量准确,体积小,服用方便,是常用的剂型之一,如桑菊感冒片、橘红片等。

13. 冲剂　是将药物的细粉或提取物等制成干燥颗粒状的内服剂型。服时用开水冲服。分为可溶性冲剂和混悬性冲剂(又称颗粒剂)两种。冲剂是在汤剂和糖浆剂的基础上发展起来的新剂型,它比汤剂、糖浆剂体积小,重量轻,易于携带,服用方便,且作用迅速,如板蓝根冲剂、感冒退热冲剂等。

14. 针剂 即注射剂,是将药物经过提取、精制、配制等步骤而制成的灭菌溶液、无菌混悬液或供配制成液体的无菌粉末,供皮下、肌肉、静脉注射等。针剂具有剂量准确、药效迅速、给药方便、能进行穴位注射等优点,对于神志昏迷,不能口服给药者,尤为适宜。如丹参注射液、柴胡注射液等。

除上述常见的剂型外,尚有胶囊剂、气雾剂、油剂、栓剂、霜剂等多种剂型。

第三节 常用方剂分类

一、解 表 剂

以发散表邪、解除表证为主要作用的药物,叫作解表药。以解表药为主组成,具有发汗、解肌、透疹等作用,能治疗表证的方剂,称为解表剂。

解表药大多味辛发散,表证有表寒、表热之别,人体有虚实之异。解表剂的分类见表8-38。

表8-38 解表剂的分类

分类	适应证	常用药物	代表方剂
辛温解表剂	风寒表证	麻黄、桂枝、紫苏、荆芥、防风	麻黄汤、桂枝汤
辛凉解表剂	风热表证	桑叶、菊花、薄荷、牛蒡子	桑菊饮、银翘散
扶正解表剂	体虚外感	补益药与解表药配伍	败毒散

使用解表药剂时应注意,发汗不可过量,以周身微汗为宜。对自汗、盗汗以及久患疮痈、淋病、失血等病人,虽有表证,也要慎重使用,以防耗伤气津,损伤正气。解表药大多气味芳香,一般以多浸少煮为原则,煎药时间不宜过久,以免有效成分挥发,降低药效。

 病例分析

病人,女,28岁,平素身体健康。近2天发热,体温38℃,微恶风寒,头痛,咽喉疼痛,口微渴,舌红苔薄微黄,脉浮数。

请问:1. 该病人最可能的诊断是什么?

　　　 2. 试述其辨证分型及方药治疗。

桂枝汤（《伤寒论》）

【组成*】 桂枝三两(9g)，白芍三两(9g)，炙甘草二两(6g)，生姜三两(9g)，大枣十二枚(3枚)。

【功用】 解肌发表，调和营卫。

【主治】 外感风寒表虚证。症见发热头痛，汗出恶风，或鼻鸣干呕，舌苔薄白，脉浮缓。

【方解】 本方证为风寒外客肌表，营卫失和所致。方中桂枝辛温通阳发汗以和卫，温经行血以和营为君药，芍药酸甘养血敛阴，加强营阴内守之功，以治汗出之证为臣药，两味相伍，一散一收，使汗不伤正，敛不碍邪；佐辛温的生姜助桂枝，甘平的大枣助芍药，增加调和营卫之力；甘草调和诸药为使。诸药合用，共奏解肌发表、调和营卫之功。

【临床运用】 本方证除见一般表证外，应以汗出、恶风、脉浮缓为证治要点。对于病后、产后、体弱而致营卫不和，症见时发热，自汗出，兼见恶风畏寒等，均可酌情使用。

【加减变化】

1. 桂枝加葛根汤（《伤寒论》） 桂枝汤减桂、芍各一两(3g)，加葛根四两(12g)。解肌舒筋。用于太阳中风表虚证兼见项背强几几。

2. 桂枝加厚朴杏子汤（《伤寒论》） 桂枝汤加厚朴二两(6g)，杏仁五十枚(9g)。解肌发表，下气平喘。用于宿喘又感风寒或桂枝汤证兼喘者。

3. 小建中汤（《伤寒论》） 桂枝汤再加芍药三两(9g)，饴糖一升(30g)。温中补虚，和里缓急。用于中焦虚寒，阳损及阴，肝木乘脾的虚劳杂病。

银翘散（《温病条辨》）

【组成】 金银花一两(15g)，连翘一两(15g)，苦桔梗六钱(6g)，薄荷六钱(6g)，竹叶四钱(4g)，甘草五钱(5g)，荆芥穗四钱(4g)，淡豆豉五钱(5g)，牛蒡子六钱(6g)。(共为粗末，每次用18g，鲜芦根煎汤送服；作汤剂，鲜芦根 15~30g，水煎服)。

【功用】 辛凉透表，清热解毒。

【主治】 风热表证。症见发热无汗，或有汗不多，微恶风寒，头痛口渴，咳嗽咽痛，舌尖红，苔薄白或薄黄，脉浮数。

【方解】 本方为辛凉解表的常用方剂。方中重用银花、连翘清热解毒，清宣透表为君药；薄荷、牛蒡子、荆芥、豆豉辛散表邪，透热外出为臣药；桔梗、甘草宣肺止咳利咽；竹叶、芦根清热除烦生津为佐；甘草又能调和诸药为使。诸药合用，共奏辛凉透表、清热解毒之功。

【临床运用】 本方属于"辛凉平剂"，由辛凉透表药和清热解毒药同用。若风疹疹色红赤者，可加生地黄、赤芍凉血解毒；麻疹初期透发不畅，可加蝉衣、浮萍以透疹。胸膈闷者，加藿香、郁金；口渴甚者，加花粉；咽喉肿痛甚加马勃、玄参、射干；鼻衄者去荆芥、豆豉，加白茅根、侧柏炭；咳甚者加杏仁、前胡；发热汗多口渴者，加生石膏、知母以辛寒清热、生津止渴。

---

*：本章组成里括号外的剂量是原方剂剂量，括号内的剂量为现临床常用参考剂量。

败毒散 《小儿药证直诀》

【组成】 柴胡、前胡、川芎、枳壳、羌活、独活、茯苓、炒桔梗、人参各一两(各9g),甘草半两(5g)。

【功用】 益气解表,散风祛湿。

【主治】 气虚兼风寒湿表证。症见恶寒壮热,无汗,头项强痛,肢体酸痛,胸膈痞满,咳嗽有痰,舌苔白腻,脉浮无力。

【方解】 本方又名人参败毒散,配伍特点为祛邪扶正。方中羌活、独活祛风解表,且能一上一下,除湿止痛,为君药;配川芎、柴胡助羌、独活解表邪,治头痛;枳壳、桔梗、前胡宣肺气,祛痰浊,治咳嗽有痰等兼证,这是祛邪的一方面;配人参、茯苓、甘草补气健脾自能胜湿,鼓邪外出,这是扶正的一方面。诸药合用,共收益气解表、散风祛湿之功。

【临床运用】 本方除用于益气解表之外,对于下利初起,见有恶寒发热,头痛肢楚,舌苔白腻的气虚感邪病人,疗效亦佳。

二、清 热 剂

凡药性寒凉,以清解里热为主要作用的药物,称为清热药。以清热药为主组成,具有清热、泻火、凉血、解毒等作用,以治疗里热证的方剂,称为清热剂。其适用于表证已解而热已入里,或里热炽盛而尚未结实的情况。根据其证候表现有热在气分、血分之异;实热、虚热之分;脏腑偏胜之殊。清热剂的分类见表8-39。

表8-39 清热剂的分类

分类	适应证	常用药物	代表方剂
清气分热剂	热在气分	石膏、知母	白虎汤
清营凉血剂	热邪深入营分、血分	水牛角、生地黄、玄参、牡丹皮	清营汤、犀角地黄汤
清热解毒剂	温毒、火毒、疮疡疔毒	黄连、黄柏、栀子、连翘	黄连解毒汤、五味消毒饮
清脏腑热剂	脏腑热盛	黄芩、黄连、黄柏、龙胆、栀子	龙胆泻肝汤、白头翁汤
清虚热剂	虚热证	青蒿、鳖甲、生地黄、知母	青蒿鳖甲汤
清热解暑剂	暑热证	石膏、黄连、竹叶、西瓜翠衣、荷叶	清暑益气汤

清热剂药性多寒凉,易败胃气,损伤脾阳,故脾胃虚弱、食少便溏者慎用。服用时间不可过长,中病即止。

白虎汤 《伤寒论》

【组成】 生石膏一斤(50g),知母六两(18g),甘草二两(6g),粳米六合(9g)。

【功用】 清热生津。

【主治】 气分热甚证。症见壮热面赤,烦渴引饮,汗出恶热,脉洪大有力或滑数。

【方解】 本方主治阳明气分热甚之证。方中用石膏为君,取其辛甘大寒,制气分内盛之热;知母苦寒质润为臣,既助石膏清肺胃火热,又甘寒润燥以生津;甘草、粳米益胃护津,又防大寒伤胃之偏,共为佐使。四药合用,药少功专,使热清烦除,津生渴止。

【临床运用】 本方以大热、大渴、大汗、脉洪大为辨证要点。对暑温等病出现气分热证者,常以本方加板蓝根、大青叶以奏清热解毒之效。本方亦可用于胃火引起的头痛、齿痛及胃热伤津之消渴。

清营汤（《温病条辨》）

【组成】 水牛角十钱(30g),生地黄五钱(15g),玄参三钱(9g),竹叶心一钱(3g),麦冬三钱(9g),丹参二钱(6g),黄连一钱五分(5g),金银花三钱(9g),连翘二钱(6g)。

【功用】 清营解毒,透热养阴。

【主治】 热入营分证。症见身热夜甚,口渴或不渴,时有谵语,心烦不眠,或斑疹隐隐,舌绛而干,脉象细数。

【方解】 本方是治疗温病热邪传入营分的代表方剂。方中水牛角清解营分之热毒,为君药;热甚伤阴,故以玄参、生地黄、麦冬甘寒清热与养阴兼顾,共为臣药;热邪传入营分,根据叶天士"入营犹可透热转气"的理论,配以连翘、银花清热解毒,并透热于外,使热邪转出气分而解,黄连清心解毒,丹参清热凉血,并能活血散瘀,以防血与热结,均为佐药;竹叶心引诸药入心为使药。诸药合用,共奏清营解毒、透热养阴之效。

【临床运用】 本方证以身热夜甚,时有谵语,或斑疹隐隐,舌绛而干为辨证要点。若气营两燔可以此方合白虎汤以气营两清。邪扰心包见神昏谵语,高热烦渴,可兼服安宫牛黄丸或至宝丹以清心开窍;兼见痉厥,可加羚羊角、钩藤、地龙或配服紫雪丹以加强清热息风止痉的作用。

黄连解毒汤（《外台秘要》引崔氏方）

【组成】 黄连三两(9g),黄芩、黄柏各二两(各6g),栀子十四枚(9g)。

【功用】 泻火解毒。

【主治】 三焦火毒炽盛。症见身热烦躁,口燥咽干,甚则神昏谵语,或吐衄发斑,以及外科痈肿疔毒等。舌红苔黄,脉数有力。

【方解】 本方是治三焦火毒炽盛的代表方。方中诸药大苦大寒,黄连泻心火,兼泻中焦之火,黄芩泻上焦之火,黄柏泻下焦之火,栀子泻三焦之火,导热下行。四药合用,共收泻火清热解毒之功。

【临床运用】 本方诸药皆大苦大寒之品,以热毒炽盛而津液未伤者为宜。非实火,以及胃气弱者不宜使用。若瘀热发黄者,加茵陈、大黄,使热毒从二便而出,并增强消瘀解毒的功用。有吐衄、发斑等血热诸症者,可加生地黄、牡丹皮、玄参等清热养阴、凉血散瘀之品。本方可研末外敷,用于治疗痈肿疔毒等症。

白头翁汤（《伤寒论》）

【组成】 白头翁二两(15g)，黄柏三两(12g)，黄连三两(12g)，秦皮三两(12g)。

【功用】 清热解毒，凉血止痢。

【主治】 热毒血痢证。症见腹痛，里急后重，肛门灼热，泻下脓血，赤多白少，身热，舌红苔黄腻，脉弦数。

【方解】 本方为治疗下利脓血的常用方。方中白头翁清热解毒，凉血止痢为君药；配伍黄连、黄柏、秦皮苦寒燥湿，清热解毒。四药相配，共收清热解毒、凉血止痢之效。

【临床运用】 本方为治疗热毒血痢的常用方。临床以腹痛，里急后重，下利脓血为主症。里急后重明显，加木香、槟榔、白芍行气缓急止痛；热毒甚者加金银花、马齿苋清热解毒；赤痢偏多，加赤芍、牡丹皮、地榆凉血；夹有食积者，加山楂、神曲消食化积。

清暑益气汤（《温热经纬》）

【组成】 西洋参(5g)，西瓜翠衣(30g)，荷梗(6g)，黄连(3g)，石斛(15g)，麦冬(9g)，竹叶(6g)，知母(6g)，甘草(3g)，粳米(15g)。

【功用】 清暑益气，养阴生津。

【主治】 暑热耗伤气津之证。症见身热汗多，口渴心烦，尿赤，体倦少气，精神不振，脉虚数。

【方解】 暑热气津两伤者，一要清暑热，二要益气生津。方中西瓜翠衣、知母、荷梗、竹叶、黄连清热涤暑，西洋参、麦冬、石斛、甘草、粳米益气生津。诸药合用，共奏清暑益气、养阴生津之功。

【临床运用】 本方主治发病在暑天的暑热耗气伤津证。身热已久，虚热不退者，去黄连，加白薇、青蒿养阴退热。

三、和 解 剂

具有和解少阳，调和肝脾、调和肠胃等作用，以治疗少阳病证、肝脾不和以及肠胃不和的方剂，称为和解剂。其属于"八法"中的"和法"。和解剂的分类见表8-40。

表8-40 和解剂的分类

分类	适应证	常用药物	代表方剂
和解少阳剂	少阳病证	柴胡、黄芩	小柴胡汤
调和肝脾剂	肝脾不和证	柴胡、白芍、白术、甘草	四逆散，逍遥散
调和肠胃剂	肠胃功能失调证	干姜、半夏、黄连、黄芩	半夏泻心汤

小柴胡汤（《伤寒论》）

【组成】 柴胡半斤(24g)，黄芩三两(9g)，人参三两(9g)，半夏半升(9g)，炙甘草三两(9g)，生姜三两(9g)，大枣十二枚(4枚)。

【功用】 和解少阳。

【主治】 少阳病证。症见寒热往来,胸胁苦满,不欲饮食,心烦喜呕,口苦咽干,目眩,苔薄白,脉弦。

【方解】 方中柴胡透达少阳之邪,散邪透表,疏解气机之郁滞,为君药;黄芩清泄少阳郁热,为臣药;半夏、生姜和胃降逆止呕,人参、大枣益气调中,扶正祛邪,为佐药;甘草既助参、枣扶正,又能调和诸药,为使药;诸药合用共奏和解少阳之功。本方祛邪为主兼顾正气,和解少阳为主兼顾胃气。

【临床运用】 本方主治少阳病证。对于疟疾、黄疸、产后或经期外感风邪而有上述见证的,均可选用本方治疗。胸中烦而不呕者,去半夏、人参,加瓜蒌实清热除烦宽胸;口渴者,去半夏,加天花粉清热生津。

逍遥散(《太平惠民和剂局方》)

【组成】 柴胡、当归、芍药、白术、茯苓各一两(9g),炙甘草半两(5g),薄荷、煨姜少许。

【功用】 疏肝解郁,健脾养血。

【主治】 肝郁血虚证。症见两胁作痛,头痛目眩,口燥咽干,神疲食少,或往来寒热,或月经不调,乳房作胀,舌偏淡,脉弦而虚。

【方解】 本方系四逆散衍化而成,主治肝郁血虚之证。方中柴胡疏肝解郁为君;当归、芍药养血柔肝为臣,与柴胡配合,疏养并用;茯苓、白术、炙甘草培补脾土,资气血生化之源,共为佐药;薄荷少许有疏散郁遏之气、透达肝经郁热的作用;煨姜少许以降逆和中,辛散达郁亦为佐药;炙甘草与芍药相合,缓急止痛,且又能调和诸药,故为使药。诸药合用,使肝郁得解,血虚得养,脾虚得补,则诸症自愈。

【临床运用】 本方加丹皮、栀子,名丹栀逍遥散。功用疏肝解郁,凉血清热。主治肝郁血虚发热,或见潮热、盗汗、心悸、头痛、口干或月经不调者。

半夏泻心汤(《伤寒论》)

【组成】 半夏半升(12g),黄芩、干姜、人参各三两(各9g),炙甘草三两(9g),黄连一两(3g),大枣十二枚(4枚)。

【功用】 平调寒热,开结除痞。

【主治】 肠胃不和,寒热错杂的痞证。症见心下痞满,呕吐,肠鸣下利,苔薄黄而腻,脉弦。

【方解】 本方证由少阳误下,邪热内陷,又因中阳受伐,寒从内生,以致寒热互结于中,气机升降失常所致。治宜辛开苦降,寒热并用,方中重用半夏和胃消痞,降逆止呕,以除痞满呕逆为君药;干姜与半夏相合,辛开以祛寒;黄连、黄芩同用,苦降以泻热,共为臣药;人参、大枣、甘草扶助中气以助祛邪。全方苦辛并进,补泻同施,使阴阳和谐,寒热平调,升降复常,中气振复,则痞、呕、下利诸症自愈。

【临床运用】 本方为主治寒热互结,肠胃不和的痞证的常用方,以痞、呕、下利为辨证要点。凡属中虚寒热失调所致的心下痞硬，满闷不舒之症，都可应用。湿热内阻中焦，呕而兼痞者，去人参、干姜、大枣、甘草，加苍术、厚朴、枳实等宣化助通之品。

四、泻 下 剂

凡能通利泻下的药物，称为泻下药；以泻下药物为主组成，具有通导大便、排除肠胃积滞、荡涤实热、攻逐水饮、温下寒积等作用，以治疗里实证的方剂，称为泻下剂。根据治法和组成药物的不同，泻下剂可分为寒下剂、温下剂、润下剂和逐水剂四种（表8-41）。

表 8-41　泻下剂的分类

分类	适应证	常用药物	代表方剂
寒下剂	实热积滞证	大黄、芒硝、枳实、厚朴	大承气汤
温下剂	实寒积滞证	大黄、芒硝、附子、干姜	温脾汤
润下剂	津亏肠燥的便秘证	火麻仁、杏仁、大黄	麻子仁丸
逐水剂	水饮停聚证	甘遂、大戟、芫花	十枣汤

本类方剂中除润下剂较为缓和外，其余方剂均属峻烈之剂，故对老、弱、孕、产等病人均应慎用或禁用；表证未解，里实未成者不宜用；若表邪未解、里实已成，宜先表后里或表里双解；里有实积，而正气已衰者，可配合补益法，攻补兼施；泻下剂易伤脾胃，一般得效即止，慎勿过剂。

大承气汤（《伤寒论》）

【组成】　酒大黄四两(12g)，炙厚朴八两(24g)，枳实五枚(12g)，芒硝三合(6g)。

【功用】　峻下热结。

【主治】

1. 阳明腑实证　症见大便秘结，脘腹痞满，硬痛拒按，或高热、神昏谵语，舌苔焦黄而厚或焦黄起刺，脉沉实有力。

2. 热结旁流　症见下利稀水秽臭，便后腹部满痛不减，按之坚硬有块，口干舌燥，脉滑数。

3. 热厥　抽搐、发狂等属于里有实热者。

【方解】　本方证为里热伤津化燥，与肠内糟粕搏结而成的阳明腑实证。方中以大黄苦寒，泻下通便，荡涤胃肠实热结滞为君药；芒硝咸寒，软坚润燥通便为臣药；佐以枳实破积消痞，厚朴行气除满。四药合用，有峻下热结之功，对于燥结成实，郁滞不通者，能承顺胃气下行，使塞者通，闭者畅，故名承气汤。

【临床运用】　本方为寒下峻剂，应以"痞、满、燥、实"为运用依据。"痞"是自觉脘腹部闷塞坚硬；"满"是脘腹胀满，按之有抵抗感；"燥"是肠中燥屎干结不下；"实"是肠胃燥屎与热邪互结,大便秘结不通,腹痛拒按。如证虽实,而脉反虚,不可使用。

大黄附子汤(《金匮要略》)

【组成】 大黄三两(9g),炮附子三枚(9g),细辛二两(6g)。

【功用】 温里散寒,通便止痛。

【主治】 寒积腹痛证。症见腹痛便秘,胁下偏痛,恶寒肢冷,苔白腻,脉弦紧。

【方解】 本方证为寒积里实,阳气不运,腑气不通所致。方中附子温肾壮阳,破阴解凝,温里散寒止痛,大黄泻积通便以荡实,二药合用则寒积可除,且大黄得附子镇守真阳,则阳气不致随下而亡脱,故共为君药,并以方名。细辛温经散寒,可助附子温阳止痛,而大黄得细辛、附子大热之品为伍,则寒性减而走泄之性存,共成温下寒积之方。

【临床运用】

1. 本方证除便秘、腹痛主症外,应以手足不温,胁下或腰胯偏痛,苔白腻,脉弦紧为辨证要点。

2. 大黄用量一般不超过附子。

3. 若年老体弱且寒实内结较重者,可用制大黄以减苦寒泻下之性,并可酌加桂枝以加强温阳散寒之力。

麻子仁丸(《伤寒论》)

【组成】 麻子仁二升(20g),大黄一斤(12g),炒杏仁一升(10g),炙枳实半斤(9g),炙厚朴一尺(9g),芍药半斤(9g)。

【功用】 润肠泻热,行气通便。

【主治】 肠胃燥热津亏,大便秘结或痔疮便秘,并见口燥咽干,舌红少津,脉细数。

【方解】 本方为小承气汤加麻仁、杏仁、芍药组成。重用麻子仁润肠通便,为君药;大黄泻热通便,杏仁降气润肠,芍药养阴滋肠,柔肝理脾,为臣药;枳实、厚朴行气导滞,共为佐药。本方泻下药与润肠药同用,炼蜜为丸,是取其泻而不峻,润而不腻,具有润肠、通便、调和诸药作用。

【临床运用】 本方常用于老年体弱、病后、产后等津亏肠燥便秘及习惯性便秘。痔疮便秘,伴有出血者,可用本方加槐花、地榆以凉血止血。

十枣汤(《伤寒论》)

【组成】 甘遂、芫花、大戟各等份。研为细末,每服 1.5 ~ 3g。大枣 10 枚,煎汤送服,每日一次,晨起空腹服用。

【功用】 攻逐水饮。

【主治】

1. 悬饮。胁下有水气,咳唾胸痛或胸背掣痛不得息,头痛目眩,心下痞硬,舌苔滑,脉沉弦的实证。

2. 水肿腹胀而形气俱实者。

【方解】 本方为峻下逐水剂。方中甘遂善行经隧络脉水湿,大戟善泻脏腑水湿,芫花善消胸胁水饮。三味为逐水峻药,且有小毒,合用则药力更猛,故以大枣 10 枚,益气护胃,缓和峻药之毒,减少药后反应,使下不伤正。但本方毕竟为峻烈之剂,对久病体虚,正气不足者慎用。

【临床运用】 本方可用治渗出性胸膜炎、肝硬化、慢性肾炎所致胸腔积液、腹水或全身水肿而体质尚实者。本方去芫花,加白芥子,研末糊丸,名控涎丹,功能祛痰逐饮,主治痰饮停于胸膈,胸胁隐痛,以及瘰疬、痰核等证。

五、祛 湿 剂

凡以祛除人体内、外之湿为主要作用的药物,称祛湿药。以祛湿药为主组成,具有化湿利水,通淋泄浊等作用,治疗湿邪为病的方剂,称为祛湿剂。

湿之为病,有从外受,有自内生。在外湿邪可侵袭皮毛肌肉,致经络不利,为痹为痛,或关节肿胀,屈伸不利;在内则影响肺、脾、肾、三焦、膀胱气化功能,致使水湿排泄障碍,停聚为饮、为痰、为泄、为肿。然表里相连,外湿可传脏腑,内湿亦可外溢肌肤,互为因果。由于人体体质强弱不同,阳气盛衰不一,湿邪有寒化、热化之异,证有寒湿、湿热之分。祛湿剂的分类见表 8-42。

表 8-42 祛湿剂的分类

分类	适应证	常用药物	代表方剂
燥湿和胃剂	湿阻中焦,胃气不和等证	苍术、陈皮、藿香	平胃散、藿香正气散
清热利湿剂	湿热壅盛所致诸症	茵陈蒿、滑石、栀子	茵陈蒿汤、三仁汤、八正散
利水渗湿剂	水湿壅盛所致诸症	茯苓、泽泻、滑石	五苓散
温化水湿剂	湿从寒化和阳不化水所致诸症	附子、肉桂、生姜	实脾饮
祛风胜湿剂	风寒湿邪侵袭而致膝顽麻痹痛等症	羌活、独活、桑寄生、防风、秦艽、牛膝	羌活胜湿汤、独活寄生汤

祛湿之剂多属辛温香燥或甘淡渗利之品,最易耗伤阴津,故对阴亏津枯者应该慎用。辛温香燥之品,因含挥发油,故入汤剂宜后下,不宜久煎,以免降低疗效。

藿香正气散(《太平惠民和剂局方》)

【组成】 藿香三两(15g),紫苏、白芷、茯苓、大腹皮各一两(各5g),白术、陈皮、半夏曲、姜制厚朴、苦桔梗各二两(各10g),甘草二两半(12g)。共为细末,生姜、大枣煎汤送服。

【功用】 解表化湿,理气和中。

【主治】 外感风寒,内伤湿滞证。症见霍乱吐泻,恶寒发热,头痛,脘闷食少,脘腹胀痛,口淡或甜,舌苔白腻,脉浮或濡缓。

【方解】 方中以藿香芳香化浊,解表散寒,理气和中为君药。苏叶、白芷发散风寒助藿香散寒解表为臣药。陈皮、半夏曲理气化痰,和胃降逆;厚朴、大腹皮燥湿行气除满,桔梗宣肺利气,畅中消胀;茯苓、白术健脾利湿,共为佐药。甘草调和诸药,生姜、大枣调和脾胃为使药。诸药合用,芳香化湿解表,理气和中,使风寒外解,湿浊内化,气机通畅,脾胃调和。

【临床运用】 本方为外感风寒,内伤湿滞的常用方。对于四时感冒,尤其夏月感寒伤湿,脾胃失和最为适宜。如表邪偏重,寒热无汗,加香薷助其解表;食积不化,嗳腐吞酸,加神曲、麦芽、山楂以消食化积;腹泻甚者,加扁豆、薏苡仁祛湿止泻;如湿浊较重,苔白厚腻,宜去白术,加苍术以燥湿化浊;如苔厚腻微黄兼热者,可加黄连、佩兰以清热祛湿。

三仁汤(《温病条辨》)

【组成】 杏仁五钱(15g),飞滑石六钱(18g),白通草二钱(6g),竹叶二钱(6g),厚朴二钱(6g),薏苡仁六钱(18g),半夏五钱(15g),白蔻仁二钱(6g)。

【功用】 宣畅气机,清热利湿。

【主治】 湿温初起,或暑温夹湿,邪在气分证。症见恶寒头痛,身热不扬但午后偏重,身重疼痛,面色淡黄,胸闷不饥,舌苔白腻,脉弦细而濡。

【方解】 本方证为湿温初起,邪留气分,弥漫三焦,湿遏热伏,气机阻滞所致。宜宣畅三焦气机,清热利湿。方中杏仁苦温,宣通上焦肺气;白蔻仁芳香化湿,行气宽中;薏苡仁甘淡性寒,渗利下焦湿热,三仁配伍,能宣上畅中渗下,共为君药。半夏、厚朴行气化湿,散结除痞为臣药;滑石、通草、淡竹叶甘寒淡渗,以增加利湿清热之功为佐使药。诸药合用,使湿热之邪从三焦分消。

【临床运用】 本方是治疗湿温初起,邪在气分,湿重于热的常用方。若兼有卫分症状者,可酌加藿香、香薷以解表化湿;若寒热往来者,酌加草果、青蒿以退寒热;若夹有秽浊之气,可加佩兰、石菖蒲以化浊辟秽。对于暑湿、水肿、淋症、痹证、霍乱吐泻等证属湿热者,均可用本方加减治之。

茵陈蒿汤(《伤寒论》)

【组成】 茵陈蒿六两(18g),山栀十四枚(9g),大黄二两(6g)。

【功用】 清热利湿退黄。

【主治】 湿热黄疸(阳黄)。症见一身面目俱黄,黄色鲜明如橘子色,小便短赤,大便不畅,脘腹胀满,口渴,苔黄腻,脉滑数。

【方解】 本方证系湿郁热蒸,使肝失疏泄,胆汁外溢肌肤所致。方中茵陈蒿清热利湿,利胆退黄为主药;辅以栀子清热泻火,使湿热从小便而出;佐以大黄荡涤实热,导实热从大便而下。三药合用,使湿去热除,黄疸自消,诸症可愈。

【临床运用】 本方为治湿热黄疸(阳黄)主方。黄疸较甚者,宜重用茵陈以加强利湿退黄的作用;大便秘结者,宜重用大黄以泻热通便;兼寒热往来,头痛口苦加柴胡、黄芩以和解退热;胁痛、脘腹胀满,加郁金、枳实、川楝子以疏肝行气止痛。

五苓散(《伤寒论》)

【组成】 猪苓+八铢(3g),茯苓+八铢(3g),白术+八铢(3g),泽泻一两六铢(5g),桂枝半两(2g)。

【功用】 利水渗湿,温阳化气。

【主治】 膀胱气化不利,水湿内停证。症见小腹胀满,小便不利,水肿;或见外有表证,内停水湿,头痛、发热,渴欲饮水,小便不利等。

【方解】 本方为化气利水的常用方剂。方中重用泽泻利水渗湿为君;猪苓、茯苓淡渗利水为臣药;配白术健脾助运以化水湿;桂枝辛温通阳,以助膀胱气化,并能兼解表邪为佐药。诸药合用,可使气化水行,表解里和,诸症可愈。

【临床运用】 本方去桂枝,名四苓散,功用健脾利水。主治内伤饮食有湿,小便短赤,大便溏泄。若水湿壅盛,水肿明显,可与五皮饮(生姜皮、桑白皮、陈皮、大腹皮、茯苓皮)合用,以增强行气利水消肿的作用。

独活寄生汤(《备急千金要方》)

【组成】 独活三两(9g),桑寄生、杜仲、牛膝、细辛、秦艽、茯苓、桂心、防风、川芎、人参、甘草、当归、芍药、干地黄各二两(6g)。

【功用】 祛风湿,止痹痛,益肝肾,补气血。

【主治】 风湿痹痛日久,肝肾两亏,气血不足。症见腰膝疼痛,肢节屈伸不利,或麻木不仁,畏寒喜温,舌淡苔白,脉细弱。

【方解】 本方证为风寒湿三气痹着日久,肝肾不足,气血两虚。方中药味虽多,实由祛风湿、益肝肾、补气血三大部分所组成。方中独活、细辛、防风、秦艽、桂心祛风寒湿邪,通痹止痛;人参、茯苓、炙甘草、当归、川芎、白芍、地黄(即八珍汤去白术)双补气血;桑寄生、杜仲、牛膝补肝肾、强腰膝、壮筋骨。诸药相须为用,标本兼顾,扶正祛邪,为痹痛日久,肝肾两亏,气血不足的常用方剂。

【临床运用】 本方治疗痹证日久,肝肾气血不足证。若顽痹日久,疼痛较剧者,可酌加白花蛇、制川乌、地龙、红花等,以助搜风通络、活血止痛之效;寒邪偏盛者,酌加附子、干姜以温阳散寒;湿邪偏盛者,酌加防己、苍术以祛湿邪;若正虚不甚者,可减地黄、人参。

六、祛 痰 剂

具有化痰、消痰作用的药物,称为祛痰药。以祛痰药为主组成,具有消除痰涎作用,治疗各种痰证的方剂,称为祛痰剂。根据痰证的性质不同有寒痰、热痰、湿痰、风痰。祛痰剂的分类见表8-43。

表 8-43　祛痰剂的分类

分类	适应证	常用药物	代表方剂
燥湿化痰剂	湿痰	半夏、陈皮、茯苓	二陈汤
温化寒痰剂	寒痰	干姜、细辛、肉桂、五味子	苓甘五味姜辛汤
清热化痰剂	热痰	黄芩、黄连、枳实、瓜蒌	清气化痰丸
治风化痰剂	风痰	荆芥、防风、紫菀、百部、白前、天麻、半夏、南星	止嗽散、半夏白术天麻汤

二陈汤（《太平惠民和剂局方》）

【组成】　半夏、橘红各五两(各15g)，茯苓三两(9g)，甘草一两半(4.5g)（原方加生姜、乌梅）。

【功用】　燥湿化痰，理气和中。

【主治】　湿痰咳嗽。症见咳嗽痰多，色白，胸膈胀满，恶心呕吐，头眩心悸，舌苔白滑或腻，脉滑。

【方解】　湿痰证多由脾失健运，聚湿为痰，气机阻滞而成。方中半夏苦温质燥，既能燥湿化痰，又能健脾和胃，降逆止呕，橘红理气化痰，共为君药；茯苓健脾渗湿为臣药；甘草补脾和中，调和诸药为使。四药合用，具有燥湿化痰、理气和中之功。方中半夏、橘红二味，以陈旧者为佳，故方名"二陈汤"。

【临床运用】　本方为治疗湿痰证主方。以本方随证加减，可广泛应用于各种痰证。二陈汤证兼有表证者，加苏叶、杏仁；治寒邪犯肺，咳喘痰多者，加麻黄、杏仁；咳吐稀痰，呕吐恶心，胸膈满闷者，加干姜、砂仁；咳嗽痰少，黏稠难咯者，加瓜蒌、贝母；胆热呕甚者，加竹茹、黄连；头目眩晕，风痰上扰者，加南星、枳实。

清气化痰丸（《医方考》）

【组成】　陈皮、杏仁、麸炒枳实、酒炒黄芩、瓜蒌仁、茯苓各一两(各30g)，胆南星、制半夏各一两半(各45g)。姜汁为丸，每服6～9g。

【功用】　清热化痰，理气止咳。

【主治】　痰热内结证。症见咳嗽痰黄稠黏，胸膈痞满，甚则咳逆气急，舌质红，苔黄腻，脉滑数。

【方解】　方中以胆南星为君，取其味苦辛凉，清热化痰，治膈上痰热之壅闭；以黄芩、瓜蒌仁为臣，降肺火，化痰热，以助南星清化之力；治痰须理气，故又以枳实、陈皮行气散结消痰；脾为生痰之源，肺为贮痰之器，故以茯苓健脾渗湿，杏仁止咳，半夏燥湿化痰，均为佐药。诸药合用，具有清热理气化痰之功，使热清则肺宁，气顺则痰自消，而诸症可愈。

【临床运用】　本方为治热痰内结咳嗽的常用方剂。肺热壅盛者，加石膏、知母清泻肺火；热结便秘者，加大黄以泻热通便。

半夏白术天麻汤（《医学心悟》）

【组成】　半夏一钱五分(5g)，天麻、茯苓、橘红各一钱(各3g)，白术三钱(10g)，甘草五分(2g)。（加生姜

2片,大枣 3 枚,水煎服)

【功用】 燥湿化痰,平肝息风。

【主治】 风痰上扰证。症见眩晕,头痛,胸闷呕恶,痰多,舌苔白腻,脉弦滑。

【方解】 本方证为脾虚生痰,引动肝风,风痰上扰头目所致。方中半夏燥湿化痰,降逆止呕,天麻平肝息风而止眩晕,二药合用,为治风痰眩晕、头痛之要药,故为君药;橘红理气化痰,使气顺而痰消是为臣药;白术、茯苓健脾祛湿,以治生痰之源,用以为佐;甘草调和诸药并能益中健脾,为使药。诸药合用,共奏平肝息风、健脾燥湿化痰之功。

【临床运用】 本方为治风痰眩晕、头痛的常用方,以苔白腻、脉弦滑为辨证要点。风痰甚者加僵蚕、胆星,头痛甚者可加川芎、蔓荆子,兼有气虚者可加党参、黄芪。

七、治 燥 剂

以轻宣辛散或甘凉滋润药物为主组成,具有轻宣燥邪或滋养润燥作用,以治疗燥证的方剂,称为治燥剂。

燥证有内燥、外燥之分。外燥是感受秋天燥邪而发病,也称"秋燥",但因秋令气候有温凉之差异,故外感燥邪又有温燥与凉燥之分。内燥多由脏腑津液亏损所致。治法上,外燥宜轻宣,内燥宜滋润。治燥剂的分类见表 8-44。

表 8-44　治燥剂的分类

分类	适应证	常用药物	代表方剂
轻宣外燥剂	外感凉燥或温燥证	苏叶、杏仁、桑叶、沙参、贝母	杏苏散、桑杏汤
滋润内燥剂	脏腑阴液亏损的内燥证	麦冬、玄参、生地黄	麦门冬汤

治燥剂多由甘寒滋腻药组成,易影响脾胃运化,故脾胃虚弱者宜慎用。

杏苏散《温病条辨》

【组成】 苏叶 (9g),杏仁 (9g),生姜 (6g),桔梗 (6g),茯苓 (6g),半夏 (6g),甘草 (3g),前胡 (6g),枳壳 (6g),陈皮 (6g),大枣 (3枚)。(原方未著用量)

【功用】 轻宣凉燥,宣肺化痰。

【主治】 外感凉燥证。症见头微痛,恶寒无汗,咳嗽痰稀,鼻塞咽干,苔白,脉弦。

【方解】 本方证为外感凉燥,邪伤肺卫,肺失宣降所致。方中杏仁温润性降,止咳化痰,苏叶、前胡辛散疏表,透邪外出,同为君药;桔梗、枳壳一升一降,宣肺理气,半夏、陈皮、茯苓、甘草理气健脾、燥湿化痰,共为臣佐药;生姜、大枣调理脾胃,和营卫、调诸药为使。诸药合用,轻宣温润,止咳化痰。

【临床运用】 本方是治疗凉燥犯肺的常用方。如表证较重,可加葱白、淡豆豉以助解表;咳嗽痰多加紫菀、贝母以温润化痰。

麦门冬汤《金匮要略》

【组成】 麦冬七升(15g),半夏一升(10g),人参三两(9g),甘草二两(6g),粳米三合(5g),大枣十二枚(4枚)。

【功用】 生津益胃,降逆下气。

【主治】 肺胃阴亏,虚火上炎的咳吐涎沫,气喘短气,咽喉干燥,舌红少苔,脉虚数。或胃阴不足的气逆呕吐。

【方解】 本方证为肺胃阴亏,虚火上炎所致。病虽在肺,其源在胃,治宜生津益胃,降逆下气。方中重用麦冬清胃热而生胃津,为君药;少用半夏于大队甘润药中,降逆下气,化其痰涎,非但不嫌其燥,且能相辅相成为臣药;人参、甘草、大枣、粳米补脾益胃而生津液。诸药合用,使胃阴复,虚火降,痰涎化,气逆止,则诸症自除。

【临床运用】 本方证为肺胃阴亏,虚火上炎,气机上逆所致。津伤甚者,可加沙参、玉竹以养肺胃,生津液;潮热甚可加银柴胡、地骨皮以除虚热;阴虚胃痛,口干便结,舌红少苔可加石斛、白芍、糯稻根、海螵蛸以增加养阴益胃止痛之功。

八、理 气 剂

能疏理气机、使气行通畅的药物,称为理气药。以理气药为主组成,具有行气、降气作用,治疗气滞、气逆病证的方剂,称为理气剂。理气剂的分类见表8-45。

表 8-45 理气剂的分类

分类	适应证	常用药物	代表方剂
行气剂	气机郁滞证	木香、香附、乌药、陈皮、砂仁	越鞠丸、金铃子散
降气剂	气逆病证	紫苏子、杏仁、旋覆花、赭石、半夏	苏子降气汤、旋覆代赭汤

理气药剂,多苦温香燥之品,容易耗气伤阴,不可过量或久服,对血虚、阴虚火旺者及孕妇,应注意配伍,合理使用。

越鞠丸《丹溪心法》

【组成】 苍术、香附、川芎、神曲、栀子各等份(各12g)。(原方无用量)

【功用】 行气解郁。

【主治】 气、血、痰、火、湿、食六郁。症见胸膈痞闷,脘腹胀痛,吞酸呕吐,饮食不化或月经不调,舌苔白腻,脉弦。

【方解】 本方为通治六郁之剂。六郁为病,以气郁为主,常互为因果。可因气郁导致血、痰、火、湿、食诸郁,或为血、痰、火、湿、食诸郁导致气郁。方中香附行气解郁,以治气郁为君药。苍术健脾燥湿,以治湿郁;川芎行气活血,以治血郁;栀子清热泻火,以治火郁;神曲消食和胃,以治食郁;皆为臣佐药。由此可见,本方着重行气解郁,使气机通畅,六郁得解,则痰、火、湿、食诸郁随之而除,故本方药虽五味,但可统治六郁之证。

【临床运用】 本方着重行气解郁,临床运用时可根据郁结的偏重,酌情加味。如气郁为主者,加佛手、木香、柴胡、青皮;血郁为主者,加红花、桃仁、牡丹皮、乳香、没药;火郁为主者,加黄芩、黄连;痰郁为主者,加半夏、陈皮、南星;湿郁为主者,加茯苓、薏苡仁;食郁为主者,加山楂、麦芽;夹寒者加吴茱萸、桂枝等。

苏子降气汤(《太平惠民和剂局方》)

【组成】 苏子、半夏各二两半(各9g),前胡、姜厚朴各一两半(各6g),炙甘草二两(6g),当归一两半(6g),肉桂一两半(3g)。加生姜3片、大枣1枚、苏叶5片。

【功用】 降气平喘,温化寒痰。

【主治】 上盛下虚之咳喘证,或痰壅气逆证。症见喘咳短气,痰涎壅盛,咳痰稀白,胸膈满闷,或腰痛脚弱,或肢体水肿,舌苔白滑或白腻,脉弦滑。

【方解】 本方所治之咳喘证,"上盛"为痰壅于肺,肺气上逆;"下虚"为肾阳不足,肾不纳气。方中苏子、半夏降气平喘、燥湿化痰共为君药;厚朴、前胡、陈皮宣肺降气,止咳平喘,合苏子、半夏以治上实,为臣;肉桂温肾纳气,当归养血润燥,既治咳逆上气又治下虚为佐;生姜和胃降逆,甘草和中祛痰,调和诸药为使。诸药合用,以治上盛为主,共奏降气平喘、温化痰饮之功。

【临床运用】 本方降气平喘为主,如兼见风寒表证,可酌加麻黄、杏仁等以解表平喘;如痰盛气逆,喘急难平,可加沉香以增强降气平喘之功;兼有气虚,可加党参、五味子以补肺气。

九、理 血 剂

凡能治疗血分疾病的药物,称为理血药。以理血药为主组成,具有活血化瘀、止血的作用,治疗瘀血、出血病证的方剂,称为理血剂。理血剂的分类见表8-46。

表8-46　理血剂的分类

分类	适应证	常用药物	代表方剂
活血祛瘀剂	瘀血证	丹参、川芎、桃仁、红花、乳香、没药	血府逐瘀汤、补阳还五汤、生化汤
止血剂	出血证	大蓟、小蓟、侧柏叶、地榆、槐花、白及	十灰散、小蓟饮子

活血祛瘀方药多属攻破之剂,易于耗血伤正,不宜过量或久服,孕妇宜慎用或禁用。止血之剂有滞血留瘀之弊,使用时应适当配伍活血祛瘀之品,使血止而不留瘀,并要辨明原因,审因论治。

血府逐瘀汤(《医林改错》)

【组成】 桃仁四钱(12g),红花三钱(9g),当归三钱(9g),生地黄三钱(9g),赤芍二钱(6g),川芎一钱半(5g),

枳壳二钱(6g),桔梗一钱半(5g),牛膝三钱(9g),柴胡一钱(3g),甘草一钱(3g)。

【功用】 活血祛瘀,行气止痛。

【主治】 胸中血瘀证。症见胸痛、胁肋痛、头痛日久不愈,痛如针刺而有定处,或呃逆日久不止,或内热烦闷,或心悸失眠,急躁易怒,入暮发热,舌质暗红,边有瘀斑,或舌面有瘀点,脉涩或弦紧。

【方解】 本方以活血祛瘀药为主,辅以疏肝、行气、养血之品,由桃红四物汤合四逆散,加桔梗、牛膝而成。方中桃仁、红花、川芎、赤芍活血祛瘀;牛膝祛瘀血、通血脉,并助瘀血下行;当归、生地黄养血滋阴,使祛瘀而不伤阴血;柴胡疏肝理气,枳壳、桔梗一升一降,开胸行气,使气行血行;甘草调和诸药,缓和急迫为使。合而用之,既散血瘀,又行气滞;活血而不耗血,祛瘀又能生新,是胸中血瘀诸症之良方。

【临床运用】 本方广泛用于胸中瘀血引起的多种病证。如用于妇女血瘀经闭、痛经之证,可于本方去桔梗,加香附、乌药、益母草等以活血止痛调经;胁下痞块,加郁金、丹参活血祛瘀,消癥化积。

生化汤(《傅青主女科》)

【组成】 全当归八钱(24g),川芎三钱(9g),桃仁十四枚(6g),炮干姜五分(2g),炙甘草五分(2g)。(黄酒、童便各半煎服)

【功用】 化瘀生新,温经止痛。

【主治】 产后瘀血腹痛。恶露不净,小腹冷痛。

【方解】 本方所治产后腹痛,是因产后血虚,寒凝血滞所致。方中重用当归养血活血,化瘀生新为君药;川芎、桃仁活血祛瘀为臣;炮姜温经散寒、黄酒温散、童便益阴化瘀并引败血下行为佐;配甘草调和诸药,共成活血祛瘀、温经止痛之剂。产后恶露不行,瘀血内阻,小腹疼痛,用本方活血化瘀,使瘀血去而新血生,故方名"生化"。

【临床运用】 本方为妇女产后的常用方。寒象重者,可加肉桂;腹痛甚者,可与失笑散合用;兼气虚者,可加党参、黄芪;如出现气血虚脱,或晕厥者,可加人参,为"加参生化汤"。

十灰散(《十药神书》)

【组成】 大蓟、小蓟、荷叶、侧柏叶、白茅根、茜草根、栀子、大黄、牡丹皮、棕榈皮各等份(各9g),烧炭存性,研末,藕汁或萝卜汁或京墨汁调服。

【功用】 凉血止血。

【主治】 血热妄行。各种出血证,如呕血、吐血、咳血、衄血等。症见出血血色鲜红,舌红苔黄,脉数。

【方解】 本方主治出血诸症,由气火上炎,血热妄行所致。治宜凉血止血为法。方中大蓟、小蓟、荷叶、茜草根、侧柏叶、白茅根凉血止血为君药;栀子清热泻火,大黄导热下行,为臣;棕榈皮助以上药物收敛止血,牡丹皮凉血祛瘀,使止血而不留瘀,复用藕汁或萝卜汁或京墨汁调服,意在增强清热凉血止血之功,共为佐使。合而用之,使血热清,气火降,则出血自止。

【临床运用】 本方专为血热妄行所致的各种出血证而设。可作内服,亦可外用。本方以治标为主,血止后当审因论治,方能巩固疗效。对虚寒性出血本方忌用。

十、补　益　剂

能补虚扶正,治疗各种虚证的药物,称为补益药。以补益药为主组成,具有补益人体气血阴阳之不足,用以治疗各种虚证的方剂,称为补益剂。属于"八法"中的补法。虚证有气虚、血虚、阴虚、阳虚的不同,因此补益剂分为补气剂、补血剂、补阴剂、补阳剂(表8-47)。

表 8-47　补益剂的分类

分类	适应证	常用药物	代表方剂
补气剂	脾肺气虚证	人参、党参、黄芪、白术、甘草	四君子汤、补中益气汤
补血剂	血虚证	当归、熟地黄、首乌、阿胶	四物汤、归脾汤
补阴剂	阴虚证	地黄、麦冬、沙参	六味地黄丸
补阳剂	阳虚证	附子、肉桂、仙茅、淫羊藿、巴戟天	金匮肾气丸

补益剂虽有补气、补血、补阴、补阳之分,但气血相依,阴阳互根,彼此不能截然分开,临床往往相互配合使用。正气未虚,邪气亢盛者不宜用,以免误补恋邪、闭门留寇;对于虚不受补者,宜先调理脾胃;补气剂与补阳剂多温燥,易于助火伤阴,对阴虚阳亢者,宜慎用,或配补阴药使用;补血剂与补阴剂药多寒凉滋腻,脾胃虚弱者宜慎用。

 病例分析

病人,女,45岁。今子宫脱出2个月余,劳则加剧,小腹下坠,少气懒言,面色少华,舌淡苔薄白,脉象虚细。

请问:1. 该病人最可能的诊断是什么?
　　　2. 试述其辨证分型及方药治疗。

四君子汤《太平惠民和剂局方》

【组成】 人参、白术、茯苓、炙甘草各等份(各9g)。

【功用】 益气健脾。

【主治】 脾胃气虚证。症见面色萎黄,语音低微,食少便溏,四肢乏力,舌淡苔白,脉虚弱。

【方解】　本方证为脾胃气虚,运化乏力,气血生化之源不足所致。方中人参甘温补气,健脾益胃,为君药;白术健脾助运为臣药;茯苓健脾渗湿为佐药;炙甘草甘温和中,助人参补中益气,并调和诸药,为使药。四药合用,共奏甘温补气、健脾养胃之效。

【临床运用】　本方为补气的基本方,长于补脾胃之气,其他补气剂多以本方为基础加减化裁。如六君子汤为本方加陈皮、半夏,健脾和胃,燥湿化痰,主治脾胃虚弱兼痰湿证。

补中益气汤《脾胃论》

【组成】　黄芪一钱(18g),炙甘草五分(9g),人参三分(6g),酒当归二分(3g),橘皮二分或三分(6g),升麻二分或三分(6g),柴胡二分或三分(6g),白术三分(9g)。

【功用】　补中益气,升阳举陷。

【主治】

1. 脾胃气虚证　症见精神疲倦,少气懒言,食不知味,四肢倦怠,舌淡,脉软无力。
2. 气虚发热证　症见身热,自汗,渴喜热饮,气短乏力,食少懒言,脉大而虚。
3. 中气下陷证　症见久泄久痢,久疟,或便血,崩漏,子宫脱垂,脱肛等。

【方解】　本方所治诸症,总的病理属于脾胃气虚所致。故方中以黄芪、人参甘温益气,调补脾胃为君药;白术、炙甘草健脾益气为臣;当归配黄芪,益气生血,升麻、柴胡助参、芪升阳举陷,且可除热,陈皮理气和胃,使补而不滞,俱为佐药。诸药合用,使脾胃强健,中气充足,则发热自除,气陷得升,诸症自愈。

【临床运用】　本方系升阳益气的代表方,临床应用范围甚广。其常用于内科之内脏下垂、久泻、久利、脱肛、重症肌无力、虚性发热等,妇科之子宫脱垂、月经过多、胎动不安等,眼科之眼睑下垂、麻痹性斜视等属脾胃气虚或中气下陷者。

四物汤《太平惠民和剂局方》

【组成】　熟地黄、当归、白芍、川芎各等份(各12g)。

【功用】　补血和血。

【主治】　营血虚滞证。症见头昏心悸,面色无华,或兼妇人月经不调,量少不畅或经闭,腹部作痛,舌淡,脉细弦或细涩。

【方解】　方中用熟地黄滋阴补血为君药;臣以当归补血养肝,和血调经;佐以白芍养血柔肝和营;使以川芎活血行滞,畅通气血。四药合用,补而不滞,滋而不腻,养血活血,可使营血调和,因此,血虚者可用之补血,血滞者可用之行血,构成既能补血又能活血调经的方剂。

【临床运用】　本方是补血调经的基本方,凡营血虚滞之证,都可化裁应用。如兼气虚者,可加党参、黄芪益气生血;兼有瘀血可加丹参、桃仁、红花,白芍易赤芍以活血祛瘀;血虚有热者可加牡丹皮、栀子以清热凉血;血虚有寒者可加肉桂、炮姜以温养经脉;血虚宫冷者加艾叶、香附、吴茱萸以暖宫安胎等。

归脾汤（《济生方》）

【组成】 白术、茯神、黄芪、龙眼肉、炒酸枣仁各一两(各30g)，人参、木香各半两(各15g)，炙甘草二钱半(8g)，当归、远志各一钱(各3g)(后两味从《校注妇人良方》补入)，加生姜5片、大枣2枚。

【功用】 益气补血，健脾养心。

【主治】

1. 心脾气血两虚证　症见心悸怔忡，健忘失眠，食少倦怠，面色萎黄。

2. 脾不统血证　症见便血，皮下紫癜，妇女崩漏等。

【方解】 心主血行血，脾生血统血，故心脾气血不足所致病证，治以益气补血、健脾养心为法。方中党参、黄芪、白术、甘草补气健脾，使脾胃强健，气血自生，当归补血，以上均为主药；龙眼肉、酸枣仁、远志养心安神，为辅药；木香理气醒脾，使补而不滞为佐药；姜、枣调和营卫，为使药。全方配合，可使心脾同治，气血兼顾，则心得所养，血统于脾，则诸症可愈。

【临床运用】 本方常用于心脾血虚引起的心悸、失眠等症；对脾不统血的出血证亦有一定疗效。妇女月经后期，色淡量少，或停而再至，淋漓不断，以及月经过多，伴有头晕、心悸、体倦、乏力等心脾两虚证，均可应用。本方加熟地黄制丸，为黑归脾丸，其养血作用尤胜，主治血虚发热，食少体倦，惊悸少寐。

生脉散（《内外伤辨惑论》）

【组成】 人参五分(9g)，麦冬五分(9g)，五味子七粒(6g)。

【功用】 益气生津，养阴敛汗。

【主治】

1. 热病后期，气津两伤　症见眩晕，心悸，气短口渴，汗多体倦，脉虚散。

2. 久咳肺虚，气阴两虚证　症见咳嗽痰少，气短自汗，口舌干燥，脉象虚数。

3. 暑天汗出过多，气耗津伤　症见肢体倦怠，眩晕少神，口干，脉虚数。

【方解】 本方证为热邪耗伤气津，累及心肺所致，治宜补气养阴。方中人参甘温，大补肺气，为君药；麦冬润肺生津，清心泻热，为臣药；五味子敛肺生津，收耗散之气，为佐药。全方相辅相成，可使心肺受益，气充脉复，故名"生脉"。

六味地黄丸（《小儿药证直诀》）

【组成】 熟地黄八钱(24g)，山萸肉、山药各四钱(各12g)，泽泻、茯苓、牡丹皮各三钱(各9g)。

【功用】 滋补肾阴。

【主治】 肾阴不足诸症。症见腰膝酸软，头晕目眩，耳鸣耳聋，潮热盗汗，遗精，或舌燥喉痛，足跟痛，舌红少苔，脉象细数。

【方解】 方中重用熟地黄滋阴补肾，填精益髓为君药；辅以山茱萸补养肝肾而涩精，山药补益脾阴而固精，共为臣药。此三味相配，是为"三补"，滋补肝脾肾，但以补肾阴为主。方中配伍泽泻泄肾利湿，并防熟地黄之滋腻；茯苓健脾渗湿，助山药之健运；牡丹皮泻火凉血，并制山茱萸之温涩，是为"三泻"。六味合用，三补三泻，寓泻于补，使补而不滞，成为通补开合之剂。

【临床运用】 本方为补阴剂的代表方,肾阴不足诸症多以本方为基础加减化裁应用。属脾虚便溏者勿用。

【加减变化】

1. 杞菊地黄丸 本方加枸杞、菊花。治眼目干涩,视物昏花。

2. 知柏地黄丸 本方加黄柏、知母。治骨蒸潮热,盗汗梦泄。

3. 麦味地黄丸 本方加五味子、麦冬。治潮热盗汗,咳嗽吐血。

4. 都气丸 本方加五味子。治肾虚咳喘,面赤,呃逆。

肾气丸(《金匮要略》)

【组成】 干地黄八两(24g),山茱萸、山药各四两(12g),泽泻、茯苓、牡丹皮各三两(各9g),肉桂、炮附子各一两(3g)。

【功用】 温补肾阳。

【主治】 肾阳不足诸症。症见腰痛肢软,下半身常有冷感,少腹拘急,小便不利或余沥不尽,尿多或遗尿,阳痿,水肿,痰饮咳喘等。

【方解】 温补肾阳常以滋补肾阴为基础,即所谓"善补阳者,必于阴中求阳"之意。本方以附子、肉桂温补肾阳,以六味地黄丸滋补肾阴,使阳得阴助而更好地发挥补肾温阳的作用,使阴平阳秘,肾气自振,而诸症可愈。

【临床运用】 本方加牛膝、车前子,名济生肾气丸,功用补肾温阳利水,主治肾阳虚腰重脚肿,小便不利等症。本方加鹿茸、五味子,名十补丸,功用温阳补肾填精,主治肾阳虚衰,面色黧黑,足冷足肿,小便不利,肢体消瘦,腰酸耳鸣等。本方去茯苓、泽泻、丹皮,加甘草、枸杞、杜仲,温补肾阳力量更强(右归饮),对阳痿、遗精等症较为合适。

十一、温里剂

能温里散寒,治疗里寒证的药物为温里药。以温热药为主组成,具有温里祛寒、回阳救逆等作用,以治疗里寒证的方剂,称为温里剂。里寒证的成因,总不外乎寒邪直中或寒从内生两个方面,治疗用温里的方法以扶助阳气,祛除寒邪。温里剂的分类见表8-48。

表8-48 温里剂的分类

分类	适应证	常用药物	代表方剂
温中祛寒剂	中焦虚寒证	干姜、吴萸、党参、白术	理中汤、小建中汤
回阳救逆剂	阳气衰微,阴寒内盛的急证	附子、干姜、肉桂、人参、甘草	四逆汤、参附汤
温经散寒剂	阳气不足,阴血亦弱,寒邪凝滞经脉之证	炮姜、肉桂、熟地黄、当归	当归四逆汤

温里药大多具有辛温燥烈之性,凡阴虚体质,或在夏季炎热季节,剂量均酌情减轻,其中的干姜、吴茱萸等,孕妇忌用。

理中丸(《伤寒论》)

【组成】 干姜、人参、炙甘草、白术各三两(各9g)。

【功用】 温中祛寒,补气健脾。

【主治】 脾胃虚寒证。症见脘腹疼痛,呕吐泄泻,或腹满食少,口不渴,舌淡苔白,脉沉细或沉缓。

【方解】 本方为温中祛寒治疗脾胃虚寒证的代表方剂。方中干姜温中祛寒,振复脾阳为君药;人参补气健脾,使气旺而阳复为臣;白术健脾燥湿为佐;甘草调和诸药而兼补脾和中为使。四药合用,有温中祛寒、补气健脾的作用。

【临床运用】 本方又名人参汤,主要用于中焦虚寒的吐泻、腹痛诸症。寒多者重用干姜;虚多者重用人参或党参;呕吐甚者用生姜、半夏;腹痛甚者加木香;泄泻甚者加山药、诃子、肉豆蔻;虚寒甚者加附子。若中焦虚寒,气不摄血所致的便血、崩漏可以本方加艾叶、阿胶、三七,干姜改用炮姜或姜炭。脾胃阳虚,痰饮内停症见咳嗽痰多清稀,可加制半夏、陈皮、茯苓燥湿化痰。

四逆汤(《伤寒论》)

【组成】 生附子一枚(12g),干姜一两半(9g),炙甘草二两(6g)。

【功用】 回阳救逆。

【主治】 阳气虚衰,阴寒内盛的寒厥、亡阳脱证。症见四肢厥逆,冷汗淋漓,神疲欲寐,恶寒蜷卧,或腹痛、呕吐,下利,脉微细或欲绝。

【方解】 本方是回阳救逆的主方。方中生附子大辛大热,温阳祛寒,其性善走,通行十二经脉,是回阳救逆的君药;干姜性守,温中焦而除里寒,姜附合用一走一守,助附子回阳救逆为臣;炙甘草益气温中,又可缓姜、附之烈性,为佐使之药。全方三味,配伍精当,治四肢逆冷,阳虚寒厥功专效宏,故名"四逆汤"。

【临床运用】 本方为回阳救逆的代表方。倍加干姜用量,名通脉四逆汤,主治下利清谷,手足厥逆,脉微欲绝及虚阳浮越的面色红赤等。加桂枝、白术,用于治疗顽固性风湿性关节炎,亦有较好的疗效。

当归四逆汤(《伤寒论》)

【组成】 当归三两(9g),桂枝三两(9g),芍药三两(9g),炙甘草二两(6g),细辛三两(3g),通草二两(6g),大枣二十五枚(6枚)。

【功用】 温经散寒,养血通脉。

【主治】 阳虚血亏,寒侵经脉。症见手足厥冷,舌淡苔白,脉象沉细或细微欲绝,以及痛经、痛痹等。

【方解】 本方为养血通脉的常用方。本方由桂枝汤去生姜倍大枣加当归、细辛、通草组成。方中当归补血活血,桂枝温经散寒通脉为君;芍药助当归补血以治血虚,细辛助桂枝温经散寒通脉以治阳虚为臣;通草通利血脉为佐;炙甘草、大枣补中健脾、益气血并调和诸药为使。诸药合伍,温、补、通三法并用,使营血充于脉体,阳气行于四末,则手足自温,脉象自和,收厥回、脉复、痛止之功。

【临床运用】 本方主治阳虚血弱复感寒邪诸症。现常用于冻疮、雷诺病或雷诺现象,血栓闭塞性脉管炎等属血虚而寒者。若用于阴寒疝痛,可酌加乌药、小茴香、高良姜、木香等以助暖肝理气止痛之功。

十二、消 食 剂

凡以消食化积为主要作用的药物,称为消食药。以消食药为主组成,具有消食导滞、健脾化积作用,治疗食积停滞的方剂,称为消食剂。属于"八法"中的"消法"。其常用山楂、神曲、莱菔子、鸡内金等为主组成方剂。代表方如保和丸、枳实导滞丸等。

食积停滞,易使气机阻滞,故消食剂中常配伍行气药;积滞郁而化热,宜配清热药;积滞成实,大便不通,可与下法结合使用。

保和丸(《丹溪心法》)

【组成】 山楂六两(18g),神曲二两(6g),半夏、茯苓各三两(各9g),陈皮、连翘、莱菔子各一两(各3g)。(一方有麦芽)

【功用】 消食和胃。

【主治】 食积停滞。症见胸脘痞闷,腹胀腹痛,嗳腐吞酸,厌食,或大便溏泄,舌苔厚腻,脉滑。

【方解】 本方证是由饮食不节,或暴饮暴食所致。治宜消食和胃化积滞。方中重用山楂消食化滞,尤善消肉食油腻为君药。神曲、莱菔子消食化滞,神曲消食健脾,长于化酒食陈腐;莱菔子消食除胀,长于消谷面,共为臣药。三药合用,可消一切饮食积滞。半夏、陈皮、茯苓和胃行气化湿;连翘苦寒,清食积所化之热而散结,共为佐。加入麦芽则消食之力更强。本方药力缓和,药性平稳,服之能保全胃气,故名"保和"。

【临床运用】 本方为消食导滞的轻剂,适用于伤食、积滞内停轻证。食积腹胀甚者,可加枳实、厚朴以行气消胀;积热较甚者,可加黄芩、黄连清热泻火;积滞较甚,大便秘结者,可加大黄、槟榔以通便导滞;胃气虚而腹泻者,可加白术以益气健脾。

枳实导滞丸(《内外伤辨惑论》)

【组成】 大黄一两(30g),枳实、炒神曲各五钱(各15g),茯苓、黄芩、黄连、白术各三钱(各9g),泽泻二钱(6g)。

【功用】 消食导滞,清利湿热。

【主治】 湿热积滞证。症见胸脘痞满胀闷,下利或泄泻,腹痛,里急后重,或大便秘结,小便黄赤短涩,舌红苔黄腻,脉沉实或弦数。

【方解】 本方证是积滞内停,蕴而生湿化热,湿热与积滞互结,阻于肠胃所致。方中大黄、枳实消痞除满,荡涤积滞而清湿热,是为君药;配黄芩、黄连清化湿热,茯苓、泽泻、白术健脾利湿,神曲消食和中,是为臣佐。诸药合用,具有消导积滞、清利湿热之功。

【临床运用】 本方能使湿热清,积滞去,则泄泻、下利等症可止,即"通因通用"之法。若里急后重甚,可加木香、槟榔理气行滞;胀满甚者,加厚朴、枳壳行气消胀满;腹痛甚,可加白芍缓急止痛;痢疾热毒重者,可酌加白头翁、金银花等清热解毒止痢。

十三、安 神 剂

凡以安神定志为主要作用的药物,称为安神药。以安神药为主组成,具有安神定志的作用,治疗心神不安病证的方剂,称为安神剂。根据安神剂的组成和功用不同,可分为养心安神剂和重镇安神剂(表 8-49)。

表 8-49 安神剂的分类

分类	适应证	常用药物	代表方剂
养心安神剂	阴血不足,心肝失养而致的心神不安	酸枣仁、柏子仁、五味子	酸枣仁汤
重镇安神剂	心火亢盛,或肝阳上亢,心神被扰,躁动不安的病证	朱砂、磁石、龙齿、龙骨	朱砂安神丸

矿石类安神药不宜久服,因其易伤胃耗气,应见效即止。朱砂具有毒性,更须慎用。

酸枣仁汤(《金匮要略》)

【组成】 炒酸枣仁二升(15g),知母二两(6g),茯苓二两(6g),川芎二两(6g),甘草一两(3g)。

【功用】 养血安神,清热除烦。

【主治】 虚烦不眠证。症见心悸盗汗,头目眩晕,口干咽燥,舌红,脉细弦。

【方解】 本方所治虚烦不眠证,是肝血不足,虚热内扰心神所致。方中酸枣仁养肝血,安心神为君药;川芎活血行气,调血养肝;知母养阴清热除烦,茯苓宁心安神为臣佐药;甘草培土缓肝,调和诸药为使。合而用之,具有养血安神、清热除烦的作用。

【临床运用】 本方证以肝血不足、虚烦不眠为辨证要点。虚热甚者,可加二至丸,或白芍、地黄以养阴清热;盗汗甚者,可加五味子、柏子仁安神敛汗;心悸甚者,加龙骨以镇惊。

朱砂安神丸(《医学发明》)

【组成】 朱砂半两(15g),黄连六钱(18g),甘草五钱半(16g),生地黄二钱半(8g),当归二钱半(8g)。

【功用】 镇心安神,养阴清热。

【主治】 心神烦乱。症见惊悸怔忡,失眠多梦,舌红,脉细数。

【方解】 本方证是由于阴血不足,心火偏亢,扰乱心神所致。方中朱砂质重性寒,专入心经,重可镇怯,寒能清热为君药;黄连苦寒清心泻火为臣;当归、生地黄养血滋阴为佐药;甘草益气和中,协调诸药,且防朱砂质重碍胃为使。诸药合用,具有镇心安神、养阴清热之功。

【临床运用】 本方为镇心安神的代表方,主治心火偏亢,阴血灼伤而致的心神烦乱诸症。胸中有痰热者,可加瓜蒌仁、竹茹;失眠甚者,加龙骨、酸枣仁、茯神等。方中朱砂含硫化汞,不宜多服、久服,以免汞中毒。阴虚、脾虚者忌用。

十四、治 风 剂

以辛散疏风或息风止痉药为主组成,具有疏散外风或平息内风作用,治疗风证的方剂,称为治风剂。治风剂的分类见表8-50。

表 8-50　治风剂的分类

分类	适应证	常用药物	代表方剂
疏散外风剂	外风病证	荆芥、防风、羌活、独活、川芎、薄荷	川芎茶调散、消风散、牵正散、小活络丹
平息内风剂	内风病证	羚羊角、钩藤、天麻、石决明	镇肝熄风汤、羚角钩藤汤、大定风珠

本类药剂中,介壳、矿石类质重潜镇药,用量宜大;虫类药温燥有毒,用量宜小,阴血亏虚者当慎用。

牵正散(《杨氏家藏方》)

【组成】 白附子、白僵蚕、去毒生全蝎各等份(各9g)(热酒调下)。

【功用】 祛风化痰,通络止痉。

【主治】 风中头面经络。症见口眼㖞斜,或面部麻木,时有抽动,舌淡苔白,脉弦。

【方解】 本方证是风痰阻于头面经络,属于中风证的中经络,俗称"面瘫"。方中白附子辛温发散,祛风化痰,长于治头面之风为君;僵蚕专于化痰祛风,全蝎善于通络止痉,两者配伍搜经脉之风痰,善能解痉为臣。三药合用,力专效宏,更用热酒调服,宣通血脉,引药入络,直达病所,使风祛痰消,经络通畅,病证可愈。

【临床运用】 本方为风中头面经络,症见口眼㖞斜的常用方。风痰偏于寒者较宜。若气虚血瘀、肝风内动引起口眼㖞斜者不宜使用。白附子、全蝎有毒,用量宜慎。

镇肝熄风汤(《医学衷中参西录》)

【组成】 怀牛膝、赭石各一两(30g),生龙骨、生牡蛎、生龟板、生白芍、玄参、天冬各五钱(15g),川楝子、生麦芽、茵陈各二钱(6g),甘草一钱半(5g)。

【功用】 镇肝息风,滋阴潜阳。

【主治】 阴虚阳亢,肝风内动的类中风。症见头目眩晕,目胀耳鸣,脑中热痛,心中烦热,或肢体渐觉不利,或口眼渐形歪斜,或面色如醉,甚或眩晕颠仆,脉弦长有力者。

【方解】 本方证是由肝肾阴虚,肝阳偏亢,阳亢化风,风阳上扰所致。方中重用怀牛膝补益肝肾之阴,更可引血下行,折其亢阳,赭石重镇降逆,平肝潜阳,皆为君药;龙骨、牡蛎、龟板潜阳息风,玄参、天冬、白芍滋养阴血、柔肝息风均为臣药;川楝子、茵陈(可用青蒿)疏泄肝火,生麦芽、甘草和中益胃,防金石伤胃,共为佐使。诸药合用,共奏镇肝息风、滋阴潜阳之效。

【临床运用】 本方为治疗类中风的常用方剂。若心中热甚加石膏;痰多者加胆南星;大便不实者去龟板、赭石,加赤石脂;头脑热痛较甚者,加菊花、黄芩、夏枯草、地龙等清热平肝药。

羚角钩藤汤(《通俗伤寒论》)

【组成】 羚角片一钱半(5g),双钩藤三钱(9g),霜桑叶二钱(6g),川贝四钱(12g),鲜生地黄五钱(15g),滁菊花三钱(9g),生白芍三钱(9g),甘草八分(3g),淡竹茹五钱(15g),茯神木三钱(9g)。

【功用】 凉肝息风,增液舒筋。

【主治】 肝经热甚,热极动风证。症见壮热神昏,烦闷躁扰,手足抽搐,发为痉厥,舌绛而干,或舌焦起刺,脉弦而数。

【方解】 本方证是肝经热盛,热极动风所致。方中羚羊角、钩藤凉肝息风,清热解痉为君药;桑叶、菊花辛凉疏泄,加强清热息风为臣药;生地黄、白芍滋阴增液,柔肝舒筋,贝母、竹茹清热化痰,茯神木宁心安神,皆为佐药;甘草调和诸药为使。诸药合用,具有凉肝息风、增液舒筋、清热化痰之功。

【临床运用】 本方为治热极动风的常用方。以高热、神昏、抽搐为辨证要点。如见热邪内闭,神志昏迷较重者,可与紫雪丹或安宫牛黄丸合用,以清热开窍;热伤阴液甚者,可加玄参、麦冬、石斛、阿胶以滋阴增液;痰多者可加胆南星、天竺黄清热化痰;抽搐甚者可加全蝎、蜈蚣息风止痉。

大定风珠(《温病条辨》)

【组成】 阿胶三钱(9g),生鸡子黄二枚(2枚),生龟板四钱(12g),生牡蛎四钱(12g),生鳖甲四钱(12g),生白芍六钱(18g),干地黄六钱(18g),麻仁二钱(6g),五味子二钱(6g),麦冬六钱(18g),炙甘草四钱(12g)。

【功用】 滋阴息风。

【主治】 阴虚风动证。症见手足震颤,徐徐抽动,神倦,脉气虚弱,舌绛少苔,或时有欲脱之势。

【方解】 本方为热病后期,真阴亏耗,虚风内动而设。方中阿胶、鸡子黄滋养阴液,柔肝息风为君药;生地黄、麦冬、白芍、龟板、鳖甲、牡蛎滋阴柔肝,潜阳息风为臣;麻仁润燥,五味子收敛气阴,防止虚脱为佐;炙甘草益气和中,调和诸药为使。合而用之,共收滋阴息风之功。

【临床运用】 本方为阴虚风动的常用方。若痰多者加天竺黄、贝母以清热化痰;低热者加白薇、地骨皮以凉血退蒸;兼气虚而喘者加人参;自汗加龙骨、浮小麦;心悸加茯神、人参。

十五、开 窍 剂

以芳香开窍药物为主组成,具有通关开窍作用,以治疗窍闭神昏的方剂,称为开窍剂。窍闭神昏证,有热闭和寒闭的不同,开窍剂的分类见表8-51。

表8-51 开窍剂的分类

分类	适应证	常用药物	代表方剂
凉开剂	热闭证	清热解毒、凉血解痉药	安宫牛黄丸、至宝丹,紫雪丹
温开剂	寒闭证	行气解郁化痰药	苏合香丸

本类方剂一般制成成药使用,开窍剂药物多芳香辛散,易耗气伤阴,只宜暂用,不可久服,临床多用于急救。对于元气虚极之脱证,禁用。

十六、固 涩 剂

以收敛固涩药物为主组成,具有敛汗、固精、止泻、止带等作用,治疗气、血、精、津耗散或滑脱的方剂,称为固涩剂。根据本类方剂的不同作用,可分为固表敛汗剂、涩精止遗剂、固崩止带剂、涩肠固脱剂(表8-52)。

表8-52 固涩剂的分类

分类	适应证	常用药物	代表方剂
固表敛汗剂	自汗、盗汗	黄芪、牡蛎、浮小麦	玉屏风散、牡蛎散
涩精止遗剂	遗精滑泄证	龙骨、牡蛎、沙苑蒺藜、莲须	金锁固精丸
固崩止带剂	崩漏带下病证	山药、椿根皮、海螵蛸、龙骨、牡蛎	固冲汤、完带汤
涩肠固脱剂	久泻久痢,滑脱不禁	肉豆蔻、赤石脂、诃子	真人养脏汤

固涩剂主要用于正气亏虚,滑脱不禁的病证。若邪气尚盛,正气未虚者不宜用,如热病多汗,湿热泻痢,火扰精室,实热崩带等,均非本类方剂所宜。

玉屏风散《丹溪心法》

【组成】 防风、黄芪各一两(各30g),白术二两(60g)。

【功用】 益气固表止汗。

【主治】 表虚自汗证。症见自汗恶风,面色㿠白,舌淡苔白,脉浮虚软,或体虚易感风邪者。

【方解】 本方证由卫气虚弱,不能固表所致。方用黄芪益气固表,为君药;白术健脾益气,助黄芪加强益气固表为臣药;二药合用,使气旺表实,则汗不能外泄,邪不易内侵。佐防风走表以祛风邪,合芪、术则补中有散。本方黄芪得防风,固表而不留邪,防风得黄芪,祛邪而不伤正。对于表虚自汗,或体虚易感风邪者,用之有益气固表、扶正祛邪之功。

【临床运用】 本方为表虚自汗证常用方。若表虚自汗不止者,可加浮小麦、牡蛎等以加强固表止汗的作用。本方用治慢性鼻炎、过敏性鼻炎易感风邪者,宜加苍耳子、辛夷花以疏风通窍。

金锁固精丸(《医方集解》)

【组成】 炒沙苑蒺藜、芡实、莲须各二两(各60g),煅龙骨、煅牡蛎各一两(各30g)。莲子粉糊为丸。

【功用】 补肾涩精。

【主治】 遗精滑泄。肾虚失藏,精关不固,症见遗精滑泄,腰酸耳鸣,倦怠乏力,舌淡苔白,脉细弱。

【方解】 遗精滑泄,主要在肾。方中沙苑蒺藜补肾固精为君药;莲子、芡实补肾涩精,莲子又能交通心肾,莲须、煅龙骨、煅牡蛎专以涩精共为臣佐。诸药合用,既可固外泄之精液,又能补亏损之肾气,标本兼顾,固涩精关之效甚佳,故以"金锁"名之。

【临床运用】 本方是肾虚遗精滑泄的常用方。临床运用可加五味子、金樱子、菟丝子以增强固肾涩精的作用。如兼见肾阳虚而腰酸尿频,舌淡苔白,脉沉弱者,可加补骨脂、山萸肉、肉苁蓉以温补肾阳;兼见肾阴虚而见梦遗,心烦不眠,舌红少津,脉细数者,可加龟板、女贞子、生地黄等以滋阴养肾;如阴虚有火,可加知母、黄柏以滋阴降火。

固冲汤(《医学衷中参西录》)

【组成】 炒白术一两(30g),生黄芪六钱(18g),煅龙骨八钱(24g),煅牡蛎八钱(24g),山萸肉八钱(24g),生杭芍四钱(12g),海螵蛸四钱(12g),茜草三钱(9g),棕榈炭二钱(6g),五倍子五分(1.5g)。

【功用】 补气健脾,固冲摄血。

【主治】 崩漏不止,或月经过多。症见色淡质稀,心悸气短,舌淡,脉细弱或虚大等。

【方解】 本方证为脾气虚弱,冲脉不固,不能摄血所致,以补气固涩为法。方中重用白术、黄芪补气健脾,固冲摄血为君药;山萸肉、白芍补益肝肾,敛阴养血为臣;煅龙骨、煅牡蛎、海螵蛸、棕榈炭、五倍子收敛固涩以止血,茜草活血祛瘀,使血止而不留瘀,共为佐药。合而用之,既能益气固冲,又能收敛止血,为治疗血崩证的标本兼顾之剂。

【临床运用】 本方是治疗崩漏或月经过多属气虚不能摄血的常用方。偏于虚寒者,加附子、炮姜炭温阳散寒,温经止血;若出血过多,面色苍白,肢冷脉微者,加人参、附子以回阳救逆。

完带汤（《傅青主女科》）

【组成】 炒白术一两(30g),炒山药一两(30g),人参二钱(6g),炒白芍五钱(15g),炒车前子三钱(9g),苍术三钱(9g),甘草一钱(3g),陈皮五分(1.5g),黑芥穗五分(1.5g),柴胡六分(1.8g)。

【功用】 补脾疏肝,化湿止带。

【主治】 脾虚肝郁带下证。症见带下色白或淡黄,清稀无臭,绵绵不止,面色无华,倦怠少气,舌淡苔白,脉缓或弱。

【方解】 本方证为脾虚肝郁,湿浊下注所致。方中白术、山药、人参健脾益气,白术兼以燥湿,山药兼以涩精为君药;苍术燥湿运脾,陈皮理气行滞,车前子利水祛湿,合主药健脾益气,化湿止带共为臣药;柴胡、白芍疏肝解郁,黑芥穗收敛止带为佐;甘草调和诸药为使。诸药合用,使脾气健运,肝气疏泄,清阳上升,湿浊得化,则白带自止。

【临床运用】 本方为治脾虚肝郁,湿盛带下的常用方剂。如兼肾虚腰酸痛者加杜仲、补骨脂、菟丝子以补肾壮腰;腹痛,加艾叶、香附以理气止痛;若白带清稀属寒者,加鹿角霜、巴戟天、炮姜以温阳固涩止带。

真人养脏汤（《太平惠民和剂局方》）

【组成】 人参、白术、当归各六钱(12g),煨肉豆蔻半两(15g),肉桂、炙甘草各八钱(各6g),白芍一两六钱(15g),木香一两四钱(9g),诃子一两二钱(15g),蜜炙罂粟壳三两六钱(20g)。

【功用】 涩肠固脱,温补脾肾。

【主治】 脾肾虚寒之久泻久利。症见大便滑脱不禁,或脱肛不收,腹痛喜得温按,倦怠食少,舌淡苔白,脉沉迟。

【方解】 本方证为脾肾虚寒,不能固摄所致久泻久利。方中重用罂粟壳涩肠固脱止泻为君;诃子涩肠止泻,肉桂、肉豆蔻温肾暖脾除阴寒以涩肠为臣;人参、白术补中健脾,当归、芍药和血养阴,木香醒脾理气、导滞以止痛为佐;甘草补中又合白芍缓急止痛为使。诸药合用,涩肠止泻以防水谷精气外泄为主,温肾暖脾使水谷精气化生为辅,使气血调和,久泻久利自愈。

【临床运用】 本方为脾肾虚寒,滑脱不禁的常用方。若脾肾虚甚,洞泄无度,可加干姜、附子以温补脾肾;气陷脱肛,加柴胡、升麻、黄芪以补气升阳举陷。泻利初起,属邪实者,禁用。

十七、驱 虫 剂

能驱除或杀灭人体寄生虫的药物,称为驱虫药;以驱虫药为主组成,具有安蛔、驱虫、消积等作用,治疗人体寄生虫病的方剂,称为驱虫剂。本类方剂以治疗肠道寄生虫病为主,常用药物有乌梅、使君子、苦楝根皮、槟榔、南瓜子等,代表方有乌梅丸等。

肠道寄生虫病有蛔虫病、钩虫病、蛲虫病、绦虫病等,虽各有临床特点,但大都具有脐腹疼痛,时发时止,痛后能食,或嗜食异物等,迁延日久,往往面黄肌瘦,肚腹胀大,青筋暴露,目睛无神。使用驱虫剂时,根据寄生虫的种类、病人体质、病情缓急适当配伍。如有积滞者,可配伍消导药;脾胃虚弱者,兼补脾胃等。

驱虫药一般于空腹时服用,以提高疗效。必要时适当配伍泻下药,以促虫体排出。某些驱虫药有毒,应用时必须注意剂量,孕妇、老弱病人应慎用。

乌梅丸(《伤寒论》)

【组成】 乌梅三百枚(480g),细辛六两(180g),干姜十两(300g),当归四两(120g),炮附子六两(180g),炒蜀椒四两(120g),桂枝六两(180g),黄柏六两(180g),黄连十六两(480g),人参六两(180g)。

【功用】 安蛔止痛。

【主治】 蛔厥证。症见腹痛时作时止,烦闷呕吐,甚则吐蛔,手足厥冷,脉沉伏或弦紧。亦治久泻久痢。

【方解】 蛔厥证是由胃热肠寒,寒热错杂,蛔动不安所致。方中乌梅味酸,安蛔止痛为君药。蜀椒、细辛以辛伏蛔,温脏祛寒;黄连、黄柏苦寒清热,以苦下蛔,共为臣药;干姜、桂枝、附子温脏祛寒,以辛伏蛔;人参、当归补气养血,合桂枝养血通脉,调和阴阳,共为佐使。前人经验"蛔得酸则安,得辛则伏,得苦则下"。本方酸苦辛味俱备,寒热并进,具有温脏清热、安蛔止痛的作用。

【临床运用】 本方为治疗上寒下热之蛔厥证的代表方。若无寒证者,可去桂枝、附子;正气未虚者,可去人参、当归;腹痛甚者,酌加木香、延胡索;呕吐甚者,酌加吴萸、半夏。加使君子、苦楝根皮、槟榔等增强驱虫作用。本方对胆道蛔虫症有较好的疗效,对于慢性痢疾、慢性肠炎属于寒热错杂者,亦可加减使用。

本章小结

方药基础知识包括中药与方剂。中药基本知识介绍了中药的性能,即四气五味、升降浮沉、归经、毒性,中药的炮制、用法、配伍、剂量、用药禁忌。方剂基础知识介绍了方剂的组成原则、组成变化、方剂的剂型。

中药共分19大类,以列表的形式将性味、功效、应用进行归纳;方剂共分17类,选出常用方50首,以便比较学习。

(刘全生　王玉华)

 目标测试

选择题

A1 型题

1. 中药的"七情"是指

    A. 寒、热、温、凉、平、有毒、无毒   B. 辛、甘、酸、苦、咸、淡、涩

C. 喜、怒、忧、思、悲、恐、惊　　　　D. 单行、相须、相使、相畏、相杀、相恶、相反

E. 升降沉浮

2. 中药配伍中,为相反关系的是

  A. 银花与连翘   B. 黄芪与茯苓   C. 半夏与生姜

  D. 白及与乌头   E. 绿豆与巴豆

3. 风寒表证而见咳喘者首选

  A. 紫苏   B. 桂枝   C. 麻黄

  D. 荆芥   E. 升麻

4. 菊花的功效是

  A. 疏散风热,解毒明目   B. 疏散风热,透疹,利咽喉

  C. 发表透疹,升阳,解毒   D. 和解泄热,疏肝,升阳

  E. 发表解肌,透疹,生津

5. 下列不是桔梗的功效的是

  A. 宣肺   B. 化痰   C. 排脓

  D. 解毒   E. 利咽

6. 煎药用具忌用

  A. 沙锅   B. 铁锅   C. 搪瓷器

  D. 瓦罐   E. 瓷罐

7. 桂枝汤的功效是

  A. 发汗解表,宣肺平喘   B. 温通心阳,平冲降逆

  C. 解肌发表,调和营卫   D. 发汗祛湿,止咳平喘

  E. 发汗解表,散寒祛湿

8. 具有活血行气、祛风止痛功能的中药是

  A. 川芎   B. 牛膝   C. 羌活

  D. 丹参   E. 柴胡

9. 四君子汤的君药是

  A. 人参   B. 白术   C. 茯苓

  D. 炙甘草   E. 当归

10. 四物汤的功用是

  A. 活血祛瘀   B. 养血清热   C. 补气通络

  D. 行气止痛   E. 补血和血

11. 有关君药的含义,错误的是

  A. 治疗主病   B. 治疗主证

  C. 在方剂中起主要治疗作用   D. 用量居方中各药之首

  E. 在任何方剂中必不可少

12. 四逆汤的主治症为

    A. 血虚寒厥　　　　　　B. 阳郁厥逆　　　　　　C. 阳虚寒厥

    D. 亡阳肢厥　　　　　　E. 热盛厥逆

13. 茵陈蒿汤的组成是

    A. 茵陈蒿、山栀、芒硝　　　　　　B. 茵陈蒿、山栀、大黄

    C. 茵陈蒿、芦根、大黄　　　　　　D. 茵陈蒿、黄芩、大黄

    E. 茵陈蒿、芦根、芒硝

A2 型题

14. 病人,男,18 岁。口舌生疮,心烦失眠,面赤口渴,舌红脉数。治疗宜选

    A. 地骨皮　　　　　　B. 赤芍　　　　　　C. 大黄

    D. 连翘　　　　　　E. 金银花

15. 病人,男,50 岁。身体困重,麻木,下肢浮肿,四肢痿软,小便短赤涩痛,苔黄腻,脉细数。治疗宜选

    A. 白术　　　　　　B. 苍术　　　　　　C. 茯苓

    D. 薏苡仁　　　　　　E. 猪苓

16. 病人,女,49 岁。巅顶头痛,干呕吐涎沫、甚则四肢厥冷,苔白,脉弦。治疗宜选

    A. 附子　　　　　　B. 肉桂　　　　　　C. 干姜

    D. 吴茱萸　　　　　　E. 细辛

17. 病人,女,35 岁。腹胀、食少、便溏,气短、神疲无力、面浮而色不华,肢体痿软无力,逐渐加重,苔薄白,脉细。治疗宜选

    A. 苍术　　　　　　B. 白术　　　　　　C. 猪苓

    D. 泽泻　　　　　　E. 车前子

18. 病人,女,18 岁。感冒后身热不甚,干咳无痰,咽干口渴,右脉数大。治疗应首选

    A. 杏苏散　　　　　　B. 泻白散　　　　　　C. 桑菊饮

    D. 桑杏汤　　　　　　E. 止嗽散

19. 病人,男,60 岁。呛咳少痰,气短自汗,口干舌燥,苔薄少津,脉虚数,证属久咳肺虚,气阴两伤。治疗应首选

    A. 天王补心丹　　　　　　B. 四物汤　　　　　　C. 酸枣仁汤

    D. 生脉散　　　　　　E. 朱砂安神丸

20. 病人四肢厥逆,恶寒蜷卧,呕吐不渴,腹痛下利,神衰欲寐,舌苔白滑,脉微细。治疗应首选

    A. 四逆汤　　　　　　B. 当归四逆汤　　　　　　C. 四逆散

    D. 右归丸　　　　　　E. 理中丸

21. 病人头痛眩晕,甚则欲仆,胸闷呕恶,苔白腻,脉弦滑。治宜用

    A. 镇肝熄风汤　　　　　　B. 川芎茶调散

C. 龙胆泻肝汤   D. 半夏白术天麻汤

E. 补中益气汤

22. 病人一身面目俱黄,黄色鲜明,腹微满,口中渴,小便不利,舌苔黄腻,脉沉数。治
宜用

A. 茵陈蒿汤   B. 三仁汤

C. 甘露消毒丹   D. 黄连解毒汤

E. 龙胆泻肝汤

23. 病人壮热烦渴,口干舌燥,面赤恶热,大汗,脉洪大有力。治宜用

A. 白虎汤   B. 白虎加人参汤

C. 竹叶石膏汤   D. 清暑益气汤

E. 凉膈散

B1 型题

(24 题和 25 题共用备选答案)

A. 泻肝火   B. 泻心火   C. 泻胃火

D. 泻肾火   E. 泻肺火

24. 龙胆草长于

25. 黄柏长于

(26 题和 27 题共用备选答案)

A. 清热泻火、除烦止渴   B. 清热泻火、滋阴润燥

C. 清热除烦、生津利尿   D. 泻火除烦、清热利湿、凉血解毒

E. 清热生津、消肿排脓

26. 知母的功效是

27. 栀子的功效是

(28 题和 29 题共用备选答案)

A. 泻下攻积   B. 泻下清肝   C. 泻下软坚

D. 泻下通便   E. 泻下利水

28. 大黄的功效是

29. 芒硝的功效是

(30 ~ 32 题共用备选答案)

A. 萹蓄   B. 金钱草   C. 石韦

D. 瞿麦   E. 萆薢

30. 善治血淋的药物是

31. 善治膏淋的药物是

32. 善治石淋的药物是

(33 题和 34 题共用备选答案)

    A. 少阳头痛   B. 厥阴头痛   C. 少阴头痛

    D. 太阳头痛   E. 阳明头痛

33. 细辛可以治疗

34. 吴茱萸可以治疗

(35 ~ 37 题共用备选答案)

    A. 党参   B. 熟地黄   C. 山药

    D. 黄芪   E. 杜仲

35. 补气养阴,固精止带的药物是

36. 益精血,滋肾阴,退潮热骨蒸的药物是

37. 补肝肾,强筋骨,安胎的药物是

(38 题和 39 题共用备选答案)

    A. 益气健脾,渗湿止泻   B. 益气生津,敛阴止汗

    C. 补肺益肾,止咳定喘   D. 益气健脾,养血安胎

    E. 益气补血

38. 生脉散的功用是

39. 参苓白术散的功用是

(40 题和 41 题共用备选答案)

    A. 温中行气,燥湿除满   B. 燥湿运脾,行气和胃

    C. 解表化湿,理气和中   D. 利水渗湿,温阳化气

    E. 温阳健脾,行气利水

40. 藿香正气散的功用是

41. 五苓散的功用是

(42 题和 43 题共用备选答案)

    A. 黄连   B. 杏仁   C. 石膏

    D. 熟地黄   E. 细辛

42. 小青龙汤的组成药物中含有

43. 九味羌活汤的组成药物中含有

第九章 | 常见病证及防护

09章 数字内容

学习目标

1. 熟悉各个病证的辨证论治。
2. 了解各个病证的概念、特征、发病原因及病机特点。

一、感　冒

感冒，是以感受以风邪为主的常见外感疾病，以鼻塞、流涕、喷嚏、恶寒、发热、头痛、脉浮为主要临床表现。病情轻者称"伤风"，病情重者称"重伤风"。在一个时期内广泛流行，证候多相类似者称为"时行感冒"。本病一年四季均可发生，尤以冬春两季、气候突变之时多见。

【病因病机】　感冒因六淫、时行疫毒之邪袭表，致卫表不和，肺失宣肃而为病，发病还与机体正气强弱、感邪轻重有关。又因"风为百病之长"，常同时兼感寒、热、暑湿等外邪，其中以风寒、风热两者最为常见。

肺合皮毛，开窍于鼻，上系咽喉，外邪从皮毛、口鼻入侵，首先犯肺。肺气失宣而见鼻塞流涕、咽痒咳嗽；卫表不和则见恶寒、发热、头痛等症。

【辨证论治】　感冒邪在肺卫，属于表证，以实证多见。《素问·阴阳应象大论》记载"其在皮者，汗而发之"。治疗以解表达邪为原则。临床上分风寒与风热两证，风寒证治以辛温解表，风热证治以辛凉解表。

（一）风寒证

[临床表现]　恶寒重，发热轻，无汗，头痛，肢体酸痛，鼻塞声重，喷嚏流涕，喉痒咳嗽，痰多稀白，苔薄白而润，脉浮紧。

[治法]　辛温解表，宣肺散寒。

［方药］　轻证可用葱豉汤,重证可用荆防败毒散加减。

药如荆芥、防风、苏叶、白芷、豆豉、葱白头、生姜等。

应酌情加宣肺化痰药,如前胡、桔梗、杏仁、陈皮之类;若恶寒重,无汗者,加麻黄、桂枝以加强辛温散寒之力。

(二)风热证

［临床表现］　发热,微恶风寒,或有汗,头痛鼻塞,咽痛或红肿,咳嗽痰稠,舌苔薄黄,脉浮数。

［治法］　辛凉解表,宣肺清热。

［方药］　银翘散加减。

药如金银花、连翘、桑叶、菊花、淡豆豉、黑山栀、薄荷等。

应酌情配合清肺化痰药,如前胡、杏仁、桔梗、象贝母之类。若时行感冒病情重,可酌加大青叶、板蓝根、草河车等;热甚咳重痰黄稠者,可酌加黄芩、知母、瓜蒌皮以清解肺热;咽红肿痛者可酌加玄参、射干、土牛膝以清热解毒利咽。

(三)暑湿证

［临床表现］　发热心烦,有汗不解,头身困重,胸闷泛恶,小便黄赤,大便溏泄,舌红苔腻,脉濡数等。

［治法］　清解暑热,芳香化湿。

［方药］　新加香薷饮加减。

药如香薷、豆卷、藿香、佩兰、扁豆花、青蒿、金银花、连翘、六一散等。

如暑热偏重,加黄连或黄芩、栀子清解暑热;若湿邪偏重,酌加苍术、厚朴、半夏、陈皮健脾燥湿之类。成药可用藿香正气散(片)。

【预防护理】　感冒是临床常见病,感冒期间注意休息。平时应适当体育锻炼,增强体质。气候变化时应及时增减衣被。时行感冒病人,应及时隔离,早期治疗,防止交叉感染。流行期可用贯众 15 克,板蓝根 15 克,甘草 3 克,水煎服,一日一次,连服三日,有一定的预防作用。解表中药煮沸后文火煎煮 5 ~ 10 分钟即可,久煎会降低药效。汤药趁热服用,服后覆被取汗,也可进热粥以助药力。汗出后应注意避风,以防复感。

【结语】　感冒为临床常见的外感疾病,以鼻塞、流涕、喷嚏、恶寒、发热、头痛、脉浮为主要临床表现。病因病机为六淫、时行疫毒,在人体卫外功能减弱,不能调节应变之时,从口鼻、皮毛入侵,致邪犯肺卫,卫表不和而致。感冒辨证属于表实,邪在肺卫。治疗以解表达邪为主,风寒证治以辛温解表,风热证治以辛凉解表,暑湿证治以清暑化湿。本病预后良好,但若失治误治,当防诱发他病。

病人,女,35岁。因气温骤变,调摄不当,出现发热、恶风、出汗、头痛、咽痛等症,伴咳嗽,咳痰黄稠,鼻塞,流黄浊涕,口干欲饮到医院就诊。查体:体温38.9℃,面赤,舌红,苔薄黄,脉浮数。

请问:1. 该病人最可能的中医诊断(包括病、证)是什么?

2. 应采用什么治法?

3. 临床应选用什么方药治疗?

二、咳　　嗽

咳嗽,是指肺失宣降,肺气上逆,以咳嗽为主,咳吐痰液的一种病证,也是肺系疾病的主要症状之一。

【病因病机】 咳嗽的原因,有外感和内伤两大类。外感咳嗽是六淫外邪袭肺所致,内伤咳嗽由于脏腑功能失调所产生。

1. 外感咳嗽(暴咳) 六淫外邪,侵袭肺系,多因肺卫功能减退或失调,遇气候突变、冷热失常之时,六淫外邪,尤其是风、寒、燥、热之邪,从口鼻或皮毛而入,致肺失宣肃,肺气上逆引起咳嗽。临床上表现有风寒、风热、风燥等不同证候。

2. 内伤咳嗽(久咳) 为脏腑功能失调所致。肺脏虚损或其他脏腑有病影响于肺时,均可导致内伤咳嗽。常见的有肺脏虚损、痰浊蕴肺、肝火犯肺三种。

外感咳嗽如迁延失治,邪伤肺气,可逐渐转为内伤咳嗽;内伤咳嗽由于肺脏损伤,卫气不固,易感外邪,而使病程缠绵,咳嗽加重。

【辨证施治】 首先应区别是外感咳嗽(暴咳)或内伤咳嗽(久咳),治疗应分清邪正虚实。暴咳多为新病,常突然发病,可见到肺卫表证,多属邪实,治以宣肺散邪为主;久咳多为宿病,常反复发作,迁延不愈。如见肺脏虚证,治当补虚为主,如为痰浊蕴肺、肝火犯肺者,多为邪实正虚,治当祛邪兼以扶正。

(一) 外感咳嗽(暴咳)

1. 风寒咳嗽

[临床表现] 咳嗽声重有力,咳痰稀白,常伴有鼻塞喷嚏,时流清涕,恶寒无汗,头痛身楚等表证,舌苔薄白,脉浮紧。

[治法] 疏风散寒,宣肺化痰。

[方药] 杏苏散加减。

药如紫苏叶、杏仁、前胡、桔梗、陈皮、半夏、生姜。

表寒重者可加麻黄,增加宣肺散寒之力。

2. 风热咳嗽

[临床表现]　咳嗽频剧，痰黄且稠，口渴咽痛，可伴有身热，头痛，恶风，舌苔薄黄，脉浮数。

[治法]　疏风清热，宣肺止咳。

[方药]　桑菊饮加减。

药如桑叶、菊花、薄荷、连翘、前胡、杏仁、桔梗、牛蒡子。

热盛可加黄芩、栀子清解里热；声哑咽痛加射干、马勃、山豆根解毒利咽。

3. 燥邪犯肺

[临床表现]　咳嗽痰少或干咳无痰，鼻燥咽干，或见恶风发热，舌边尖红，质干少津，脉浮数。

[治法]　疏风清肺，润燥止咳。

[方药]　桑杏汤加减。

药如桑叶、杏仁、川贝、桑白皮、沙参、麦冬、天花粉。

恶风发热无汗可加荆芥、防风。津伤较重者，加石斛、玉竹养阴生津。痰中带血者可加鲜茅根、生地黄以凉血止血。

（二）内伤咳嗽（久咳）

1. 肺阴虚

[临床表现]　起病缓慢，干咳少痰，或痰中带血，口干咽燥，午后颧红，五心烦热，失眠盗汗，消瘦神疲，舌质红，脉细数。

[治法]　养阴清肺止咳。

[方药]　沙参麦冬汤加减。

药如沙参、麦冬、玉竹、天花粉、百合、川贝母、甜杏仁。

午后潮热酌加银柴胡、地骨皮、胡黄连以滋阴清热。痰中带血可加牡丹皮、栀子、白茅根以凉血止血。

2. 痰浊蕴肺

[临床表现]　咳嗽重浊，痰多易咯，胸脘痞闷，纳呆神倦，舌苔白腻，脉濡滑。

[治法]　燥湿健脾，化痰止咳。

[方药]　二陈汤加味。

药如陈皮、半夏、茯苓、甘草、苍术、厚朴、杏仁。

痰多色白、胸闷气急者，加紫苏子、白芥子、莱菔子以降气平喘。痰黄且稠者加黄芩、瓜蒌皮；或用清金化痰汤以清热化痰宣肺。

3. 肝火犯肺

[治法]　气逆咳嗽阵作，咳时面赤咽干，牵引胸胁疼痛，痰少质黏难咯，舌苔薄黄少津，脉弦数。

[治法]　清肝泻肺，化痰止咳。

［方药］　泻白散合黛蛤散加减。

药如桑白皮、地骨皮、生甘草、黄芩、栀子、竹茹、陈皮、黛蛤散。

胸闷气逆加枳壳、桔梗、郁金以理气解郁和络。心烦少寐,舌红口干,加黄连、竹叶以清心泄火。痰黄稠难咳加海浮石、象贝母、冬瓜子以清热豁痰。火郁伤津加沙参、麦冬、天花粉清热生津。

【预防护理】　咳嗽的预防,首先应注意气候变化,注意防寒保暖,避免受凉;饮食不宜肥甘、辛辣及过咸,戒烟酒。适当参加体育锻炼,增强体质,提高机体抗病能力。内伤咳嗽在缓解期,应坚守"缓则治其本"的原则,补虚固本以图根治。

【结语】　咳嗽是肺系疾病的主要症状之一,又是一个以症状命名的独立病证。病因有外感、内伤之分。外感咳嗽为六淫外邪犯肺,以风寒、风热、风燥多见。内伤咳嗽为脏腑功能失调,有肺虚、痰浊、肝火之不同。咳嗽病位在肺,与脾、肝、肾等脏有关。基本病机为肺失宣肃,肺气上逆。辨证当分清外感与内伤,外感新病多属邪实,治以祛邪利肺。内伤咳嗽多属邪实正虚,治以祛邪止咳,扶正补虚。咳嗽的治疗除直接治肺外,还应注意治脾、治肝、治肾的整体治疗。咳嗽虽有外感、内伤之分,但两者关系密切,常相互影响。另外,咳嗽是人体祛邪外达的一种病理表现,治疗决不能单纯止咳,以防敛涩留邪,须针对病因治疗。

病例分析

病人,女,21 岁。因淋雨受凉后出现咳嗽,咳声重着有力,咳痰清稀色白,伴鼻塞喷嚏,时流清涕,恶寒无汗,头痛,全身酸痛,到医院就诊。查体:体温 37.8℃,舌苔薄白,脉浮紧。

请问:1. 该病人最可能的中医诊断(包括病、证)是什么?

2. 应采用什么治法?

3. 临床应选用什么方药治疗?

三、喘　证

喘证是以呼吸困难,甚则张口抬肩、鼻翼扇动、难以平卧为特征的一种病证。严重时喘促持续不解,甚则发展为喘脱。

【病因病机】　喘证的病因有外感和内伤两个方面。外感为六淫乘袭,内伤可由七情、饮食、劳欲及久病体虚所致。病机有虚实之分:有邪者为实,因邪壅于肺,宣降失司所致;无邪者属虚,因肺不主气,肾失摄纳而成。

喘证的病位主要在肺和肾,与肝、脾、心有关。肺主气,司呼吸,若外邪袭肺或他脏之病及肺,致肺失宣降,呼吸不利,气逆而喘;久病肺虚,气失所主,亦可致喘。肾主纳气,为气之根,如肾元不固,摄纳失常,气不归元,则气逆于肺而喘。

1. 外邪侵袭　以风寒和风热最为常见。风寒袭肺,腠理郁闭,肺气壅塞,宣降失常,上逆为喘。风热犯肺,或寒郁化热,热不得泄,肺气胀满,清肃失司,气逆为喘。

2. 饮食失节　饮食生冷、肥甘厚味,脾失健运,积湿生痰,或素体痰湿偏盛,上干于肺,肺气为之壅塞,升降不利而喘。

3. 七情所伤　多因忧思气结,肺气不得宣发或郁怒伤肝,肝气上逆,肺气不降或肺气郁滞,水液凝聚为痰,痰气上逆而喘。

4. 劳欲久病　久咳伤肺,或病久肺虚,清肃失司而气短喘促,病久肾亏,或劳欲伤肾,或年老体衰,真元不足,肾不纳气,则喘促气短,动辄尤剧。

以上诸因总不外乎邪实和正虚两方面。正如张景岳所说:"实喘者有邪,邪气实也;虚喘者无邪,元气虚也。"

【辨证论治】　喘证的辨证,首当分清虚实。实喘者起病较急,病程较短,声高气粗,胸部胀满,唯以呼出为快;虚喘者起病较缓,病程较长,声低气怯,呼吸短促难续,深吸为快。实喘的治疗重在祛邪利气,而虚喘的治疗重在培补摄纳。

(一) 实喘

1. 风寒束肺

[临床表现]　喘促气急,胸闷气塞,咳嗽痰多,咳痰色白,稀薄多沫,伴有恶寒发热,头痛无汗等表证,苔薄白,脉浮紧。

[治法]　宣肺、散寒、定喘。

[方药]　三拗汤加味。

药如麻黄、杏仁、甘草、前胡、陈皮、半夏等。

寒邪偏重者加桂枝、细辛、干姜温肺化痰,喉中痰鸣加紫苏子、紫菀、白前等以化痰降气。

2. 热邪壅肺

[临床表现]　咳喘气粗,甚至鼻翼扇动,痰黄稠,难于咳出,胸闷疼痛,身热面红,烦躁多汗,舌红,苔黄,脉数。

[治法]　疏风清热,宣肺平喘。

[方药]　麻杏石甘汤加味。

药如麻黄、杏仁、石膏、甘草、桑皮、黄芩、海蛤粉。

喉中痰鸣,不得平卧,舌苔腻,脉滑者,酌加葶苈子、射干、竹沥、半夏、地龙等泻肺化痰平喘。痰黄稠厚如脓者,加鱼腥草、金荞麦。高热烦渴者加知母以清热养阴。

3. 痰浊阻肺

[临床表现]　喘咳气促,胸中满闷,痰多黏腻,咯之不爽,纳呆呕恶,苔白厚腻,脉滑。

［治法］　祛痰、降气平喘。

［方药］　二陈汤合三子养亲汤加减。

药如陈皮、半夏、茯苓、杏仁、川朴、紫苏子、莱菔子、白芥子等。

咳痰黄稠，喘急面红，烦热口干，苔黄腻，脉滑数，此属痰热壅肺，治宜清热涤痰，去川朴、白芥子，加桑皮、知母、瓜蒌皮、海蛤粉。如痰涌量多，不得平卧，大便秘结者，可再加葶苈子、桑白皮以泻肺涤痰平喘。

（二）虚喘

1. 肺虚

［临床表现］　呼吸气促，咳声低微，语言无力，自汗畏风，或咽干口燥，午后低热面赤，舌质偏红，脉软弱或细数。

［治法］　补肺益气养阴。

［方药］　生脉散加味。

药如沙参、麦冬、五味子、白术、茯苓、甘草、川贝母、玉竹。

时觉形寒，咳痰稀薄，肺虚有寒者，加黄芪、干姜以温肺益气。

2. 肾虚

［临床表现］　喘促日久，呼多吸少，动辄喘甚，甚至张口抬肩，不能平卧，形瘦神疲，汗出肢冷，甚则小便不利，肢体水肿，舌质淡，脉沉细。

［治法］　补肾纳气。

［方药］　金匮肾气丸合参蛤散加减。

药如附子、肉桂、熟地黄、山萸肉、怀山药、五味子、补骨脂、人参、蛤蚧等。

前方温补肾阳，后方纳气归肾。肾阴虚者，用七味都气丸合生脉散，以滋阴纳气。本证到危重阶段可出现喘逆不已、烦躁不安、肢冷汗出、脉浮大无根等阳气欲脱之象，此为"喘脱"，宜大剂参附汤回阳救脱。

【预防护理】　本病的预防，未病要慎风寒，适寒温，节饮食，少食肥甘厚味及辛辣刺激之品，以免损伤脾胃助湿生痰；调节情志，避免不良精神刺激；适当锻炼，增强体质，提高机体抗病能力。已病则应早期治疗，力求根治，防止久病损伤肺肾，引起虚喘而难以治愈。

【结语】　喘证是以呼吸困难，甚则张口抬肩、鼻翼扇动、难以平卧为特征的一种病证。喘证病因有外感和内伤两个方面。外感为六淫乘袭，内伤可由七情、饮食、劳欲及久病体虚所致。主要病机为肺失宣降，肺气上逆，或肾失摄纳而成。病位主要在肺和肾，与肝、脾、心有关。辨证，首当分清虚实。实喘者起病较急，病程较短，声高气粗，胸部胀满，唯以呼出为快；虚喘者起病较缓，病程较长，声低气怯，呼吸短促难续，深吸为快。实喘的治疗重在祛邪利气，而虚喘的治疗重在培补摄纳。

病人,男,58岁。有慢性肺病史30余年,因感冒治疗不当,出现咳喘,呼吸气促,鼻翼扇动,痰黄稠,难于咳出,伴胸闷,身热面红,烦躁多汗,舌红,苔黄,脉数。

请问:1. 该病人最可能的中医诊断(包括病、证)是什么?

2. 应采用什么治法?

3. 临床应选用什么方药治疗?

四、呕　　吐

呕吐是指胃气上逆,迫使胃内容物从口吐出的病症。古人以无物有声谓之呕,又称干呕;有物无声谓之吐,合称为呕吐。呕吐既是一种病症,但有时又是排出胃中有害物质的保护性反应。如胃中停积痰饮、宿食,以及误食毒物,以致欲吐不能或吐而未尽时,此时不但不能制止其呕吐,相反应该因势利导,促使其呕吐以荡涤病邪,达到邪去病除,呕吐自止的目的。

【病因病机】　胃主受纳,以和为主,以降为顺。若因外邪侵袭,七情内伤,饮食不当,或素体脾胃虚弱,均可导致胃失和降,胃气上逆而出现呕吐。其中尤以饮食不节所致者最为常见。

1. 饮食不当　暴饮暴食,或过食生冷油腻之物,或误食腐败不洁饮食,积于中脘可致胃气上逆而引起呕吐。

2. 外邪犯胃　风寒暑湿之邪以及秽浊之气侵犯胃腑,以致胃失和降,胃气上逆而引起呕吐。

3. 七情内伤　忧思恼怒,肝失条达,横逆犯胃,胃失和降而导致呕吐。

4. 脾胃虚弱　脾胃素虚,中阳不振,和降失常,或因胃阴不足,胃失润降,不能承受水谷,均可发生呕吐。

【辨证论治】　呕吐,首当明辨虚实。实证多为外邪、饮食所伤,起病较急,来势较猛,病程较短;虚证多为脾胃气阴亏虚,起病缓慢,病程较长或时作时止。治法以和胃降逆为主。邪实者以祛邪为治,或祛邪,或消食,或化痰解郁;虚者以扶正为法,或健运脾胃,或益气养阴。

（一）实证

1. 外邪犯胃

[临床表现]　突然呕吐,发病急暴,伴有恶寒发热,头痛体楚,或胸脘痞闷,不思饮食,苔薄白或白腻,脉濡缓或浮缓。

［治法］ 疏邪解表,化浊和胃。

［方药］ 藿香正气散加减。

药如藿香、紫苏、川朴、半夏、陈皮、茯苓、大腹皮。

表邪偏重,寒热无汗,头痛体楚者,可加荆芥、防风以祛风解表。夏令感受暑湿,除呕吐外,兼身热、心烦、口渴者,去苏叶,加黄连、香薷、荷叶以清解暑热。兼宿食停滞,胸闷腹胀者,加枳壳、神曲、莱菔子以消食导滞。

2. 食滞内停

［临床表现］ 呕吐酸腐,脘腹胀满,疼痛拒按,嗳气厌食,得食愈甚,吐后反快,大便或溏或秘,舌苔垢腻,脉滑实。

［治法］ 消食化滞,降逆和胃。

［方药］ 保和丸加减。

药如姜半夏、橘皮、山楂、神曲、莱菔子、茯苓。

因肉食积滞可重用山楂;面食积滞重用莱菔子;米麦饭积加焦谷麦芽;酒积加葛花;若食积较重,腹胀便秘者,可合小承气汤以通腑导滞。

3. 痰饮内阻

［临床表现］ 呕吐清水痰涎,头眩心悸,脘部辘辘有声,不欲饮食,舌苔白腻,脉弦滑。

［治法］ 温化痰饮,和胃降逆。

［方药］ 小半夏汤合苓桂术甘汤加减。

药如姜半夏、茯苓、桂枝、白术、橘皮、生姜。

脘部痞胀,苔厚者,去白术,加苍术、川朴行气化湿;兼胸闷口苦,舌苔黄腻者,为痰郁化热,去桂枝,加竹茹、黄连以清化痰热。

4. 肝气犯胃

［临床表现］ 呕吐吞酸,嗳气频频,胸胁胀痛,烦闷不舒,每遇情志不遂时发作尤甚,舌边红,苔薄腻,脉弦。

［治法］ 疏肝理气,和胃降逆。

［方药］ 四逆散合半夏厚朴汤加味。

药如带皮苏梗、柴胡、白芍、枳实、姜半夏、川朴、茯苓、香附、郁金。

若气郁化火、烦热口渴,口苦舌红者,加左金丸、黄芩、黑栀子等。

（二）虚证

1. 脾胃虚寒

［临床表现］ 饮食稍有不慎,即见呕吐,时作时止,脘腹痞满,食入难化,面白少华,倦怠乏力,喜暖怕冷,四肢不温,大便溏薄,舌质淡,脉濡弱。

［治法］ 温中健脾,和胃降逆。

［方药］ 理中汤加味。

药如党参、白术、干姜、半夏、陈皮、茯苓、甘草。

呕吐清水者加吴茱萸、生姜以温中降逆止呕。四肢厥冷者加附子、肉桂以温补脾阳。

2. 胃阴不足

[临床表现] 时时干呕泛恶,或反复呕吐而量不多,脘部嘈杂,饥而不欲食,口干咽燥,舌红少津,脉细数。

[治法] 滋养胃阴,降逆止呕。

[方药] 叶氏养胃汤加减。

药如沙参、麦冬、石斛、玉竹、扁豆、姜半夏、大枣。

呕吐甚者可加橘皮、竹茹以和胃降逆。津伤过甚者减半夏用量,加生地黄、天花粉、知母以养胃生津。大便干结者加火麻仁、瓜蒌仁以润肠通便。

【预防护理】 平素应起居有常,生活有节,避免外邪侵袭;保持心情舒畅,避免精神刺激,对于肝气犯胃者,尤当注意;饮食有节,勿暴饮暴食或过食辛辣、生冷之品。呕吐发作时应食清淡流质或半流质饮食,避免刺激性气味的食物及药物,服药时应少量频服,可加少量生姜或姜汁,密切观察病情变化,以免变生他病。

【结语】 呕吐是指胃气上逆,迫使胃内容物从口吐出的病症。其主要病机为胃失和降,胃气上逆。本证分虚实两类,实证多见于外邪犯胃、饮食停滞、痰浊内阻及肝气犯胃;虚证多见于脾胃虚寒、胃阴不足。辨证当先辨虚实。实证多为外邪、饮食所伤,起病较急,来势较猛,病程较短;虚证多为脾胃气阴亏虚,起病缓慢,病程较长或时作时止。治法以和胃降逆为主。邪实者以祛邪为治,或祛邪,或消食,或化痰解郁;虚者以扶正为法,或健运脾胃,或益气养阴。一般实证易治,虚证及虚实夹杂者,病程长,且易反复发作,较为难治。

 病例分析

病人,女,17岁。因饮食不节,加之不慎受凉后,突然出现呕吐,伴恶寒发热,头痛,肢体酸楚,不思饮食,到医院就诊。查体:体温37.8℃,舌苔白腻,脉濡缓。

请问:1.该病人最可能的中医诊断(包括病、证)是什么?

2.应采用什么治法?

3.临床应选用什么方药治疗?

五、泄 泻

泄泻是指排便次数增多,粪便稀薄,完谷不化,甚则如水样而言。一般以大便溏薄,病势较缓者为泄;大便清稀如水,直下者为泻。两者虽有轻重,但无明显区别,故统称为泄泻。

【病因病机】 泄泻的发生,主要与感受外邪、饮食所伤、情志失调、脾胃虚弱或肾阳虚衰等有关。基本病机为脾虚湿盛,胃肠功能失常。

1. 感受外邪　六淫外邪中尤以寒、湿、暑、热之邪引起腹泻为多见。其中以感受湿邪致泻者最多,故《内经·阴阳应象大论》称"湿胜则濡泻"("胜"通"盛")。临床上寒、暑、热等病邪往往与湿邪合并而发病,因此有寒湿泻、暑湿泻及湿热泻等类别。

2. 饮食所伤　饮食过量,宿滞内停,或恣食油腻,或误食生冷不洁之物,都能损伤脾胃,导致运化失司而产生泄泻。

3. 情志失调　脾胃素虚之人,受到情志的刺激,如忧思伤脾,或郁怒伤肝,肝气横逆乘脾犯胃,脾胃受制,运化失常而致泄泻。

4. 久病体虚　劳倦内伤,久病缠绵,脾胃虚弱,进而导致阳气虚衰,不能腐熟水谷,运化精微,造成水谷停滞,清浊不分,混杂而下;或久病及肾,命门火衰,不能温煦脾阳,致水谷不化而引起泄泻。

综上所述,脾虚湿盛是导致本证的重要因素。泄泻的外因主要是湿盛,内因主要是脾虚。但在病变发展过程中,脾虚往往产生湿邪,湿盛常常导致脾虚,所以脾虚与湿盛是互为因果、互相影响的。一般而言,急性暴泻多因湿盛伤脾,病属实证。慢性久泻多为脾虚生湿,病属虚证。但暴泻迁延不愈,日久亦可由实转虚;久泻脾虚如果复为湿邪所伤亦可成为虚中夹实。

【辨证论治】　泄泻分为暴泻和久泻两类。病位在脾胃与大、小肠,和肝肾密切相关。辨证须分清寒热虚实。一般粪便清稀,臭气不甚,腹痛喜温的属寒;粪便黄褐,味臭较重,肛门灼热的属热;腹泻而腹部疼痛,按之痛剧,泻后痛减的属实;病程较长,腹痛不甚,喜按喜暖的属虚。治法以运脾化湿为主。暴泻以湿盛为主,重在化湿,佐以分利,参以淡渗。根据寒湿、湿热和伤食的不同采用温化寒湿、清化湿热、消食之法。久泻以脾虚为主,当健脾祛湿。根据脾虚、肾虚、肝郁的不同,采用健脾化湿、温补脾肾、疏肝健脾之法。

（一）暴泻

1. 寒湿泄泻

[临床表现]　腹痛肠鸣,泻下清稀,甚或水样,口淡不渴,或兼恶寒发热,头痛肢酸,舌苔白腻,脉濡缓或浮缓。

[治法]　解表散寒,芳香化浊。

[方药]　藿香正气散加减。

药如藿香、佩兰、紫苏、苍术、厚朴、煨木香、陈皮、茯苓、神曲。

表寒重者可加荆芥、防风等以增强疏散风寒之力。湿邪偏重兼胸脘闷痞,肢体倦怠,舌苔厚腻者,可加薏苡仁、制半夏、白蔻仁以助燥湿健脾。尿少更加泽泻、车前以增强淡渗利尿之功。

2. 湿热泄泻

[临床表现]　腹痛肠鸣,泻下急迫,粪色黄褐而臭,肛门灼热,心烦口渴,小便短赤,

舌苔黄腻,脉濡数。

[治法] 清热利湿。

[方药] 葛根芩连汤加减。

药如葛根、黄芩、黄连、金银花、煨木香、六一散。

暑湿重者,加藿香、佩兰以清暑化湿;湿偏重苔厚腻者,加苍术、薏苡仁、车前子、厚朴健脾化湿;热偏重,发热高,烦渴甚者,加连翘、知母清热除烦;夹食滞者,加神曲、山楂消积导滞。

3. 伤食泄泻

[临床表现] 腹痛肠鸣,泻下粪便臭如败卵,脘腹胀满,嗳腐酸臭,泻后痛减,舌苔垢腻,脉滑数。

[治法] 消食导滞。

[方药] 保和丸加减。

药如神曲、山楂、麦芽、莱菔子、炙鸡内金、陈皮、茯苓、木香。

食滞甚而泻下不畅,腹部胀痛者,加大黄、枳实、槟榔等以荡涤积滞。

(二) 久泻

1. 脾虚泄泻

[临床表现] 病程较长,大便时溏时泻,内夹不消化食物,常反复发作。饮食稍不慎,大便次数即明显增加。食欲缺乏,食后脘痞不适,腹胀肠鸣,面色萎黄,精神倦怠,舌淡苔白,脉缓弱。

[治法] 健脾化湿。

[方药] 参苓白术散加减。

药如党参、白术、茯苓、山药、扁豆、薏苡仁、陈皮、木香、砂仁、神曲。

脾虚而兼形寒肢冷,腹部冷痛,脉迟者,宜加附子、肉桂、干姜以温中散寒。久泻不止,脱肛不收,脾气虚陷者,可加黄芪、升麻、柴胡以益气升提。

2. 肾虚泄泻

[临床表现] 病程日久,泄泻多在黎明前后,先是脐下隐痛,肠鸣即泻,泻后痛减,腹部喜暖,形寒肢凉,食欲缺乏,舌淡苔白,脉沉细。

[治法] 温补脾肾。

[方药] 附子理中汤合四神丸加减。

药如党参、白术、煨姜、附子、补骨脂、肉豆蔻、吴茱萸、五味子、煨木香。

滑泄不止,可加诃子肉、赤石脂以固涩止泻。年老体衰、中气虚陷者,可加黄芪、升麻以升阳举陷。

3. 肝郁泄泻

[临床表现] 常因精神刺激,或情绪紧张而发生腹痛腹泻,泻后痛减,粪便稀薄,内夹泡沫,伴胸胁痞闷,嗳气食少,苔薄白,脉弦细。

[治法] 疏肝健脾。

［方药］　痛泻要方合四逆散加减。

药如防风、白芍、白术、陈皮、柴胡、枳壳、甘草、煨木香。

痛久泻甚者可酌加党参、茯苓、山药、扁豆以健脾益气。

【预防护理】　加强饮食卫生和水源管理,不吃腐败变质的食物,不喝生水,生吃水果要洗干净,要养成饭前便后洗手的良好习惯。泄泻病人要给予清淡易消化的食物,忌食生冷油腻辛辣刺激等食物。

【结语】　泄泻是指排便次数增多,粪便稀薄,完谷不化,甚则如水样而言。病因主要与感受外邪、饮食所伤、情志失调、脾胃虚弱、肾阳虚衰等有关。基本病机为脾虚湿盛,胃肠功能失常。病位在脾胃与大、小肠,和肝、肾密切相关。泄泻分为暴泻和久泻两类。在辨证上须分清寒热虚实。一般粪便清稀,臭气不甚,腹痛喜温的属寒;粪便黄褐,味臭较重,肛门灼热的属热;腹泻而腹部疼痛,按之痛剧,泻后痛减的属实;病程较长,腹痛不甚,喜按喜暖的属虚。治法以运脾化湿为主,暴泻以湿盛为主,重在化湿,佐以分利,参以淡渗。久泻以脾虚为主,当健脾祛湿。暴泻不可骤用补涩,以免关门留寇;久泻不可分利太过,以防劫伤阴液。

 病例分析

病人,女,52岁。近1年来,大便时溏时泻,反复发作,饮食稍有不慎,大便次数即明显增加,内夹不消化食物,伴食欲缺乏,食后脘痞不适,腹胀肠鸣,精神倦怠,面色萎黄,舌淡苔白,脉缓弱。1个月前曾做肠镜检查,未见明显异常。

请问:1. 该病人最可能的中医诊断(包括病、证)是什么?

　　　2. 应采用什么治法?

　　　3. 临床应选用什么方药治疗?

六、胃　　痛

胃痛,又称胃脘痛,是指以上腹胃脘部近心窝处疼痛为主症的病证。该病在脾胃病变中最为常见。

【病因病机】　胃痛的病位主要在胃,与肝、脾关系密切。其发生常因外邪犯胃、饮食伤胃、情志不畅和脾胃素虚,致胃气郁滞,和降失司,不通则痛或不荣则痛。

1. 饮食不节　每因过食生冷,寒积于胃,或偏嗜辛辣,热郁于中,或饥饱过度,脾胃气滞,或外感寒邪,内犯于胃,致使气机凝滞,胃气不和,收引作痛。

2. 情志失调　忧思恼怒,情志不遂,肝失疏泄,气机郁滞,横逆犯胃,胃失和降,发为胃痛。或肝郁日久,化火生热,逆反胃腑,肝胃郁热,热灼而痛,或肝气郁结,气滞血瘀,而致胃痛。

3. **脾胃虚弱** 素体虚弱,或劳倦过度,或饮食所伤,或过服寒凉药物,均可引起脾胃虚弱,中焦虚寒,致使胃失温养,寒自内生,寒凝气滞,造成胃痛。

【辨证论治】 胃痛的辨证主要区别寒热虚实。一般来说:暴痛的多属实证,久痛的多属虚证;喜温恶凉的多属寒证,灼痛喜凉的多属热证;疼痛攻窜无定的多属气滞,刺痛而固定不移的多属血瘀。

治法以理气和胃止痛为主,邪盛以祛邪为急,正虚以养正为先。寒邪犯胃、肝气犯胃、气滞血瘀为实,治以散寒、疏肝、活血化瘀,理气止痛;脾胃虚寒、胃阴不足为虚,治以温中健脾、养阴益胃,和中止痛。

(一)寒邪犯胃

[临床表现] 胃痛暴作,多有饮冷或受凉病史,口泛清水,畏寒喜暖,受冷痛剧,得热稍减,苔白滑,脉弦紧。

[治法] 温中散寒,理气止痛。

[方药] 良附丸加味。

药如高良姜、制香附、苏梗、厚朴、半夏、茯苓、生姜。

寒重痛甚者可加肉桂、吴萸;气滞甚者可加木香、陈皮理气行滞。

(二)肝气犯胃

[临床表现] 胃脘胀痛,攻撑连胁,胸闷嗳气,喜长叹息,每逢情志不畅而诱发或加重,苔薄白,脉弦。

[治法] 疏肝和胃,理气止痛。

[方药] 柴胡疏肝散加减。

药如柴胡、芍药、枳壳、香附、川楝子、延胡索、陈皮、甘草。

气郁化火、痛势急迫,吐酸嘈杂,口苦苔黄者,加姜川连、乌贼骨、煅瓦楞子平肝和胃制酸;食滞者加神曲、山楂、麦芽消积导滞;若痛甚,重用白芍,并可加川楝子、延胡索理气止痛。

(三)脾胃虚寒

[临床表现] 胃痛隐隐,绵绵不休,喜得温按,得食痛减,泛吐清水,神疲纳呆,手足欠温,大便溏薄,舌淡苔白,脉细弱或沉迟。

[治法] 温中健脾,和胃止痛。

[方药] 黄芪建中汤加减。常合良附丸以增其功。

药如黄芪、党参、白术、桂枝、白芍、炙甘草、饴糖。

中虚气滞见食少腹胀者,加木香、砂仁、陈皮行气消滞;中虚气陷,脘腹胀满,食后尤甚,卧则减轻者,加升麻、柴胡、枳壳升阳举陷;痰饮内停,呕吐清水,肠鸣辘辘者,去黄芪、党参、大枣,加茯苓、吴茱萸、川椒、半夏健脾化痰;中焦虚寒甚者加附子,生姜改干姜温中健脾。

(四)胃阴不足

[临床表现] 胃脘隐隐作痛,嘈杂似饥,但饥而不欲食,口干少津,大便干结,舌光

红,脉细数或弦细无力。

[治法]　养阴益胃,和中止痛。

[方药]　一贯煎合芍药甘草汤加减。

药如北沙参、麦冬、当归、生地黄、白芍、枸杞子、甘草。

嘈杂不欲食,口干舌燥甚者,加乌梅、五味子酸甘化阴;胃脘胀痛甚者,可酌加川朴花、佛手花、玫瑰花等理气止痛;大便干燥难解者,可加火麻仁、瓜蒌仁润肠通便。

(五) 气滞血瘀

[临床表现]　胃脘疼痛拒按,痛处固定不移,犹如针刺刀割,食后加剧,入夜转重,或见吐血紫黑,便血如墨,舌质紫暗,脉细涩。

[治法]　活血化瘀,理气止痛。

[方药]　膈下逐瘀汤加减。

药如当归、川芎、赤芍、丹参、蒲黄、五灵脂、乳香、没药、香附、延胡索等。

如反复呕血、便血,加参三七、白及收敛止血。出血后气虚血少,舌白神疲,脉细弱者,可加党参、黄芪、白术健脾益气。如有虚热、舌质红,脉细数者,可加生地黄、玄参、牡丹皮养阴清热。

【预防护理】　本病的发生多与情志不调、饮食不节有关,故平时宜舒畅情志,保持有规律的生活与饮食习惯。避免浓茶、咖啡、烟酒、刺激性食物和药物。同时避免过度劳累与紧张是预防本病复发的重要因素之一。

【结语】　胃痛,又称胃脘痛,是指以上腹胃脘部近心窝处疼痛为主症的病证。该病在脾胃病变中最为常见。本病病位在胃,与肝、脾关系密切。病因病机为外邪犯胃、饮食伤胃、情志不畅或脾胃素虚,致胃气郁滞,和降失司,不通则痛或不荣则痛。

胃痛的辨证主要区别寒热虚实。暴痛多属实证,久痛多属虚证;喜温恶凉的多属寒证,灼痛喜凉的多属热证;疼痛攻窜无定的多属气滞,刺痛而固定不移的多属血瘀。治法以理气和胃止痛为主,邪盛以祛邪为急,正虚以养正为先。寒邪犯胃、肝气犯胃、气滞血瘀为实,治以散寒、疏肝、活血化瘀,理气止痛;脾胃虚寒、胃阴不足为虚,治以温中健脾、养阴益胃,和中止痛。

 病例分析

病人,女,36岁。平素情志抑郁,喜叹息,1天前因与家人争吵后突然出现胃脘胀痛,痛连两胁,伴胸闷嗳气,到医院就诊。查体:上腹胃脘近心窝处压痛明显,舌苔薄白,脉弦。

请问:1.该病人最可能的中医诊断(包括病、证)是什么?

　　　2.应采用什么治法?

　　　3.临床应选用什么方药治疗?

七、眩　晕

眩晕,是以头晕眼花为主要临床表现的一类病证。眩是眼花,晕是头晕,两者常同时并见,故统称为"眩晕"。轻者闭目即止;重者如坐车船,旋转不定,不能站立,或伴恶心、呕吐、汗出,甚则昏倒等症状。

【病因病机】　眩晕多因情志内伤、饮食劳倦及病后体虚,导致气血肾精亏虚,脑髓失养;或肝阳痰火上逆,扰动清窍所致。其发生与肝、脾、肾三脏阴阳偏盛偏衰有密切关系,可大致归纳为以下几个方面:

1. 肝阳上亢　如素体阳盛,阴亏于下,阳亢于上,发为眩晕;或因长期忧郁恼怒,气郁化火,使肝阴暗耗,肝阳偏亢,阳升风动,上扰清空,发为眩晕;或肾阴素亏,水不涵木,阴虚阳亢,则发为眩晕。

2. 气血不足　久病不愈,耗伤气血,或失血之后,虚而不复,或思虑过度,暗耗阴血,以致气血不足,不能上荣,发为眩晕。

3. 肾精亏虚　先天不足,肾阴不充;或年老肾亏,或房劳过度,肾精不足,不能上充于脑,髓海空虚,而发为眩晕。

4. 痰浊中阻　恣食肥甘,脾胃受伤,健运失调,水湿内停;或脾虚湿盛之人,均可聚湿生痰,以致痰浊中阻,清阳不升,浊阴不降,发为眩晕。

【辨证论治】　眩晕的病位在头窍,病变脏腑以肝为主,涉及脾、肾。病理因素以风、火、痰、虚为主。辨证首当分清虚实。实证以肝阳、痰浊较为多见,治当分别以平肝或化痰;虚证以气血不足、肾精亏虚为常见,治疗当分别以益气养血或补肾为法。

（一）肝阳上亢

[临床表现]　头晕目眩,头痛且胀,每因烦劳恼怒而诱发或加重,性情急躁,易怒,面红目赤,少寐多梦,口苦,舌质偏红,苔黄,脉弦数。

[治法]　平肝潜阳。

[方药]　天麻钩藤饮加减。

药如天麻、钩藤、石决明、白蒺藜、决明子、桑叶、菊花、桑寄生、怀牛膝、黄芩、栀子等。

肝火偏旺,面红目赤,烦热口苦,脉弦数者,加龙胆、夏枯草、牡丹皮等清泄肝胆。肝肾阴虚,眩晕时发,神倦脉细者,加制首乌、生地黄、白芍、枸杞子等滋养肝肾。肝阳化风,肢麻手抖者,加龙骨、牡蛎、地龙息风潜阳。

（二）痰浊中阻

[临床表现]　眩晕而见头重如蒙,或眩晕急剧,自身或景物旋转,胸闷纳呆,恶心呕吐,食少多寐,舌苔白腻,脉濡滑或弦滑。

[治法]　燥湿化痰,和胃止呕。

[方药]　半夏白术天麻汤加味。

药如制半夏、明天麻、苍术、白术、陈皮、茯苓、泽泻。

呕吐甚者加旋覆花、赭石降逆止呕;痰郁化热,烦热口苦,舌苔黄腻,脉滑数者,去苍术、白术,加黄芩、胆南星、竹茹清热化痰;心烦不寐更加黄连以清心除烦。

(三)气血亏虚

[临床表现]　眩晕,动则加剧,劳累即发,心悸气短,神倦乏力,饮食减少,面色不华,舌质淡,脉细弱。

[治法]　益气补血,健运脾胃。

[方药]　归脾汤加减。

药如党参、黄芪、白术、当归、白芍、炙甘草、酸枣仁、茯神、远志、陈皮。

若血虚甚者用当归补血汤加熟地黄、枸杞、山药、阿胶等;若中气不足,时时眩晕,便溏下坠,脉软无力者,宜补中益气汤治疗。

(四)肾精亏虚

[临床表现]　眩晕日久,头脑空痛,耳鸣如蝉,入夜为甚,精神萎靡,腰膝酸软,怔忡健忘。偏肾阴虚者伴有五心烦热,舌质红,脉细数;偏肾阳虚者伴见畏寒肢冷,舌质淡,脉沉细。

[治法]　补肾益精,充养脑髓。

[方药]　偏肾阴虚宜滋补肾阴,用左归丸加减。

药如生熟地黄、山萸肉、山药、枸杞子、白菊花、制首乌、桑椹子、怀牛膝、龟板等。

偏肾阳虚宜温补肾阳,用右归丸加减。

药如熟地黄、萸肉、山药、枸杞子、菟丝子、淫羊藿、附子、肉桂等。若虚阳亢盛,眩晕严重者,上方均宜加龙骨、牡蛎以镇摄浮阳。

【预防护理】　眩晕多与饮食不节、劳倦过度、情志失调等因素有关,故保持心情舒畅,饮食有节,注意劳逸结合,避免过度劳累,有助于本病的预防。饮食宜清淡,少食肥甘厚味辛辣刺激之品。眩晕发作时应卧床休息,注意监测血压,服药调治。

【结语】　眩晕是以头晕眼花为主要临床表现的一类病证。眩是眼花,晕是头晕,两者常同时并见,故统称为“眩晕”。轻者闭目即止;重者如坐车船,旋转不定,不能站立,或伴恶心、呕吐、汗出,甚则昏倒等症状。眩晕多因情志内伤、饮食劳倦及病后体虚,导致气血肾精亏虚,脑髓失养;或肝阳痰火上逆,扰动清窍所致。其病位在头窍,病变脏腑以肝为主,涉及脾、肾。病理因素以风、火、痰、虚为主。辨证首当分清虚实。实证以肝阳、痰浊较为多见,治当分别以平肝或化痰;虚证以气血不足、肾精亏虚为常见,治疗当分别以益气养血或补肾为法。中年以上,肝阳上亢引起的眩晕,应警惕发展为中风的可能。

病人,男,55岁。高血压病病史4年余,一直服用降压药治疗。今日因与同事激烈争吵后出现头晕目眩、头痛,呈胀痛,到医院就诊。病人平素性情急躁,易怒,少寐多梦,常自觉口苦。查体:面红目赤,血压180/110mmHg,舌质偏红,舌苔黄,脉弦数。

请问:1.该病人最可能的中医诊断(包括病、证)是什么?

2.应采用什么治法?

3.临床应选用什么方药治疗?

八、心　悸

心悸,是指病人自觉心中悸动、惊惕不安,甚至不能自主的一种病证,包含"惊悸""怔忡"。由惊恐诱发,心悸时作时止者称为"惊悸",病情较轻;不因惊恐而发,心中动摇不宁无有休止者,谓之"怔忡",病情较重。心悸多呈阵发性,每因情志波动或劳累过度而发作,且常伴胸闷、气短、失眠、健忘、眩晕、耳鸣等症。

【病因病机】　心悸多因体质虚弱、七情所伤、感受外邪或药物中毒等,致正气不足,心神失养;或邪滞心脉,心神不宁。

1. 体质虚弱　可由先天禀赋不足,久病体虚或各种失血,劳欲过度等造成气血阴阳的虚弱,以致心失所养而发为心悸。

2. 情志因素　如忧思惊恐,精神过度紧张致心神不宁而引起心悸;或情志不畅,肝气郁结,气郁化火,灼津为痰,痰火上扰心神而为心悸。

3. 外邪入侵　特别是风寒湿邪侵袭肌腠关节,痹阻经脉,内犯于心,导致心脉痹阻,血运不畅发为心悸。

4. 药物中毒　某些药物过量或毒性较剧损及心,引起心悸。如附子、乌头或西药锑剂、洋地黄、奎尼丁、阿托品等。

【辨证论治】　心悸辨证当分清虚实。气血阴阳亏虚,心神失养,多为虚证,治疗当分别选用补气、养血、滋阴、温阳等法。因痰热扰动心神及瘀血阻滞心脉者多见实证,可分别予以清热化痰、活血祛瘀等法。虚实夹杂者又须分别主次缓急,相应兼顾。同时还当根据心神不宁的特点,酌情加入镇心安神的药物,如酸枣仁、柏子仁、茯神、磁石、龙骨、牡蛎等。

(一)气血不足

[临床表现]　心悸不安,头晕目眩,气短自汗,神倦乏力,纳呆食少,少寐多梦,健忘,面色不华,舌质淡,脉细弱。

[治法]　补血养心,益气安神。

[方药]　归脾汤加减。

药如黄芪、党参、白术、炙甘草、熟地黄、当归、酸枣仁、远志、茯神、五味子、龙眼肉。

兼心阴不足,心烦口干者,加麦冬、玉竹。气阴两虚见脉结代者,重用炙甘草,再加桂枝或用炙甘草汤加减。心气虚怯,善惊易恐者,重用酸枣仁,并加龙齿以镇心安神。

(二)阴虚火旺

[临床表现] 心悸不宁,心中烦热,少寐多梦,伴有耳鸣腰酸,头晕目眩,舌红少津,少苔或无苔,脉细数。

[治法] 滋阴降火,镇心安神。

[方药] 黄连阿胶汤加减。

药如黄连、阿胶、白芍、鸡子黄、生地黄、麦冬、酸枣仁、柏子仁、朱茯神、灵磁石等。

肾阴亏虚而相火妄动见遗精者,加熟地黄、龟板、黄柏、知母滋阴降火。

(三)痰火扰心

[临床表现] 心悸时发时止,受惊易作,头昏胸闷,痰多黄稠,烦躁失眠,噩梦纷纭,口干且苦,小便黄赤,大便秘结,舌苔黄腻,脉象弦滑。

[治法] 清热化痰,宁心安神。

[方药] 黄连温胆汤加减。

药如黄连、竹茹、枳实、胆南星、竹沥、半夏、酸枣仁、远志、茯神。

痰火内结,便秘甚者可加全瓜蒌、生大黄通腑泻热。火郁阴伤,舌红少津者加天麦冬、玉竹养阴降火。

(四)心脉瘀阻

[临床表现] 心悸,胸闷不舒,甚则心前区有阵发性刺痛,面唇紫暗,舌质紫暗或有瘀斑,脉细涩或结代。

[治法] 活血化瘀,理气止痛。

[方药] 血府逐瘀汤加减。

药如当归、赤芍、川芎、丹参、桃仁、红花、枳壳、郁金、延胡索、参三七。

夹有痰浊,胸满闷痛,舌苔浊腻者,加瓜蒌、薤白豁痰通络。如兼有气血阴阳亏虚者,分别酌加相应的补益药物。

(五)心阳不振

[临床表现] 心悸不宁,胸闷气短,动则尤甚,面色苍白,形寒肢冷,舌淡苔白,脉沉细或结代。

[治法] 温补心阳,安神定志。

[方药] 桂枝甘草龙骨牡蛎汤加味。

药如桂枝、炙甘草、白术、五味子、生龙骨、煅牡蛎、人参、附子等。

阳虚寒饮上逆,头目眩晕,恶心呕吐者,去五味子加陈皮、半夏、茯苓健脾燥湿化痰。阳虚水泛,面浮肢肿者,去五味子、龙骨、牡蛎,加猪苓、茯苓、泽泻、车前子利水消肿。

【预防护理】 注意精神调摄,避免过于喜怒或思虑过度等精神刺激。本病的发生常与气候异常有关,特别是阴雨、寒凉等因素常诱发本病的发生,故应注意生活起居,寒温适宜;饮食宜注意避免膏粱厚味,忌烟酒,宜清淡,低盐,勿过饱,多食新鲜蔬菜、水果,保持大便通畅。

【结语】 心悸包括惊悸和怔忡,是指病人自觉心中悸动、惊惕不安,甚至不能自主的一种病症。临床多呈阵发性,每因情志波动或劳累过度而发作,且常伴胸闷、气短、失眠、健忘、眩晕、耳鸣等症。病因病机:体质虚弱、七情所伤、感受外邪或药物中毒等,致正气不足,心神失养;或邪滞心脉,心神不宁。本病病位在心,常涉及肝、脾、肺、肾。辨证当分清虚实。气血阴阳亏虚,心神失养,多为虚证,治疗当分别选用补气、养血、滋阴、温阳等法。因痰热扰动心神及瘀血阻滞心脉者多见实证,可分别予以清热化痰、活血祛瘀等法。虚实夹杂者又须分别主次缓急,相应兼顾。同时还当根据心神不宁的特点,酌情加入镇心安神的药物,如酸枣仁、柏子仁、茯神、磁石、龙骨、牡蛎等。本病病势缠绵。

 病例分析

病人,女,49岁。近半年来常感心悸不安,少寐多梦,健忘,伴头晕目眩,神倦乏力,气短自汗,纳呆食少,到医院就诊。查体:面色不华,舌质淡,脉细弱。

请问:1.该病人最可能的中医诊断(包括病、证)是什么?

2.应采用什么治法?

3.临床应选用什么方药治疗?

九、水　　肿

水肿,是指体内水液潴留,泛溢肌肤,引起头面、眼睑、四肢,甚至全身水肿为主要特征的一种病证。

【病因病机】 水肿的产生主要是由于外感风邪水湿,或因内伤饮食劳倦,导致肺、脾、肾三脏功能失调,三焦决渎失司,膀胱气化不利,致水液代谢障碍,水湿泛滥而成。

1. 风邪外袭,肺失通调　风邪袭表,肺失宣降,肺气不宣则皮毛开合失常,汗液不得外泄;肺气不降则不能通调水道下输膀胱,以致风遏水阻,风水相搏于肌表,发生水肿。

2. 感受水湿,内归脾肺　居处潮湿,或冒雨涉水,水湿内侵,脾为湿困,健运失职,水湿内停,泛溢肌肤而为水肿。

3. 饮食劳倦,损伤脾胃　饮食不节,劳倦太过,致脾气日亏,运化失职,水湿停聚而形成水肿。

4. 劳欲过度,内伤肾元　肾虚则开合不利,不能化气行水,以致水液停聚,泛滥横溢则产生水肿。

一般因风邪外袭或感受水湿,多属阳水实证,风胜者重在肺,湿胜者重在脾。因内伤饮食,劳欲过度而致脾肾亏虚而成水肿者多属阴水虚证。但阳水迁延不愈致阳气日衰,水邪日盛,可转为阴水;若阴水复感外邪而水肿增剧,亦可转见阳水标实证候。

【辨证论治】 水肿辨证应首辨阳水、阴水。阳水起病急骤,水肿多由面目开始,自上而下,继及全身。肿处皮肤绷紧光亮,按之凹陷即起,多属实证,有风水相搏、水湿浸渍和湿热壅盛等证;阴水起病较缓,病程较长,水肿多由足踝开始,自下而上,继及全身,按之凹陷不起,多属虚证,有脾阳不振和肾阳虚衰之分。阳水治当祛邪,可予发汗、利水、攻逐等法。阴水治当扶正祛邪,应予健脾温肾、通阳利水。肿退后以本虚为主,当根据脏腑气血阴阳的亏损而分别予以补养。

(一) 风水相搏

[临床表现] 初起眼睑水肿,继则四肢及全身皆肿,来势迅速,皮肤光亮,按之凹陷,易于恢复,小便量少,多有恶寒发热、无汗、肢节酸痛,舌淡红,苔薄白,脉浮。

[治法] 疏风解表,利水消肿。

[方药] 越婢加术汤加减。

药如麻黄、生石膏、白术、大枣、生姜、甘草、茯苓、泽泻、车前子等。

风热偏重,咽喉红肿,舌质偏红,脉浮数者,加金银花、连翘、桔梗、板蓝根等以清热解毒;咳嗽重者加桑皮、前胡、杏仁宣肺止咳;胸闷气喘者可再加葶苈子降气平喘。

(二) 水湿浸渍

[临床表现] 周身水肿,按之没指,不易恢复,身重困倦,纳呆泛恶,脘腹作胀,大便溏薄,小便量少,舌苔白腻,脉沉缓。

[治法] 健脾化湿,通阳利水。

[方药] 胃苓汤合五皮饮加减。

药如桂枝、苍术、白术、猪苓、茯苓皮、生姜皮、陈皮、大腹皮、泽泻。

如上半身肿甚而兼喘者,加麻黄、杏仁宣肺平喘;下半身肿甚而难行者,加厚朴、川椒目。湿盛阳微,畏寒肢冷,脉沉迟者加附子、干姜温阳利水。

(三) 湿热壅盛

[临床表现] 遍身水肿,肿势甚剧,皮肤绷急光亮,脘腹胀满,烦热口渴,小便短赤,大便干结,舌苔黄腻,脉沉数或濡数。

[治法] 清热利湿消肿。

[方药] 疏凿饮子加减。

药如商陆、槟榔、厚朴、川椒目、茯苓皮、大腹皮、木通、泽泻、赤小豆。

烦热口渴加栀子、黄连、黄柏苦寒清热;喘甚加葶苈子降气平喘;腹部胀大,二便涩少者,可加生大黄、黑白丑通腑逐水。

(四) 脾阳不振

[临床表现] 肢体水肿,腰以下为甚,按之凹陷难以恢复,脘腹胀闷,纳少神倦,溲少

便溏,舌质淡,苔白滑,脉沉缓或沉弱。

[治法] 温中健脾,行水消肿。

[方药] 实脾饮加减。

药如制附片、干姜、白术、茯苓、桂枝、川椒目、大腹皮、木香、厚朴。

脾虚湿盛,苔白厚腻者加苍术燥湿健脾;气虚息短者加党参、黄芪、山药健脾益气。

(五) 肾阳虚衰

[临床表现] 面浮肢肿,腰以下为甚,按之凹陷久久不起,腰痛酸重,畏寒肢冷,神倦乏力,小便量少或反多,面色晦暗或㿠白,舌淡胖,脉沉细或沉迟无力。

[治法] 温肾助阳,化气行水。

[方药] 真武汤加减。

药如制附片、桂枝、白术、山药、茯苓、泽泻、生姜、淫羊藿、巴戟天等。

气虚喘息,自汗,不得平卧者,加党参、黄芪、五味子健脾益气;病延日久,损及肾阴,见咽干舌红者,去巴戟天,加熟地黄、山萸肉滋补肾阴;水肿消退后,一般以气血两虚、脾肾阳虚、肝肾阴虚为多见,可分别予以补养气血、温补脾肾、滋养肝肾等法调治。

【预防护理】 凡水肿病宜远酒色,适寒温,禁食醋、虾、蟹等食物。一般要到肿退三个月后才可予低盐饮食,并逐渐增加至普通饮食。

【结语】 水肿是指体内水液潴留,泛溢肌肤,引起以头面、眼睑、四肢,甚至全身水肿为主要特征的一种病证。病因病机:外感风邪水湿,或因内伤饮食劳倦,导致肺、脾、肾三脏功能失调,三焦决渎失司,膀胱气化不利,致水液代谢障碍,水湿泛滥而成。水肿辨证首辨阳水、阴水。阳水起病急骤,水肿多由面目开始,自上而下,继及全身。肿处皮肤绷紧光亮,按之凹陷即起,多属实证,有风水相搏、水湿浸渍和湿热壅盛等证;阴水起病较缓,病程较长,水肿多由足踝开始,自下而上,继及全身,按之凹陷不起,多属虚证,有脾阳不振和肾阳虚衰之分。阳水治当祛邪,可予发汗、利水、攻逐等法;阴水治当扶正祛邪,应予健脾温肾、通阳利水。肿退后以本虚为主,当根据脏腑气血阴阳的亏损而分别予以补养。

 病例分析

病人,男,45岁。西医诊断为慢性肾功能不全,长期行血液透析治疗。颜面及双下肢水肿,按之凹陷久久不起,伴腰痛酸重,畏寒肢冷,神倦乏力,小便量少,面色晦暗,舌淡胖,脉沉细。

请问:1. 该病人最可能的中医诊断(包括病、证)是什么?

　　　2. 应采用什么治法?

　　　3. 临床应选用什么方药治疗?

十、痹　证

痹证,是由于风、寒、湿、热等邪气痹阻经络,导致肌肉、筋骨、关节发生疼痛、重着、麻木,或关节屈伸不利、肿胀、变形等症状的一种疾病。

【病因病机】　本证的发生,内因为素体虚弱,正气不足,卫阳不固;外因为风、寒、湿、热之邪乘虚入侵,流注经络、肌肉、关节,使气血运行不畅所致。根据受邪的不同,可分为风寒湿痹和风湿热痹两大类。

1. 风寒湿痹　居处潮湿,或涉水冒雨,或长期水下作业等,风寒湿邪流注于经络关节而为患。由于人体体质不同,感受的风寒湿邪各有偏盛,一般将风盛者称为行痹,寒盛者称为痛痹,湿盛者称为着痹。

2. 风湿热痹　素体阳盛,内有蕴热,感受风寒湿邪后,热为寒郁,气不得通。久之寒化为热,则成热痹。风寒湿痹经久不愈,邪郁化热可转为风湿热痹。

【辨证论治】　痹证的辨证,首先应辨风寒湿痹与热痹的不同。热痹以关节红肿、灼热、疼痛为特点。风寒湿痹则虽有关节酸痛,但无局部红肿灼热,其中关节酸痛游走不定者为"行痹";痛有定处,疼痛剧烈者为"痛痹";肢体酸痛重着,肌肤不仁者为"着痹"。病程久者,尚应辨有无气血损伤及脏腑亏虚的证候。

痹证总由于感受风、寒、湿、热所致,故以祛风、散寒、除湿、清热及舒经通络为基本治则,久病者适当配伍补益正气之剂。

(一)风寒湿痹

[临床表现]　关节肌肉疼痛酸楚,以腕、肘、踝、膝等大关节最易受累,活动不便。疼痛游走不定者为风邪偏盛;痛甚且冷,得热痛减者为寒邪偏盛;痛处固定,肢体沉重者为湿邪偏盛。初起常伴有寒热表证,苔薄白,脉浮紧,或苔白腻,脉濡缓。

[治法]　祛风散寒,除湿通络。

[方药]　蠲痹汤加减。

药如羌活、独活、桂枝、防风、秦艽、当归、川芎、桑枝、川乌。

风邪偏盛者,加海风藤、豨莶草。寒邪偏盛者,加制草乌、细辛;湿邪偏盛者,加苍术、生薏仁、五加皮。

(二)风湿热痹

[临床表现]　关节红肿热痛,按之痛甚,得冷痛减,日轻夜重,活动不利。伴发热口渴,汗多畏风,小便短赤。舌红苔黄腻,脉滑数。

[治法]　祛风除湿,清热通络。

[方药]　桂枝白虎汤加减。

药如桂枝、石膏、知母、防己、忍冬藤、威灵仙、桑枝、地龙、蚕砂等。

皮肤有红斑结节,或关节红肿明显者,加生地黄、牡丹皮、赤芍清热凉血;湿热伤阴,低热不退,口干汗多,舌质红者,去桂枝、石膏、蚕砂,酌加银柴胡、功劳叶、秦艽、鳖甲、生地黄滋阴清热等。

(三)痰瘀痹阻

[临床表现] 病程迁延,反复发作,关节疼痛,遇冷痛剧,活动不利,或关节畸形,强直肿胀,苔白或腻,脉细涩。

[治法] 化痰行瘀,搜风通络。

[方药] 桃红饮加减。

药如桃仁、红花、川芎、当归、威灵仙、制南星、制白附子、炙僵蚕、炙全蝎。

痛甚可酌加制乳没、炙蜈蚣、乌蛇肉搜风通络;凡痹证病程迁延日久,反复发作,气血受伤,神倦乏力,舌淡脉细者,应酌减祛邪药品,配伍益气养血之品,如黄芪、白术、熟地黄、白芍、丹参、鸡血藤等;如伤及肝肾,腰酸膝软,筋骨活动不利者,应配伍补肝益肾药,如川断、杜仲、狗脊、桑寄生、淫羊藿、鹿角片等。

【预防护理】 本病的发生多与气候和生活环境有关,平素应注意防风、防寒、防潮,居住和工作环境应保持清洁与干燥,避免风寒湿邪侵袭。加强锻炼,提高机体抗御外邪能力。久病病人往往情绪低落,易产生消极心理,故应鼓励病人保持乐观心境,有利于疾病的康复。

【结语】 痹证是由于风、寒、湿、热等邪气痹阻经络,导致肌肉、筋骨、关节发生疼痛、重着、麻木,或关节屈伸不利、肿胀、变形等症状的一种疾病。病因病机:内因是素体虚弱,正气不足,卫阳不固;外因是风、寒、湿、热之邪乘虚入侵,流注经络、肌肉、关节,使气血运行不畅所致。根据受邪的不同,可分为风寒湿痹和风湿热痹两大类。痹证的辨证,首先应辨风寒湿痹与热痹的不同。热痹以关节红肿、灼热、疼痛为特点。风寒湿痹则虽有关节酸痛,但无局部红肿、灼热。其中关节酸痛游走不定者为"行痹";痛有定处,疼痛剧烈者为"痛痹";肢体酸痛重着,肌肤不仁者为"着痹"。病程久者,尚应辨有无气血损伤及脏腑亏虚的证候。

痹证总由于感受风、寒、湿、热所致,故以祛风、散寒、除湿、清热及舒经通络为基本原则,久病者适当配伍补益正气之剂。

 病例分析

病人,女,18岁。近1周来出现双侧肩、肘、膝等大关节疼痛,疼痛剧烈,部位固定,遇寒加剧,热敷后疼痛有所缓解,伴关节活动不利、恶寒发热等表证,舌苔薄白,脉浮紧。西医诊断:急性风湿性关节炎。

请问:1. 该病人最可能的中医诊断(包括病、证)是什么?

2. 应采用什么治法?

3. 临床应选用什么方药治疗?

十一、疖、痈

疖和痈都是常见的外科感染性疾病。疖是单个毛囊及其所属皮脂腺的化脓性感染，其特征是局部皮肤红肿热痛，突起根浅，肿势局限，穿头出脓即愈。痈是指发生在皮肉之间的急性化脓性疾病，其特点是发病迅速，局部红肿热痛，肿势弥漫，易于成脓，易溃易敛等，好发于项、背等处。

【病因病机】 外感暑湿热毒，邪郁肌肤，内因嗜食膏粱厚味、辛辣刺激食物，湿热火毒内蕴，以致营卫不和，气血瘀滞不行，经络壅阻不通，热盛肉腐化脓而成。

【辨证论治】

疖

疖是一种生于皮肤浅表的急性化脓性疾患。四季皆可发生，但多见于夏秋两季，好发于头、面、项、背及臀部。

[临床表现] 初起时皮肤上有一红色硬结，范围局限，常伴有灼痛，并逐渐增剧，肿大隆起，中央变软，出现黄白色脓头，数日后软化成脓，脓头多自行溃破而出脓，红肿渐消而趋向愈合。一般无全身症状，重者可有发热、头痛等症。

[治法] 轻者一般不须内治，若火毒较重，宜清热解毒。

[方药] 五味消毒饮加减。

药如金银花、蒲公英、紫花地丁、野菊花、天葵子、赤芍、生甘草等。

暑热重者加佩兰、青蒿、六一散清解暑热。热毒重者加黄芩、黄连、栀子以清热解毒。

肿痛初起未成脓时可外敷如意金黄散，或用新鲜的野菊花、紫花地丁、蒲公英等洗净捣烂外敷局部，日换二至三次。脓已成时可用尖刀挑破脓头排脓，溃后撒九一丹提脓去腐，外以纱布覆盖即可。

痈

痈是发于皮肉之间的急性化脓性疾患。按其发病过程可分初期、成脓期和溃后期三个阶段。

（一）初期

[临床表现] 局部皮肤红肿而无脓头，病势发展迅速，嫩红灼热疼痛，并向周围扩散，但边界清楚。并伴有恶寒发热、头痛口渴、尿赤便秘、舌红、苔黄、脉数等全身症状。

[治法] 散风清热，活血化瘀。

[方药] 内服仙方活命饮加减。

药如防风、白芷、象贝、天花粉、连翘、当归、赤芍、生甘草、乳香、没药。

发于上部者加荆芥、桑叶、菊花，发于中部者加黄芩、栀子，发于下部者加黄柏、萆薢、牛膝。血瘀明显者加大乳香、没药用量。外敷如意金黄散。

（二）成脓期

[临床表现] 多在七天左右成脓，少数体质弱者亦可后延，但不会超过半个月。此期局部肿势高突，疼痛加剧，按之中软。如切开排脓，可流出稠厚黄白色脓液，亦可夹杂紫红色血液，疮面渐渐腐烂，形似蜂窝，肿块范围常超过三至四寸。并有高热口渴、溲赤便秘、苔黄腻、脉滑数等全身症状。

[治法] 和营清热托毒。

[方药] 内服透脓散加减。

药如金银花、连翘、蒲公英、当归、赤芍、黄连、栀子、山甲片、皂角刺等。若成脓迟缓者加生黄芪托毒生肌。脓已成者，适时切开排脓后，外撒九一丹以提脓去腐。

（三）溃后期

[临床表现] 溃脓后局部肿消痛止，全身症状随之消失，溃处脓水渐尽，逐渐长肉收口而愈，若溃后脓水稀薄、肿块不消、新肉不长，应考虑引流不畅或体质虚弱。

[治法] 属正虚者宜补益气血，调理脾胃。

[方药] 八珍汤加减。

药如黄芪、党参、白茯苓、当归、白芍、川芎、陈皮、金银花、甘草等。

若溃后脓腐不易外脱者，加山甲片、皂角刺消痈排脓。局部消肿缓慢者，可加乳香、没药活血消肿。外治创面可撒九一丹，溃后脓尽宜改撒生肌散，直至痊愈。

【预防护理】 饮食有节，宜清淡饮食，忌食烟酒、辛辣、鱼腥发物。保持局部皮肤清洁。

【结语】 疖和痈都是常见的外科感染性疾病。疖是单个毛囊及其所属皮脂腺的化脓性感染，其特征是局部皮肤红肿热痛，突起根浅，肿势局限，穿头出脓即愈。痈是指发生在皮肉之间的急性化脓性疾病，其特点是发病迅速，局部红肿热痛，肿势弥漫，易于成脓，易溃易敛等，好发于项、背等处。病因病机：外感暑湿热毒，邪郁肌肤；内因嗜食膏粱厚味、辛辣刺激食物，湿热火毒内蕴，以致营卫不和，气血瘀滞，经络壅阻不通，热盛肉腐化脓而成。治疗多以清热解毒透脓之法。

 病例分析

病人，男，27岁。平素嗜食酒及辛辣之品，一周前感下肢腘窝处硬肿疼痛，活动受限，皮色如常，随后局部出现红、肿、热、痛伴发热等全身症状。在起病后约一周，局部出现波动感，伴高热口渴、溲赤便秘、苔黄腻、脉滑数等全身症状。

请问：1. 该病人最可能的中医诊断（包括病、证）是什么？

2. 应采用什么治法（包括外治法、内治法）？

3. 临床应选用什么方药治疗？

十二、月 经 不 调

月经不调,是指以月经周期、经期、经量、经色和经质等异常为主要特征的疾病。主要包括月经先期、月经后期、月经先后无定期,以及月经量过多、月经量过少和崩漏等病证,是妇科最常见的一类疾病。

其病因病机为外感六淫、内伤七情、饮食不节、多产房劳或体质因素,致脏腑功能失常,气血失调,损伤冲任二脉为病。

辨证着重以月经的期、量、色、质来辨寒、热、虚、实。一般月经先期、量多、色深红、质稠者,多属血热证;经行先期、量多、色淡、质稀者,多属气虚证;经行后期、量少、色淡、质稀,多属血虚证;经行后期、量少、色暗滞、夹小血块者,多属气郁血滞证;经行量多,色深红或紫黑,有较多血块伴痛经者,多属血瘀证;月经先后不定期、量或多或少、色或红或紫暗、质稠者,多属肝郁证;如色淡黯、质稀薄者,多属肾虚证。同时结合全身证候和舌脉象综合辨证。

本病治疗原则为重在调经以治本,常用补肾、扶脾、疏肝、调理气血之法。

(一)月经先期

月经周期提前七天以上,甚至一个月来两次,并连续三个周期以上者,称为"月经先期"。如仅提前三五天,并无其他不适的,或偶尔提前一次者,都不属月经先期范围。

病因病机:引起月经先期的主要原因是血热妄行或气虚不固两种。

1. 血热妄行　嗜食辛辣或外感邪热致阳盛血热;或情志不遂,肝气郁结,气郁化火,热迫冲任,致经血先期而下。

2. 气虚不固　素体虚弱,或劳倦过度,或饮食失调,或忧思伤脾,使脾气虚弱,统摄无权,冲任不固,以致月经先期而下;也可因产育过多或房室过劳,肾气不固,冲任失约而为月经先期。

辨证论治包括:

1. 血分实热

[临床表现]　月经先期,量多质稠,色鲜红或紫红,兼有面红唇赤,烦热口干,舌红苔黄,脉数有力。

[治法]　清热凉血。

[方药]　清经散加减。

药如生地黄、牡丹皮、白芍、玄参、地骨皮、青蒿、墨旱莲、黄柏。

经行有块加泽兰、丹参活血化瘀;乳房、小腹胀痛加川楝子、橘叶行气止痛;经量较多者酌加地榆、槐花、仙鹤草收敛止血。

2. 肝郁化热

[临床表现]　月经先期,经量或多或少,色鲜红或紫,常夹瘀块,经前乳房、胸胁或小

腹胀痛,烦躁易怒,苔微黄,脉弦数。

[治法] 疏肝清热。

[方药] 丹栀逍遥散加减。

药如柴胡、当归、白芍、白术、牡丹皮、栀子、香附、炙甘草。

经量少而有块者,加泽兰、益母草活血化瘀;有寒热往来者,去白术、白芍,加半夏、黄芩和解少阳;有潮热者,去柴胡,加青蒿、鳖甲清虚热。

3. 阴虚血热

[临床表现] 月经提前,量少色鲜,经期偏长,兼见颧红面赤,五心烦热,舌红少苔,脉细数。

[治法] 滋阴清热。

[方药] 两地汤加减。

药如生地黄、地骨皮、玄参、白芍、麦冬、阿胶。

虚热甚者,可加银柴胡、胡黄连;午后潮热者,加青蒿、鳖甲养阴清热。

4. 气虚

[临床表现] 月经提前,量多色淡质稀,兼见面色萎黄,神疲乏力,心悸气短,食欲减退,舌质淡,脉虚弱。

[治法] 补脾益气,固摄冲任。

[方药] 归脾汤加减。

药如党参、黄芪、白术、茯苓、熟地黄、当归、白芍、木香、甘草。

经血不止者,加血余炭、龙骨、牡蛎收敛止血。

（二）月经后期

月经周期延后七天以上,甚至每隔四五十天一行的,称为月经后期。如仅延后三五天,并无其他不适的,或偶见一次经期错后,而以后仍能如期来潮者,不属于月经后期范围。

病因病机:月经后期主要是机体营血不足或气血运行受阻所致。常见的有血虚、血寒和气滞三种。

1. 血虚 体质虚弱,或长期失血,或大病久病之后,阴血亏虚,冲任不足,经血不能按期来潮。

2. 血寒 素体阳气虚弱,寒自内生;经期过食生冷,或冒雨涉水而外寒入侵。寒邪乘虚客于胞中,血为寒凝以致月经后延。

3. 气滞 情志不舒,气机不畅,气滞则血运不畅,冲任受阻,因而月经后期。

辨证论治包括:

1. 血虚后期

[临床表现] 经延后期,色淡量少,面色萎黄,形体消瘦,头晕心悸,失眠多梦,肌肤枯涩,舌淡脉细。

[治法]　养血益气。

[方药]　人参养荣汤加减。

药如党参、黄芪、当归、白芍、熟地黄、白术、茯苓、远志、肉桂、炙甘草。

若心悸失眠加酸枣仁、远志、五味子养血安神;潮热盗汗,舌红脉数者,去肉桂加女贞子、墨旱莲、地骨皮养阴清热。

2. 血寒后期

[临床表现]　经行后期,量少色暗红,小腹冷痛,得热则减,畏寒肢冷,面色苍白,舌淡苔白,脉沉紧。

[治法]　温经散寒。

[方药]　温经汤加减。

药如当归、川芎、赤芍、肉桂、吴萸、香附、炙甘草、生姜。

偏虚寒而兼见头晕腰酸,畏寒肢冷,舌淡脉细者,酌加熟地黄、艾叶、仙茅、淫羊藿等。

3. 气滞后期

[临床表现]　月经后期,量少色暗,经前或经期乳房或小腹胀痛,胸闷不舒,精神抑郁,舌质不鲜,脉弦涩。

[治法]　行气解郁。

[方药]　柴胡疏肝散加减。

药如柴胡、香附、枳壳、当归、赤芍、益母草、川牛膝、延胡索。

（三）月经先后无定期

月经不按周期来潮,时而先期,时而后期,称为月经先后无定期。

病因病机:月经先后无定期的发病是由于气血不调,冲任功能紊乱,以致血海蓄溢失常所致。主要与肝、肾的关系密切。

1. 肝郁　精神因素引起郁怒伤肝,肝郁化火,迫血妄行,则月经提前。如肝郁气滞血行不畅,则月经后延。

2. 肾虚　体质素虚,肾气不充,生育过多或房事不节,损伤冲任,肾气失守,封藏失职,则月经先期。若精血亏虚,则月经后期。

辨证论治包括:

1. 肝郁

[临床表现]　经期或前或后,行而不畅,精神不舒,胸闷不畅,乳房、胁肋及少腹胀痛,舌苔如常,脉细弦。

[治法]　疏肝解郁,和血调经。

[方药]　逍遥散加减。

药如柴胡、当归、赤芍、枳壳、郁金、青皮、陈皮、延胡索。

2. 肾虚

[临床表现]　经期或先或后,量少色淡,伴头晕耳鸣,腰部酸痛,小腹空坠,舌淡苔薄,

脉沉弱。

[治法]　补肾气,调冲任。

[方药]　定经汤加减。

药如当归、白芍、熟地黄、山药、茯苓、菟丝子、柴胡、香附、荆芥炭、川断。

(四)月经过多

月经周期基本正常,但经量超过正常,或行经时间延长,总量增多者,称为月经过多。

病因病机:月经过多主要是由于冲任损伤,不能固摄所致。有气虚、血热两种。

1. 气虚　思虑太过,损伤心脾;或久病体虚,脾气不足,统摄乏权,冲任不固而月经过多。

2. 血热　素体阴虚,内热偏重,或过食辛辣助热之品,或情志不遂,气郁化火,热伏冲任,迫血妄行,而致月经量多。

辨证论治:一般以量多色淡质稀,气短懒言者属气虚,治宜益气摄血;量多色深质稠,面红口干者属血热,治宜清热凉血。

1. 气虚

[临床表现]　月经量多,经期延长,色淡红,质稀薄,面色㿠白,气短懒言,心悸怔忡,舌淡苔薄,脉缓弱无力。

[治法]　益气摄血。

[方药]　归脾汤加减。

药如党参、黄芪、白术、当归、白芍、炙甘草、酸枣仁、茯神、升麻、荆芥炭、煅龙骨、煅牡蛎。

2. 血热

[临床表现]　经来量多,经期延长,色深红或紫红,质偏黏稠,腰腹胀痛,心烦口干,小便短赤,大便秘结,舌红苔黄,脉滑数有力。

[治法]　清热凉血。

[方药]　清经散加减。

药如生地黄、牡丹皮、白芍、黄柏、地骨皮、茯苓、青蒿。

另可酌加栀子、知母、地榆、槐花加强清热凉血之功。

(五)月经过少

月经周期基本正常,而经量减少,或经期缩短总量减少,称为月经过少。

病因病机:

1. 血虚　久病或失血之后阴血亏虚,或脾虚生化之源不足,血海空虚而月经过少。

2. 血瘀　多因肝郁气滞,或寒客胞宫,经脉阻滞,血行不畅而经量减少。

辨证论治包括:

1. 血虚

[临床表现]　经量过少,不到一二日即净,色淡质稀,面色萎黄,头晕心悸,目花耳鸣,腰膝酸软,舌淡苔薄,脉虚细。

[治法] 补血通经。

[方药] 四物汤加味。

药如熟地黄、当归、白芍、川芎、鸡血藤、枸杞子、阿胶、杜仲、牛膝。

2. 血滞

[临床表现] 经血量少,色紫黑有块,小腹疼痛拒按,血块排出后疼痛稍减,舌质黯,脉沉涩。

[治法] 活血行瘀。

[方药] 桃红四物汤加减。

药如当归、赤芍、川芎、桃仁、红花、香附、枳壳、益母草、川牛膝。

十三、崩　漏

不在行经期间,阴道突然大量下血,或淋漓下血不断者,称为崩漏。前者称崩中,后者称漏下。两者在发病过程中可互相转化,久崩不止可以成漏,久漏不止也能成崩。

【病因病机】 本病主要是冲任损伤,不能固摄经血所致。可有血热、血瘀、脾虚、肾虚四种。

1. 血热　素体阴虚,内热素重,或过食辛辣,或外感邪热,或情志刺激,肝火内炽,均可热扰冲任,迫血妄行而导致崩漏。

2. 血瘀　经期、产后余血未尽,感受外邪,或行房事,损伤冲任,瘀血停留不去,新血不得归经,造成崩漏。

3. 脾虚　思虑过度,或劳倦伤脾,脾气虚衰,不能统摄,血海不固,而致崩漏。

4. 肾虚　肾气不足,或早婚、多产、房劳伤肾,肾虚则封藏失职,冲任不固,发为崩漏。

【辨证论治】

1. 血热妄行

[临床表现] 出血量多,血色深红或紫红夹块,烦热口干,溲黄便秘,舌红苔黄,脉滑数。

[治法] 滋阴清热,凉血固经。

[方药] 清热固经汤加减。

药如生地黄、白芍、牡丹皮、栀子、黄芩、阿胶、地榆、棕榈炭、龟板、生牡蛎。

如见形瘦,颧红,潮热,舌红,脉细数之虚热证候,加知母、青蒿、鳖甲养阴清热。

2. 瘀血阻滞

[临床表现] 漏下淋漓不断,或突然下血量多,色紫黑有瘀血块,小腹疼痛拒按,瘀血块排出则疼痛减轻,舌紫暗,脉涩。

[治法] 活血化瘀,理气止痛。

[方药] 桃红四物汤合失笑散加味。

药如生地黄、当归、赤芍、川芎、桃仁、红花、蒲黄、五灵脂、益母草、三七。

3. 气不摄血

[临床表现] 暴崩量多,或淋漓不断,色淡质稀,神倦乏力,纳少便溏,气短懒言,舌淡苔薄,脉细弱无力。

[治法] 补气摄血。

[方药] 归脾汤加减。

药如党参、黄芪、白术、当归、生地炭、炮姜炭、棕榈炭、乌贼骨、煅牡蛎。

如出血过多,见汗出肢冷、脉微欲绝等虚脱症状者,急宜回阳固脱,用独参汤或参附汤抢救。若久漏而兼见头昏、心慌、盗汗、口渴等阴血亏虚症状者,酌加白芍、阿胶、首乌养血补血。

4. 肾虚不固

[临床表现] 出血量多,或淋漓不断,经色淡红,头晕目眩,腰膝酸软,畏寒肢冷,溲清便溏,舌淡苔薄,脉象沉细,尺部尤甚。

[治法] 补肾固经。

[方药] 右归丸加减。

药如熟地黄、萸肉、山药、枸杞子、杜仲、菟丝子、鹿角胶、熟附子、血余炭等。

崩漏止后,见头晕目眩,耳鸣心悸,五心烦热,腰膝酸软,舌红脉细数者,为肾阴亏虚之象,应用滋肾养阴法调治,宜左归丸加减。药如生地黄、山萸肉、山药、枸杞子、白芍、阿胶、女贞子、墨旱莲等。

【预防护理】 月经不调是妇科常见病,预防应注意经期卫生及保健。经期应注意休息及保暖,避免受寒,忌食辛辣刺激及生冷食物,严禁房事及坐浴,保持心情舒畅。

【结语】 月经不调是指以月经周期、经期、经量、经色和经质等异常为主要特征的疾病。主要包括月经先期、月经后期、月经先后无定期,以及月经量过多、月经量过少和崩漏等病证,是妇科最常见的一类疾病。

其病因病机为外感六淫、内伤七情、饮食不节、多产房劳或体质因素,致脏腑功能失常,气血失调,损伤冲任二脉为病。

辨证着重以月经的期、量、色、质来辨寒、热、虚、实。

本病治疗原则为重在调经以治本,常用补肾、扶脾、疏肝、调理气血之法。

 病例分析

病人,女,26岁。平素月经提前七天以上半年余,月经量多质稠,色鲜红或紫红,伴烦热口干,尿黄,大便干结,面红唇赤,舌红苔黄、脉数有力。西医诊断:功能失调性子宫出血。

请问:1. 该病人最可能的中医诊断(包括病、证)是什么?

2. 应采用什么治法?

3. 临床应选用什么方药治疗?

十四、带　下

带下是指阴道的分泌物增多,或色、质、气味有异常的病证。其可见于阴道炎、宫颈炎、盆腔炎及子宫颈癌等疾病。至于青春期、经前和妊娠期分泌物增多,但无其他症状者,尚属生理现象。

【病因病机】　带下病的病因主要是"湿邪"为患,故有"诸带不离乎湿"的说法。其病位主要在前阴和胞宫。脾、肾、肝三脏功能失常是发病的内在条件,带脉失约、任脉不固是发病的主要病机。

1. 湿毒内侵　由于经期、产后,血海空虚,洗浴用具不洁,或房室所伤,使湿毒之邪乘虚内侵,损伤任、带二脉而致带下。

2. 脾虚　脾气素弱,或因饮食不节,劳倦过度,损伤脾气,脾虚生湿,流于下焦,伤及任脉,带脉失约造成带下。

3. 肾虚　平素肾气不足,或因年老、久病、房劳、多产,使肾气亏耗,闭藏失职,影响到任脉不固,带脉失约而为带下。

【辨证论治】　带下的辨证,首先要分清虚实。主要根据带下的量、色、质、气味来分辨,一般带下色黄,质稠、有臭气者属实证,治当清利湿热为主;若带下色白、质稀、无臭气者,多为虚证,治宜补益脾肾为主。尚需注意如发现赤白相杂、臭气异常的带下,应早做检查,以排除恶变。

（一）湿热带下

[临床表现]　带下量多,色黄绿如脓,黏稠味臭,阴部痛痒,小便短赤,舌红苔黄腻,脉濡数。

[治法]　清利湿热。

[方药]　止带方加减。

药如猪苓、茯苓、车前子、泽泻、茵陈、赤芍、牡丹皮、黄柏、栀子、牛膝。

带下黄绿如脓者,加土茯苓、墓头回清热解毒。兼有阴痒者,另用蛇床子15克,黄柏9克,苦参9克,明矾6克,煎汤熏洗坐浴。

（二）脾虚带下

[临床表现]　带下色白,清稀无臭,面色㿠白,神倦乏力,纳少便溏,下肢水肿,舌淡苔薄白腻,脉濡弱。

[治法]　健脾益气,除湿止带。

[方药]　完带汤加减。

药如党参、苍术、白术、白芍、山药、陈皮、生苡仁、白茯苓、车前子。

气虚甚者加黄芪健脾益气。白带过多,滑脱不固者,加金樱子、芡实、龙骨、牡蛎固肾止遗。

（三）肾虚带下

[临床表现]　带下量多，清稀如水，淋漓不断，腰酸腿软，少腹冷感，夜尿频多，舌淡苔白，脉沉迟。

[治法]　温肾止带。

[方药]　内补丸加减。

药如鹿角霜、菟丝子、沙苑子、黄芪、肉桂、桑螵蛸、肉苁蓉、淡附子、白蒺藜。

带下如崩者，重用黄芪，加党参、龙骨、牡蛎补气固脱；若见烦热口干，舌红，脉细数等肾阴不足症状者，去鹿角霜、菟丝子、肉桂，加女贞子、墨旱莲、生地黄、牡丹皮滋阴补肾。

【预防护理】

1. 经常保持阴部清洁卫生，经期、产褥期更需要注意。

2. 提倡淋浴，使用公共浴盆应充分消毒，注意性生活卫生。

【结语】　带下是指阴道的分泌物增多，或色、质、气味有异常的病证。可见于阴道炎、宫颈炎、盆腔炎及子宫颈癌等疾病。至于青春期、经前和妊娠期分泌物增多，但无其他症状者，尚属生理现象。带下病的病因主要是"湿邪"为患，脾、肾、肝三脏功能失常是发病的内在条件，带脉失约、任脉不固是发病的主要病机。带下的辨证，首先要分清虚实。主要根据带下的量、色、质、气味来分辨，一般带下色黄、质稠、有臭气者属实证，治当清利湿热为主；若带下色白、质稀、无臭气者，多为虚证，治宜补益脾肾为主。尚需注意如发现赤白相杂、臭气异常的带下，应早做检查，以排除恶变。

 病例分析

病人，女，30岁。近1年来带下量多，色白，清稀无臭，伴面色㿠白，神倦乏力，气短懒言，纳少便溏，舌淡苔薄白腻，脉濡弱。西医诊断：宫颈糜烂。

请问：1. 该病人最可能的中医诊断（包括病、证）是什么？

　　　2. 应采用什么治法？

　　　3. 临床应选用什么方药治疗？

十五、湿　疹

湿疹是指皮肤有瘙痒、糜烂、渗液、结痂的疾病，以多形性皮损、弥漫性对称分布、剧烈瘙痒、反复发作、易成慢性为主要特征。一般分为急性、亚急性和慢性三类，是一种常见的皮肤病。

【病因病机】　急性、亚急性湿疹多因风、湿、热客于肌肤而成，慢性者则多为血虚风燥或脾虚所致。体质过敏者多因食海鲜荤腥发病，或接触动植物等刺激物质所诱发。急性的以湿热为主,病久不愈可转为慢性。

【辨证论治】

（一）急性湿疹

[临床表现]　起病较快,常对称发生,可发生于身体的任何部位,但多见于四肢、面部以及生殖器、肛门等处。初起皮肤潮红、肿胀、发痒,面积可大可小,境界不清楚,继而在潮红或其周围健康的皮肤上,出现较小的丘疹、丘疱疹、水疱,常因搔抓水疱穿破渗液,形成糜烂、结痂。皮疹广泛者,可见低热、小便短赤、大便秘结,舌苔黄腻,脉滑数。

[治法]　祛风清热利湿。

[方药]　萆薢渗湿汤合二妙丸加减。

药如萆薢、薏苡仁、黄柏、赤苓、牡丹皮、泽泻、滑石、通草、苍术等。

发于头面者去黄柏、赤苓,加桑叶、菊花、蝉衣、苍耳子疏散风热;发于下部者加川牛膝、车前子疏利湿热;痒甚者加地肤子、白鲜皮、苦参、蝉蜕祛风止痒。

（二）慢性湿疹

[临床表现]　多由急性转变而来,也有开始就表现为慢性的。主要表现为皮损局限,边缘清楚,皮肤肥厚、粗糙、干燥、脱屑,皮纹增宽加深,色素沉着呈暗褐色,瘙痒剧烈,尤以出汗后及晚间更甚。其多发生于头面、手背、肘腘窝、臀部、小腿、阴囊等部位。病程缠绵,常反复发作,可迁延数月、数年甚至更长时间。往往兼见性情急躁,夜寐不安,头昏目眩,腰酸肢软等,舌质嫩红,舌苔薄黄,脉弦细数。

[治法]　内治以养血祛风,佐以清热除湿为法。

[方药]　方用四物汤合萆薢渗湿汤加减。

药如当归、白芍、丹参、苍术、萆薢、牡丹皮、薏苡仁、胡麻仁。

瘙痒不能入寐,加珍珠母、夜交藤、酸枣仁。口渴咽干加玄参、麦冬、石斛。腰酸肢软加炙狗脊、淫羊藿、菟丝子。皮纹粗糙肥厚,加鸡血藤、地龙、乌梢蛇、僵蚕。

【预防护理】

1. 急性湿疹或慢性湿疹急性发作时,患处忌用热水烫洗,或用刺激性强的药物肥皂洗涤。

2. 尽可能避免搔抓。

3. 饮食宜清淡,忌辛辣刺激,鸡、鸭、牛羊肉、虾、蟹、海鲜等发物。

【结语】　湿疹是指皮肤有瘙痒、糜烂、渗液、结痂的疾病,以多形性皮损、弥漫性对称分布、剧烈瘙痒、反复发作、易成慢性为主要特征。一般分为急性、亚急性和慢性三类,是一种常见的皮肤病。病因病机:急性、亚急性湿疹多因风、湿、热客于肌肤而成,治以清热利湿;慢性者则多为血虚风燥或脾虚所致,治以养血润肤、祛风止痒、利湿健脾之法。配伍清热祛湿、止痒,或收敛、干燥、润肤之功效的外用药治疗。体质过敏者多因食海鲜荤腥发病,或接触动植物等刺激物质所诱发。

病例分析

病人,男,43岁。因食海鲜后出现皮肤瘙痒,局部皮肤潮红、肿胀、边界不清楚,继而在潮红及其周围健康的皮肤上,出现较小的丘疹、丘疱疹到医院就诊。西医诊断:湿疹。给抗过敏、抗炎、止痒等药物治疗,但病情反复发作,伴小便短赤,大便秘结,舌苔黄腻,脉滑数。

请问:1. 该病人属于中医湿疹的哪一证型?

2. 应采用什么治法?

3. 临床应选用什么方药治疗?

本章小结

本章内容共选病证14个,内容包括内、外、妇、皮肤等学科的常见病、多发病,重点讲述各类常见病证的病因病机、辨证论治、主要证候表现和治法方药,重点培养学生的中医临床思维能力和解决临床实际问题的能力。

(朱 玛)

 目标测试

一、选择题

A1 型题

1. 感冒的内因是

    A. 感邪的轻重   B. 卫气之强弱   C. 肺气壅遏

    D. 肺阴不足   E. 湿困中焦

2. 暑湿感冒临床较常用的方剂是

    A. 银翘散   B. 藿香正气散   C. 新加香薷饮

    D. 荆防败毒散   E. 参苏饮

3. 治疗咳嗽之风热犯肺证,应首选的方剂是

    A. 止嗽散   B. 桑菊饮   C. 桑杏汤

    D. 清金化痰汤   E. 泻白散

4. 治疗咳嗽之风寒袭肺证,常用的中医治法

    A. 疏风清热,润燥止咳   B. 疏风散寒,宣肺止咳

    C. 滋阴润肺,化痰止咳   D. 疏风清肺,润燥止咳

    E. 疏风清肺,化痰止咳

5. 喘证的基本病机是

A. 肺气上逆,宣降失职   B. 邪犯于肺,肺气上逆

C. 卫表不和,肺失宣肃   D. 虚体虫侵,阴虚火旺

E. 邪扰心神,心神不宁

6. 治疗实喘热邪壅肺证应首选的方剂是

A. 三拗汤   B. 麻杏石甘汤   C. 二陈汤

D. 生脉散   E. 麻黄汤

7. 关于呕吐的预防调护,错误的是

A. 服药应少量频服   B. 起居有常,生活有节

C. 选择刺激性小的食物与药物   D. 饮食有节

E. 服药前,药汁中加入少量蒜汁

8. 眩晕的病理因素是

A. 风、热、寒、湿   B. 风、寒、湿、瘀   C. 风、火、痰、虚

D. 风、痰、饮、瘀   E. 热、毒、痰、瘀

9. 眩晕痰湿中阻证,应首选的方剂是

A. 天麻钩藤汤   B. 半夏白术天麻汤

C. 归脾汤   D. 左归丸

E. 苓桂术甘汤

10. 治疗心悸瘀阻心脉证,应首选的方剂是

A. 归脾汤   B. 黄连温胆汤

C. 黄连阿胶汤   D. 血府逐瘀汤

E. 桂枝甘草龙骨牡蛎汤

11. 关于水肿阳水的叙述,错误的是

A. 发病急,病程短

B. 水肿多从头面开始,由上而下,继及全身

C. 治疗以发汗、利水或攻逐为主

D. 兼有表证

E. 肿处皮肤松弛,按之凹陷不易恢复

A2 型题

12. 病人月经提前 10 天,量多,经色深红,质稠,经行不畅,有块,伴少腹胀痛,烦躁易怒,口苦咽干,舌红,苔薄黄,脉弦数,其证候是

A. 血分实热证   B. 肝郁化热证   C. 阴虚血热证

D. 气虚证   E. 血虚证

13. 病人平素月经后期,40～50 天一行,色淡量少,伴面色萎黄,形体消瘦,头晕心悸,失眠多梦,肌肤枯涩,舌淡脉细。其证候是

A. 血虚证   B. 血寒证   C. 血热证

D. 气滞证　　　　　　　E. 肝郁证

A3 型题

(14 ~ 16 题共用题干)

病人胃脘痛,呕吐吞酸,嗳气频繁,胸胁胀痛,舌质红,苔薄腻,脉弦。

14. 诊断为胃痛病的什么证型

　　A. 胃阴不足　　　　B. 肝气犯胃　　　　C. 饮食停滞

　　D. 外邪犯胃　　　　E. 痰饮内阻

15. 胃痛的基本病机,正确的是

　　A. 肝郁脾虚,肝气犯胃

　　B. 胃气阻滞,胃失和降,不通则痛

　　C. 胃火炽盛,火热灼络

　　D. 脾胃虚弱

　　E. 脾胃虚寒

16. 胃痛总的治疗原则是

　　A. 温胃理气止痛　　　　　　B. 理气和胃止痛

　　C. 疏肝理气止痛　　　　　　D. 通络理气和胃

　　E. 健脾和胃止痛

B1 型题

(17 题和 18 题共用备选答案)

　　A. 保和丸　　　　　　B. 痛泻要方　　　　C. 参苓白术散

　　D. 葛根芩连汤　　　　E. 藿香正气散

17. 湿热泄泻临床常用治方为

18. 治疗泄泻脾胃虚弱证,首选的方剂是

(19 题和 20 题共用备选答案)

　　A. 风邪　　　　　　　B. 湿邪　　　　　　C. 寒邪

　　D. 热邪　　　　　　　E. 燥邪

19. 引起"着痹"最主要的外邪是

20. 带下病的主要病因是

二、名词解释

1. 喘证　　2. 痹　　3. 崩漏　　4. 眩晕　　5. 水肿

三、填空题

1. 感冒的病位在_____。

2. 感冒的治疗原则是_____。

3. 咳嗽的基本病机是肺失宣肃、_____。

4. 呕吐的基本病机是胃失和降、_____。

5. 水肿的产生是由于_____、_____、_____三脏功能失调,三焦决渎失司,膀胱气化不利,致水液代谢障碍而成。

6. 风寒湿痹中以关节酸痛游走不定者为_____;痛有定处,疼痛剧烈者为_____;肢体酸痛重着,肌肤不仁者为_____。

四、判断题

1. 普通感冒与时行感冒的区别在于时行感冒病情较重,传染性强,并引起广泛流行。(   )

2. 有痰无声为咳,有声无痰为嗽。(   )

3. 有物无声为呕,有声无物为吐。(   )

4. 眩晕是以头晕眼花为主要临床表现的一类病证。眩是眼花,晕是头晕。(   )

5. 月经提前或推后 3 天以上为异常。(   )

第十章 | 针 灸

10章 数字内容

学习目标

1. 掌握腧穴的分类、主治、定位和操作；毫针的操作方法；艾炷灸、艾条灸的方法；拔罐吸拔和起罐方法；掌握针刺异常情况的处理及预防；灸法、拔罐法的应用、禁忌证和灸后、拔罐后处理方法。
2. 熟悉经外奇穴、灸法、拔罐法的注意事项。
3. 了解十四经脉的循行。

　　针灸是中医学的重要组成部分，运用针刺、艾灸以及其他作用于腧穴的方法，疏通经络、调和气血以防治疾病。它具有适应证广、疗效显著、操作方便、经济安全等优点，数千年来深受广大人民的欢迎。本章主要介绍腧穴、毫针刺法、灸法、拔罐法。

第一节 腧 穴

　　腧穴是人体脏腑经络之气输注于体表的特殊部位。腧穴既是疾病的反应处，也是针灸的施术部位。

一、腧穴的分类、主治和定位

（一）腧穴的分类

腧穴一般分为十四经穴、经外奇穴和阿是穴三类。

1. 十四经穴　指归属于十二经脉和任脉、督脉的腧穴，简称"经穴"。经穴都有具体的名称和固定的位置，有明确的针灸主治证，是腧穴的主要部分。

2. 经外奇穴　指凡未归入十四经系统，但有具体名称和固定位置的经验腧穴，简称"奇穴"。奇穴的主治范围较单一，多数对某些病证有特殊疗效。

3. 阿是穴　指既无具体名称,亦无固定位置,而是以压痛点或其他反应点作为刺灸的部位,又称"不定穴"。阿是穴多位于病变附近,也可在与其距离较远处。

(二)腧穴的主治作用

1. 近治作用　指腧穴均能治疗其所在部位及其邻近部位的病证。这是一切腧穴主治作用的共同特点。

2. 远治作用　指经穴,尤其是十二经在肘、膝以下的腧穴不仅能治疗局部病证,还能治疗本经循行所及的远隔部位的病证。这是经穴主治作用的基本规律。

3. 特殊作用　指某些腧穴具有双向良性调整、整体调整和相对的特异治疗作用。很多腧穴都有双向良性调整作用,如针天枢,腹泻时可止泻,便秘时能通便。有些腧穴还能调治全身性的病证,如合谷可治外感发热,足三里具有增强免疫功能的作用。有些穴位还具有相对的特异治疗作用,如至阴穴可矫正胎位、胆囊穴能治疗胆绞痛等。

经穴主治作用的异同见表 10-1。

表 10-1　十四经穴主治异同

经名		本经主治	相同主治
手三阴	手太阴经	肺、喉病	胸部病
	手厥阴经	心、胃病,神志病	
	手少阴经	心、神志病	
手三阳	手阳明经	前头、鼻、口、齿病	眼病,咽喉病,热病
	手少阳经	侧头、耳、胁肋病	
	手太阳经	后头、耳、肩胛、神志病	
足三阳	足阳明经	前头、口、齿、咽喉、胃肠病	神志病,热病
	足少阳经	侧头、耳、眼、胁肋、胆病	
	足太阳经	眼、后头、项、背腰病	
足三阴	足太阴经	脾胃病	腹部病(前阴病、妇科病)
	足厥阴经	肝胆、胁肋、头面病	
	足少阴经	肾、肺、咽喉、前阴病	
任督	任脉	中风脱证,虚寒、下焦病	神志病、脏腑病、妇科病
	督脉	中风昏迷、热病,头面病	

(三)腧穴定位法

腧穴定位法又称取穴法,是指确定腧穴位置的基本方法。

1. 骨度分寸法　是指以骨节为主要标志测量周身各部的长短,并依其尺寸按比例折算作为定穴标准的方法。全身常用骨度折算尺寸见表 10-2、图 10-1。

表 10-2　常用骨度分寸

部位	起止点	折量寸	度量寸	说明
头面	前发际至后发际	12寸	直寸	用于确定头部经穴的纵向距离（眉心至前发际3寸,后发际至大椎3寸）
	前额两发角之间	9寸	横寸	用于确定头前部经穴的横向距离
	耳后两乳突之间	9寸	横寸	用于确定头后部经穴的横向距离
胸腹胁	天突至胸剑联合	9寸	直寸	用于确定胸部任脉经穴的纵向距离
	胸剑联合中点至脐中	8寸	直寸	用于确定上腹部经穴的纵向距离
	脐中至耻骨联合上缘	5寸	直寸	用于确定下腹部经穴的纵向距离
	两乳头之间	8寸	横寸	用于确定胸腹部经穴的横向距离
	腋以下至季胁	12寸	直寸	用于确定胸胁部经穴的纵向距离
腰背	大椎至尾骶	21椎	直寸	腰背部腧穴以脊椎棘突为定位标志
	两肩胛骨脊柱缘之间	6寸	横寸	用于确定背腰部经穴的横向距离
上肢	腋前纹头至肘横纹	9寸	直寸	用于确定上臂经穴的纵向距离
	肘横纹至腕横纹	12寸	直寸	用于确定前臂经穴的纵向距离
下肢	耻骨联合上缘至股骨内上髁上缘	18寸	直寸	用于确定下肢足三阴经穴的纵向距离
	胫骨内侧髁下方至内踝尖	13寸	直寸	同上
	股骨大转子至腘横纹	19寸	直寸	用于确定下肢足三阳经穴的纵向距离
	腘横纹至外踝尖	16寸	直寸	同上

2. 体表标志法　根据人体的体表标志（骨性标志和肌性标志）而定取穴位的方法,又称自然标志法。体表标志法可分为固定标志法和活动标志法两类。

（1）固定标志法:是利用五官、爪甲、乳头、脐窝和骨节凸起、凹陷及肌肉隆起等固定标志取穴的方法。

（2）活动标志法:是利用关节、肌肉、皮肤随活动而出现的凹陷、空隙、皱纹等活动标志来取穴的方法。

3. 手指同身寸法　是指以病人手指为尺寸折量标准来量取腧穴的定位方法。常用的方法有以下三种（图 10-2）:

（1）中指同身寸:以病人中指屈曲时中节桡侧两端纹头之间作为 1 寸。

（2）拇指同身寸:以病人拇指间关节的宽度作为 1 寸。

（3）横指同身寸:又名一夫法,使病人第 2 ~ 5 指并拢,以中指近侧指间关节横纹处的四指宽度作为 3 寸。

4. 简便取穴法　是一种简便易行的腧穴定位方法。如手指自然下垂,中指端取风市;两手虎口自然平直交叉,在食指端处取列缺穴等。

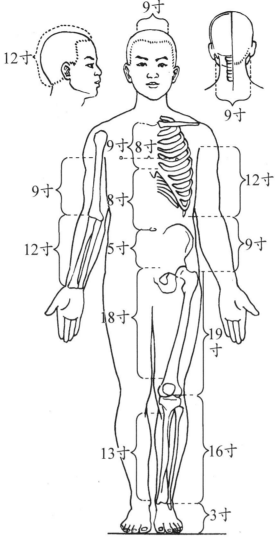

图 10-1　常用骨度分寸法示意图

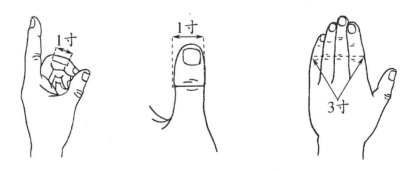

图 10-2　手指同身寸法

左:中指同身寸;中:拇指同身寸;右:横指同身寸。

二、常用十四经穴

(一) 手太阴肺经常用腧穴

1. 经脉循行　中焦→大肠→胃上口→横膈→肺→肺系→上臂内侧→肘窝→前臂内侧前缘→寸口→鱼际→拇指桡侧端。支脉:腕后→食指桡侧端,与手阳明大肠经相接。

2. 常用腧穴

(1) 中府

【定位】　胸前壁的外上方,平第 1 肋间隙,前正中线旁开 6 寸。

【主治】　咳嗽,气喘,胸痛,胸中烦满;肩背痛。

【操作】　向外斜刺 0.5 ~ 0.8 寸,不可向内深刺。

(2) 尺泽

【定位】　肘横纹中,肱二头肌腱桡侧凹陷处。

【主治】　咳嗽,气喘,咳血,咽喉肿痛;肘臂挛痛。

【操作】　直刺 0.5 ~ 1 寸,或点刺出血。

(3) 孔最

【定位】　在前臂掌面桡侧,尺泽与太渊连线上,腕横纹上 7 寸。

【主治】　咳血,鼻衄,咳嗽,气喘,咽喉肿痛,热病无汗;肘臂挛痛。

【操作】　直刺 0.5 ~ 1 寸。

(4) 列缺

【定位】　桡骨茎突上方,腕横纹上 1.5 寸。简便取穴法:两手虎口自然平直交叉,一手食指按在另一手桡骨茎突上,指尖下凹陷中。

【主治】　咳嗽、气喘、咽喉肿痛;头痛、齿痛、项强、口眼㖞斜。

【操作】　避开桡动脉,直刺 0.3 ~ 0.5 寸。

(5) 太渊

【定位】　掌后腕横纹桡侧,桡动脉的桡侧凹陷中。

【主治】　咳嗽,气喘,咽喉肿痛;无脉症;腕臂痛。

【操作】　浅刺 0.1 寸,或点刺出血。

(6) 少商

【定位】　拇指桡侧,距指甲角约 0.1 寸。

【主治】　咽喉肿痛,咳嗽,鼻衄;发热,昏迷,癫狂;指腕挛痛。

【操作】　浅刺 0.1 寸,或点刺出血。

手太阴肺经腧穴示意图见图 10-3。

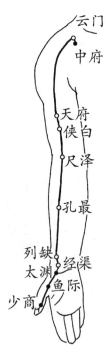

图 10-3　手太阴肺经腧穴示意图

（二）手阳明大肠经常用腧穴

1. 经脉循行　食指桡侧端→第一、二掌骨之间及手腕桡侧→上肢桡侧缘→肩端→肺→横膈→大肠。支脉：缺盆→颈部→面颊→下齿龈→上唇→人中→鼻孔两侧，与足阳明胃经相接。

2. 常用腧穴

（1）商阳

【定位】　食指桡侧，距指甲角约 0.1 寸。

【主治】　咽喉肿痛，齿痛，颌肿，耳聋；热病，昏迷。

【操作】　浅刺 0.1 寸，或点刺出血。

（2）合谷

【定位】　手背第 1、2 掌骨间，第 2 掌骨桡侧的中点。简便取穴：以一手的拇指指骨关节横纹，放在另一手拇、食指之间的指蹼缘上，拇指尖下即是此穴。

【主治】　头痛、目赤肿痛、鼻衄、齿痛、口眼㖞斜、耳聋；上肢不遂；发热，无汗多汗；滞产。

【操作】　直刺 0.5 ~ 1 寸。

（3）阳溪

【定位】　腕背横纹桡侧，手拇指向上翘起时，位于拇短伸肌腱与拇长伸肌腱之间的凹陷中。

【主治】　头痛，目赤肿痛，耳鸣，咽喉肿痛，齿痛；手腕痛。

【操作】　直刺 0.3 ~ 0.5 寸。

（4）手三里

【定位】　在前臂背面桡侧，阳溪与曲池连线上，肘横纹下 2 寸处。

【主治】　齿痛，颊肿；腹痛、吐泻；臂痛、上肢不遂。

【操作】　直刺 0.5 ~ 0.8 寸。

（5）曲池

【定位】　屈肘成直角，在肘横纹外侧端与肱骨外上髁连线中点。

【主治】　热病；咽喉肿痛，齿痛；臂痛，上肢不遂；腹痛腹泻；高血压；癫狂。

【操作】　直刺 1.0 ~ 1.5 寸。

（6）臂臑

【定位】　在曲池与肩髃连线上，曲池上 7 寸。自然垂臂时在臂外侧，三角肌止点处。

【主治】　肩臂痛，瘰疬；目疾。

【操作】　直刺或向上斜刺 0.8 ~ 1.5 寸。

（7）肩髃

【定位】　在肩部，三角肌上，上臂外展或向前平伸时，在肩峰前下方凹陷处。

【主治】　上肢不遂，肩痛不举；瘾疹。

【操作】 直刺或向下斜刺 0.8 ~ 1.5 寸。

（8）迎香

【定位】 在鼻翼外缘中点旁,当鼻唇沟中。

【主治】 鼻塞,鼽衄,口㖞,面痒;胆道蛔虫症。

【操作】 斜刺或平刺 0.3 ~ 0.5 寸。

手阳明大肠经腧穴见图 10-4。

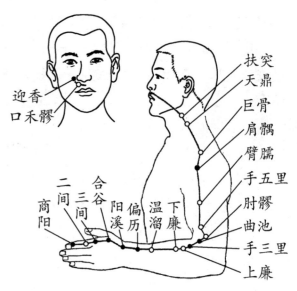

图 10-4　手阳明大肠经腧穴示意图

（三）足阳明胃经常用腧穴

1. 经脉循行　鼻翼旁→鼻根部→鼻外侧→上齿龈→口唇→颏唇沟→口腮后下方→大迎→颊车→耳前→前额。面部支脉:大迎→人迎→缺盆→横膈→胃→脾。缺盆直行经脉:缺盆→乳头→脐旁→少腹两侧。胃下口支脉:胃下口→腹→气冲→髀关→伏兔→膝盖→胫骨外侧前缘→足背→第二趾外侧端。胫部支脉:膝下 3 寸→中趾外侧。足跗部支脉:跗上→大趾内侧端,与足太阴脾经相接。

2. 常用腧穴

（1）承泣

【定位】 在面部,瞳孔直下,眼球与眶下缘之间。

【主治】 目赤肿痛,流泪,夜盲,近视,眼睑瞤动;口㖞,面肌痉挛。

【操作】 嘱病人闭目,操作者押手轻轻固定眼球,刺手持针,于眶下缘和眼球之间缓慢直刺 0.5 ~ 1 寸,不宜提插捻转。禁灸。

（2）四白

【定位】 在面部,目直视,瞳孔直下,眶下缘凹陷处。

【主治】 目赤肿痛,近视,眼睑瞤动;口㖞,面痛;头痛,眩晕。

【操作】 直刺 0.3 ~ 0.5 寸;或沿皮透刺睛明;或向外上方斜刺 0.5 寸入眶下孔。

（3）地仓

【定位】 在面部,口角外侧,上直对瞳孔。

【主治】 口㖞,流涎;眼睑瞤动。

【操作】 斜刺或平刺 0.5 ~ 0.8 寸,或向迎香、颊车方向平刺 1 ~ 2 寸。

（4）颊车

【定位】 在面颊部,下颌角前上方约一横指,当咀嚼时咬肌隆起,按之凹陷处。

【主治】 口㖞,颊肿;齿痛;口噤不语。

【操作】 直刺 0.3 ~ 0.5 寸,或向地仓方向透刺 1.5 ~ 2 寸。

(5) 头维

【定位】 在头侧部,额角发际上 0.5 寸,头正中线旁约 4.5 寸。

【主治】 头痛,眩晕;目痛,迎风流泪。

【操作】 向后平刺 0.5 ~ 0.8 寸。

(6) 梁门

【定位】 在上腹部,脐中上 4 寸,距前正中线 2 寸。

【主治】 胃痛,呕吐,食欲缺乏,腹胀,泄泻。

【操作】 直刺 0.5 ~ 1 寸。

(7) 天枢

【定位】 在腹中部,距脐中 2 寸。

【主治】 腹胀肠鸣,绕脐痛,便秘,泄泻,痢疾;癥瘕,月经不调,痛经。

【操作】 直刺 1 ~ 1.5 寸。

(8) 归来

【定位】 在下腹部,脐中下 4 寸,距前正中线 2 寸。

【主治】 腹痛,疝气;闭经,月经不调,阴挺,白带。

【操作】 直刺 1 ~ 1.5 寸。

(9) 梁丘

【定位】 屈膝,在大腿前面,髂前上棘与髌底外侧端的连线上,髌底上 2 寸。

【主治】 急性胃痛,乳痛;膝痛,下肢不遂。

【操作】 直刺 1 ~ 1.5 寸。

(10) 犊鼻

【定位】 屈膝,在膝部,髌骨与髌韧带外侧凹陷中。

【主治】 膝痛,屈伸不利。

【操作】 屈膝 90°,向后内斜刺 1 ~ 1.5 寸。

(11) 足三里

【定位】 在小腿前外侧,犊鼻穴下 3 寸,距胫骨前缘一横指。

【主治】 胃痛,呕吐,腹胀,泄泻,便秘;体虚羸瘦;失眠,癫狂;膝痛,下肢痿痹,水肿。

【操作】 直刺 1 ~ 2 寸。

(12) 丰隆

【定位】 在小腿前外侧,外踝尖上 8 寸,距胫骨前缘二横指。

【主治】 痰多,咳嗽,哮喘;头痛,眩晕,癫狂痫;下肢痿痹。

【操作】 直刺 1 ~ 1.5 寸。

(13) 解溪

【定位】 在足背与小腿交界处的横纹中央凹陷中,踇长伸肌腱与趾长伸肌腱之间。

【主治】 头痛,眩晕,癫狂;腹胀,便秘;下肢痿痹,足踝肿痛。

【操作】 直刺 0.5 ~ 1 寸。

（14）内庭

【定位】 在足背,第2、3趾间,趾蹼缘后方赤白肉际处。

【主治】 齿痛,咽喉肿痛,口喎,热病;腹痛,腹胀,泄泻,痢疾;足背肿痛。

【操作】 直刺或斜刺0.5 ～ 1寸。

足阳明胃经腧穴见图10-5。

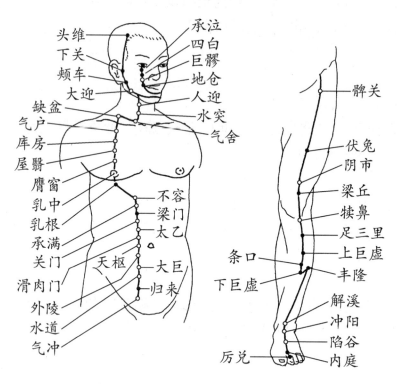

图 10-5　足阳明胃经腧穴示意图

（四）足太阴脾经常用腧穴

1. 经脉循行　足大趾端内侧→大趾内侧→内踝前面→小腿肚→胫骨后面→交出足厥阴经的前面→膝股部内侧前缘→腹部→脾→胃→横膈→咽部旁→舌根→舌下。胃部支脉:胃→横膈→心中,与手少阴心经相接。

2. 常用腧穴

（1）隐白

【定位】 足大趾末节内侧,距趾甲角0.1寸。

【主治】 月经过多,崩漏,尿血,便血;腹胀;癫狂。

【操作】 浅刺0.1 ～ 0.2寸,或点刺出血。

（2）太白

【定位】 在足内侧缘,足大趾第1跖趾关节后下方赤白肉际凹陷处。

【主治】 胃痛,腹胀,泄泻;肢体沉重,关节疼痛。

【操作】 直刺0.5 ～ 1寸。

(3) 公孙

【定位】 在足内侧缘,第1跖骨基底的前下方。

【主治】 胃痛,呕吐,腹胀,泄泻;心痛,胸闷。

【操作】 直刺 0.5 ~ 1 寸。

(4) 商丘

【定位】 在足内踝前下方凹陷处,舟骨结节与内踝尖连线的中点处。

【主治】 腹胀,泄泻,便秘,痔疾;足踝肿痛,舌本强痛。

【操作】 直刺 0.3 ~ 0.5 寸。

(5) 三阴交

【定位】 在小腿内侧,足内踝尖上 3 寸,胫骨内侧缘后方。

【主治】 月经不调,崩漏,带下,滞产,阳痿,遗精;肠鸣腹胀,泄泻,便秘;失眠;下肢痿痹。

【操作】 直刺 1 ~ 1.5 寸。

(6) 地机

【定位】 在小腿内侧,内踝尖与阴陵泉的连线上,阴陵泉下 3 寸。

【主治】 腹胀,腹痛,泄泻,水肿;月经不调,痛经,遗精;腰痛,下肢痿痹。

【操作】 直刺 1 ~ 1.5 寸。

(7) 阴陵泉

【定位】 在小腿内侧,胫骨内侧髁后下方凹陷处。

【主治】 腹胀,泄泻,水肿,黄疸,小便不利或失禁;膝痛。

【操作】 直刺 1 ~ 1.5 寸。

(8) 血海

【定位】 屈膝,在大腿内侧,髌底内侧端上 2 寸,股四头肌内侧头的隆起处。

【主治】 月经不调,经闭,崩漏;湿疹,瘾疹,丹毒。

【操作】 直刺 1 ~ 1.5 寸。

足太阴脾经腧穴见图 10-6。

(五) 手少阴心经常用腧穴

1. 经脉循行 心中→心系→横膈→小肠。心系向上的脉:心系→咽喉→目系。心系直行的脉:心系→肺部→腋窝→上肢内侧后缘→手掌→小指桡侧末端,与手太阳小肠经相接。

2. 常用腧穴

(1) 极泉

【定位】 上臂外展,在腋窝顶点,腋动脉搏动处。

【主治】 心痛,心悸;胁肋疼痛;肩臂疼痛;瘰疬。

【操作】 上臂外展,避开腋动脉,直刺 0.5 ~ 0.8 寸。

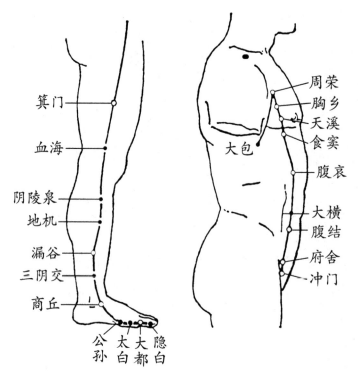

图 10-6　足太阴脾经腧穴示意图

（2）少海

【定位】　屈肘,在肘横纹内侧端与肱骨内上髁连线的中点处。

【主治】　心痛;肘臂挛痛;瘰疬。

【操作】　向桡侧直刺 0.5 ～ 1 寸。

（3）通里

【定位】　在前臂掌侧,尺侧腕屈肌腱的桡侧缘,腕横纹上 1 寸。

【主治】　暴喑,舌强不语;心悸,怔忡;腕臂痛。

【操作】　直刺 0.3 ～ 0.5 寸。

（4）阴郄

【定位】　在前臂掌侧,尺侧腕屈肌腱的桡侧缘,腕横纹上 0.5 寸。

【主治】　心痛,惊悸;吐血,衄血,骨蒸盗汗;暴喑。

【操作】　避开尺动、静脉,直刺 0.3 ～ 0.5 寸。

（5）神门

【定位】　在腕部,腕掌侧横纹尺侧端,尺侧腕屈肌腱的桡侧凹陷处。

【主治】　失眠,健忘,癫狂痫;心痛,心烦,惊悸。

【操作】　避开尺动、静脉,直刺 0.3 ～ 0.5 寸。

（6）少冲

【定位】　在手小指末节桡侧,距指甲角 0.1 寸。

【主治】　心悸,心痛;癫狂,热病,昏迷;胸胁痛。

【操作】 浅刺 0.1 ~ 0.2 寸,或点刺出血。

手少阴心经腧穴见图 10-7。

(六) 手太阳小肠经常用腧穴

1. 经脉循行 小指尺侧端→手背桡侧→腕部→尺骨茎突→上肢外侧后缘→肩→肩胛部→大椎→缺盆→心脏→横膈→胃部→小肠。缺盆部支脉:缺盆→颈部→面颊→目外眦→耳中。颊部支脉:颊→目眶下→鼻旁→目内眦,与足太阳膀胱经相接。

2. 常用腧穴

(1) 少泽

【定位】 在手小指末节尺侧,距指甲角 0.1 寸。

【主治】 头痛,目翳,咽喉肿痛;乳痛,乳汁少;昏迷,热病。

【操作】 浅刺 0.1 ~ 0.2 寸,或点刺出血。

(2) 后溪

【定位】 在手掌尺侧,微握拳,第五掌指关节后的远侧掌横纹头赤白肉际。

【主治】 头项强痛,腰背痛;目赤,耳聋,咽喉肿痛,癫狂;疟疾;手指及肘臂挛痛。

【操作】 直刺 0.5 ~ 0.8 寸,或向合谷方向透刺。

(3) 养老

【定位】 在前臂背面尺侧,尺骨小头近端桡侧凹陷中。

【主治】 目视不明,头痛;肩背肘臂酸痛,急性腰痛。

【操作】 掌心向胸时,向肘方向斜刺 0.5 ~ 0.8 寸。

(4) 肩贞

【定位】 在肩关节后下方,臂内收时,腋后纹头上 1 寸。

【主治】 肩背疼痛,手臂麻痛,瘰疬;耳鸣。

【操作】 向外斜刺 1 ~ 1.5 寸。

(5) 颧髎

【定位】 在面部,目外眦直下,颧骨下缘凹陷处。

【主治】 口㖞,眼睑瞤动,齿痛,颊肿。

【操作】 直刺 0.3 ~ 0.5 寸,或斜刺 0.5 ~ 1 寸。

(6) 听宫

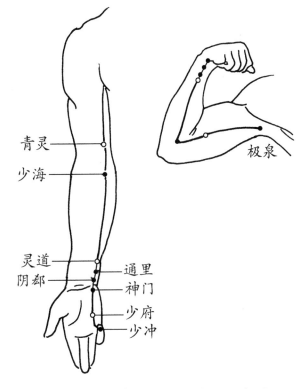

图 10-7 手少阴心经腧穴示意图

【定位】 耳屏前,下颌骨髁状突的后方,张口时呈凹陷处。

【主治】 耳鸣、耳聋、聤耳;齿痛;癫狂痫。

【操作】 张口,直刺0.5～1寸。

手太阳小肠经腧穴见图10-8。

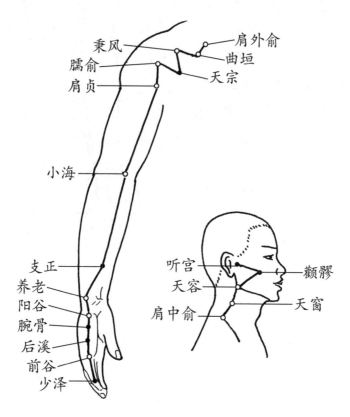

图10-8　手太阳小肠经腧穴示意图

(七)足太阳膀胱经常用腧穴

1. 经脉循行　目内眦→额→巅顶。巅顶部支脉:巅顶→颞颥部。巅顶部直行的脉:头顶→脑→项后→肩胛内侧→腰部→肾→膀胱。腰部的支脉:腰→臀部→腘窝。后项的支脉:项后→肩胛骨内缘→臀部→大腿后外侧→腘窝→腓肠肌→外踝后→第五跖骨粗隆→小趾外侧端,与足少阴肾经相接。

2. 常用腧穴

(1) 睛明

【定位】 在面部,目内眦角稍上方凹陷处。

【主治】 近视,目视不明,目赤肿痛,迎风流泪,夜盲,色盲;急性腰痛。

【操作】 嘱病人闭目,操作者押手将眼球推向外侧固定,刺手持针沿眼眶边缘缓缓刺入0.3～0.5寸,不宜提插捻转;禁灸。

(2) 攒竹

【定位】 在面部,眉头凹陷中,眶上切迹处。

【主治】 头痛,眉棱骨痛;目视不明,目赤肿痛,眼睑下垂,迎风流泪;面瘫;腰痛。

【操作】 平刺0.5～0.8寸。

(3) 风门

【定位】 在背部,第2胸椎棘突下,旁开1.5寸。

【主治】 伤风,咳嗽;发热,头痛,项强,胸背痛。

【操作】 斜刺0.5～0.8寸。

(4) 肺俞

【定位】 在背部,第3胸椎棘突下,旁开1.5寸。

【主治】 咳嗽,气喘,鼻塞;骨蒸潮热,盗汗;皮肤瘙痒,瘾疹。

【操作】 斜刺0.5～0.8寸。

(5) 心俞

【定位】 在背部,第5胸椎棘突下,旁开1.5寸。

【主治】 心痛,心悸,失眠,健忘,癫狂痫;咳嗽,吐血,盗汗。

【操作】 斜刺0.5～0.8寸。

(6) 膈俞

【定位】 在背部,第7胸椎棘突下,旁开1.5寸。

【主治】 胃脘痛,呕吐,呃逆;气喘,咳嗽,潮热、盗汗;瘾疹。

【操作】 斜刺0.5～0.8寸。

(7) 脾俞

【定位】 在背部,第11胸椎棘突下,旁开1.5寸。

【主治】 腹胀,呕吐,泄泻,痢疾,便血;黄疸,水肿;背痛。

【操作】 直刺0.5～1寸。

(8) 肾俞

【定位】 在腰部,第2腰椎棘突下旁开1.5寸。

【主治】 遗精,阳痿,月经不调,小便不利;耳鸣,耳聋;气喘;腰痛。

【操作】 直刺0.5～1寸。

(9) 次髎

【定位】 在骶部,髂后上棘内下方,适对第2骶后孔处。

【主治】 月经不调,痛经,带下,小便不利,遗精;腰痛,下肢痿痹。

【操作】 直刺1～1.5寸。

(10) 委中

【定位】 在腘横纹中点,股二头肌腱与半腱肌腱的中间。

【主治】 腰痛,下肢痿痹;腹痛,吐泻;小便不利,遗尿;丹毒,瘾疹,皮肤瘙痒。

【操作】 直刺1～1.5寸,或三棱针点刺腘静脉出血。

（11）承山

【定位】 在小腿后面正中，委中与昆仑之间，当伸直小腿或足跟上提时，腓肠肌肌腹下出现尖角凹陷处。

【主治】 痔疾，便秘；腰腿拘急疼痛。

【操作】 直刺 1 ~ 2 寸。

（12）昆仑

【定位】 在足外踝后方，外踝尖与跟腱之间凹陷处。

【主治】 头痛，项强；腰痛，足跟肿痛；癫痫，滞产。

【操作】 直刺 0.5 ~ 0.8 寸。

（13）申脉

【定位】 在足外侧部，外踝直下方凹陷中。

【主治】 头痛，眩晕，失眠；目痛，眼睑下垂；腰腿痛，足外翻。

【操作】 直刺 0.3 ~ 0.5 寸。

（14）至阴

【定位】 在足小趾末节外侧，距趾甲角 0.1 寸。

【主治】 胎位不正，滞产；头痛，目痛，鼻塞。

【操作】 浅刺 0.1 ~ 0.5 寸或点刺出血，胎位不正用灸法。

足太阳膀胱经腧穴见图 10-9。

（八）足少阴肾经常用腧穴

1. 经脉循行　足小趾下→足心→舟骨粗隆下→内踝后→足跟→腿肚内侧→腘窝内侧→股内后缘→脊柱→肾→膀胱。肾部直行的脉：肾→肝→横膈→肺→喉咙→舌根部。肺部支脉：肺→心脏→胸中，与手厥阴心包经相接。

2. 常用腧穴

（1）涌泉

【定位】 在足底部，卷足时足前部凹陷处，约在足底 2、3 趾趾缝头端与足跟连线的前 1/3 与后 2/3 交点上。

【主治】 头痛，眩晕，昏厥，癫狂，小儿惊风；便秘，小便不利；咽喉肿痛，失音；足心热。

【操作】 直刺 0.5 ~ 1 寸。

（2）然谷

【定位】 在足内侧，足舟骨粗隆下方，赤白肉际。

【主治】 月经不调，阴痒，遗精，小便不利；消渴，泄泻；咽喉肿痛，咳血。

【操作】 直刺 0.5 ~ 1.5 寸。

（3）太溪

【定位】 在足内侧，内踝后方，内踝尖与跟腱之间的凹陷处。

【主治】 月经不调，遗精，小便频数，腰痛；头痛，目眩，耳鸣耳聋，咽喉肿痛，齿痛；咳喘。

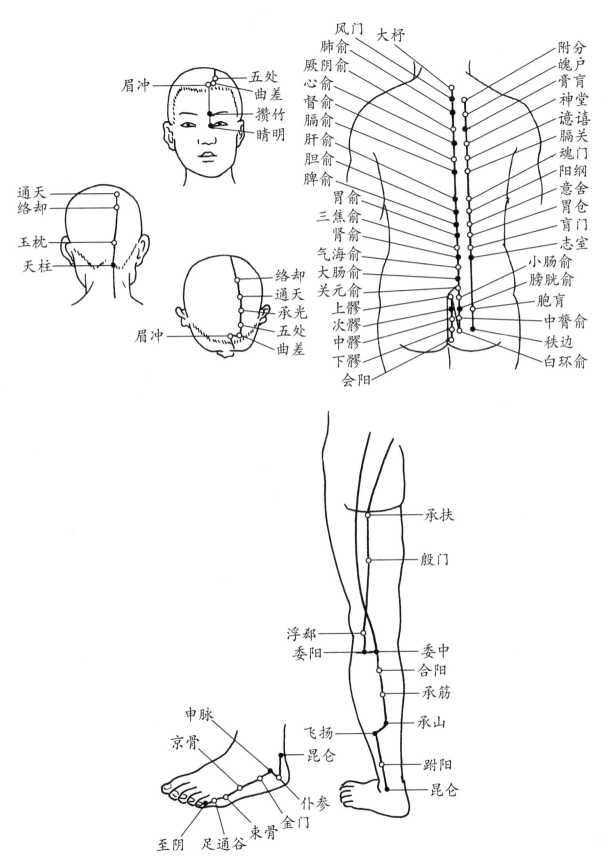

图 10-9　足太阳膀胱经常用腧穴示意图

【操作】 直刺 0.5 ~ 1.5 寸。

（4）大钟

【定位】 在足内侧,内踝后下方,跟腱附着部的内侧前方凹陷处。

【主治】 癃闭,遗尿;咳血,气喘;痴呆,嗜卧;足跟痛。

【操作】 直刺 0.3 ~ 0.5 寸。

（5）照海

【定位】 在足内侧,内踝尖下方凹陷处。

【主治】 月经不调,带下,小便频数;咽喉干痛;痫证;失眠。

【操作】 直刺 0.5 ~ 0.8 寸。

（6）复溜

【定位】 在小腿内侧,太溪直上 2 寸,跟腱的前方。

【主治】 水肿,腹胀;盗汗,热病无汗或汗出不止;下肢痿痹。

【操作】 直刺 0.5 ~ 1 寸。

足少阴肾经腧穴见图 10-10。

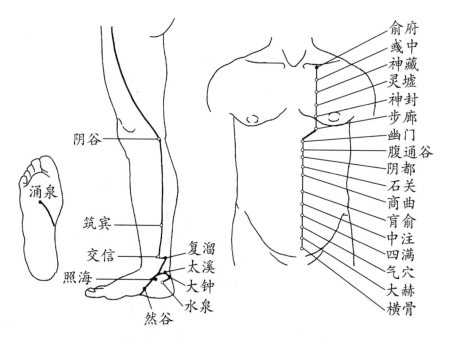

图 10-10　足少阴肾经腧穴示意图

（九）手厥阴心包经常用腧穴

1. 经脉循行　胸中→心包络→横膈→胸→腹→上、中、下三焦。胸部支脉:胸中→
胁部→腋下 3 寸→腋窝中→上臂内侧→肘窝→前臂两筋间→掌中→中指端。掌中支脉:
劳宫穴→无名指端,与手少阳三焦经相接。

2. 常用腧穴

（1）天池

【定位】 在胸部,第4肋间隙,乳头外1寸,前正中线旁开5寸。

【主治】 咳嗽,气喘;乳痈,乳汁少;胸闷,胁肋胀痛,瘰疬。

【操作】 斜刺或平刺0.5～0.8寸。

(2) 曲泽

【定位】 在肘横纹中,肱二头肌腱的尺侧缘。

【主治】 心悸,心痛;热病,中暑;胃痛,呕吐,泄泻;肘臂疼痛。

【操作】 直刺1～1.5寸,或点刺出血。

(3) 间使

【定位】 在前臂掌侧,曲泽与大陵的连线上,腕横纹上3寸,掌长肌腱与桡侧腕屈肌腱之间。

【主治】 心痛,心悸;癫狂痫,热病,疟疾;胃痛,呕吐;肘臂痛。

【操作】 直刺0.5～1寸。

(4) 内关

【定位】 在前臂掌侧,曲泽与大陵的连线上,腕横纹上2寸,掌长肌腱与桡侧腕屈肌腱之间。

【主治】 心痛,心悸,胸闷;眩晕,癫痫,失眠;胃痛,呕吐,呃逆;肘臂挛痛。

【操作】 直刺0.5～1寸。

(5) 大陵

【定位】 在腕掌横纹的中点处,掌长肌腱与桡侧腕屈肌腱之间。

【主治】 心痛,心悸,癫狂;胃痛,呕吐;手腕麻痛。

【操作】 直刺0.3～0.5寸。

(6) 劳宫

【定位】 在手掌心,第2、3掌骨之间偏于第3掌骨,握拳屈指时中指尖处。

【主治】 口疮,口臭;癫狂痫,中风昏迷,中暑;心痛,呕吐。

【操作】 直刺0.5～1寸。

(7) 中冲

【定位】 在手中指末节尖端中央。

【主治】 中风昏迷,小儿惊风,热病;心烦,心痛;舌强肿痛。

【操作】 浅刺0.1寸,或点刺出血。

手厥阴心包经腧穴见图10-11。

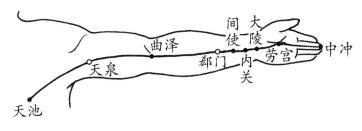

图10-11 手厥阴心包经腧穴示意图

（十）手少阳三焦经常用腧穴

1. 经脉循行 无名指端→小指与无名指间→手背→前臂外侧桡、尺骨间→肘尖→上臂外侧→肩部→缺盆→胸中→心包→横膈→胸→腹→上、中、下三焦。胸中支脉：胸→缺盆→项部→耳后→额角→面颊→眶下部。耳部支脉：耳后→耳中→耳前→面颊→目外眦，与足少阳胆经相接。

2. 常用腧穴

（1）关冲

【定位】 在手无名指末节尺侧,距指甲角旁0.1寸。

【主治】 热病,昏厥;头痛,目赤,耳聋,咽喉肿痛。

【操作】 浅刺0.1寸,或点刺出血。

（2）中渚

【定位】 在手背部,无名指掌指关节的后方,第4、5掌骨间凹陷处。

【主治】 头痛,耳鸣,目赤,咽喉肿痛;热病,消渴;手指屈伸不利。

【操作】 直刺0.3～0.5寸。

（3）阳池

【定位】 在腕背横纹中,指伸肌腱的尺侧缘凹陷处。

【主治】 耳聋,目赤肿痛,咽喉肿痛;疟疾,消渴;腕痛。

【操作】 直刺0.3～0.5寸。

（4）外关

【定位】 在前臂背侧,阳池与肘尖的连线上,腕背横纹上2寸,尺骨与桡骨之间。

【主治】 热病,头痛,目赤肿痛,耳鸣;胸胁痛;上肢痿痹。

【操作】 直刺0.5～1寸。

（5）支沟

【定位】 在前臂背侧,阳池与肘尖的连线上,腕背横纹上3寸,尺骨与桡骨之间。

【主治】 便秘,热病;胸胁痛,落枕;耳鸣,耳聋。

【操作】 直刺0.5～1寸。

（6）肩髎

【定位】 在肩部,肩髃后方,当臂外展时,于肩峰后下方呈现凹陷处。

【主治】 肩臂挛痛不遂。

【操作】 直刺0.8～1.2寸。

（7）翳风

【定位】 在耳垂后方,乳突与下颌角之间的凹陷处。

【主治】 耳鸣,聤耳;口㖞,牙关紧闭,齿痛,颊肿,瘰疬。

【操作】 直刺0.8～1.2寸。

（8）耳门

【定位】 在面部,当耳屏上切迹的前方,下颌骨髁状突后缘,张口有凹陷处。

【主治】 耳鸣,耳聋,聤耳;齿痛。

【操作】 微张口,直刺 0.5 ～ 1 寸。

(9) 丝竹空

【定位】 在面部,眉梢凹陷处。

【主治】 目赤肿痛,眼睑瞤动,目眩;头痛,癫狂病。

【操作】 平刺 0.5 ～ 1 寸。不灸。

手少阳三焦经腧穴见图 10-12。

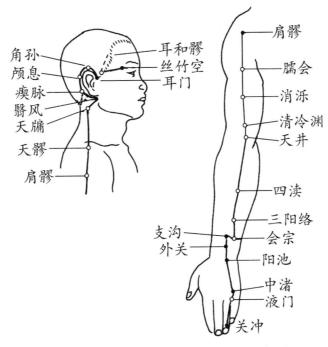

图 10-12　手少阳三焦经腧穴示意图

(十一) 足少阳胆经常用腧穴

1. 经脉循行　目外眦→额角→耳后→肩部→缺盆。耳部支脉:耳后→耳中→耳前→目外眦后。外眦部支脉:目外眦→大迎→目眶下→颊车→缺盆→胸中→横膈→肝→胆→胁肋→少腹→阴部毛际→髋关节部。缺盆部直行脉:缺盆→胸→胁→髋关节部→大腿外侧→腓骨前面→外踝前→足背→第四趾外侧端。足背部支脉:足背→第一、二跖骨间→大趾端→趾甲后毫毛,与足厥阴肝经相接。

2. 常用腧穴

(1) 瞳子髎

【定位】 在面部,目外眦旁,眶外缘处。

【主治】 目赤肿痛,目翳,青盲,口㖞;头痛。

【操作】 直刺或平刺 0.3 ～ 0.5 寸。

（2）听会

【定位】 在面部，耳屏间切迹的前方，下颌骨髁状突的后缘，张口有凹陷处。

【主治】 耳鸣，耳聋，聤耳；齿痛口㖞，面痛。

【操作】 张口，直刺 0.5 ~ 1 寸。

（3）阳白

【定位】 在前额部，瞳孔直上，眉上 1 寸。

【主治】 头痛，眩晕；视物模糊，目痛，眼睑下垂。

【操作】 平刺 0.3 ~ 0.5 寸。

（4）头临泣

【定位】 在头部，瞳孔直上入发际 0.5 寸，神庭与头维连线的中点处。

【主治】 头痛，目眩，流泪，鼻塞，鼻渊；小儿惊风，癫痫。

【操作】 平刺 0.3 ~ 0.5 寸。

（5）风池

【定位】 在项部，枕骨之下，与风府相平，胸锁乳突肌与斜方肌上端之间的凹陷处。

【主治】 头痛，眩晕，失眠，癫痫；目赤肿痛，视物不明，鼻渊；耳鸣，咽喉肿痛；感冒，热病，颈项强痛。

【操作】 向鼻尖方向斜刺 0.8 ~ 1.2 寸。

（6）肩井

【定位】 在肩上，前直乳中，大椎与肩峰端连线的中点上。

【主治】 头痛，眩晕，颈项强痛，瘰疬；肩背疼痛，上肢不遂；乳痈，乳汁少，滞产。

【操作】 直刺 0.3 ~ 0.5 寸，不可深刺。

（7）日月

【定位】 在上腹部，乳头直下，第 7 肋间隙，前正中线旁开 4 寸。

【主治】 黄疸，呕吐，呃逆，胃脘痛；胁肋胀痛。

【操作】 斜刺或平刺 0.5 ~ 0.8 寸。

（8）环跳

【定位】 在股外侧部，侧卧屈股，股骨大转子最凸点与骶管裂孔连线的外 1/3 与中 1/3 交点处。

【主治】 下肢痿痹，半身不遂，腰腿痛。

【操作】 直刺 2 ~ 3 寸。

（9）风市

【定位】 在大腿外侧部的中线上，腘横纹上 7 寸。简便取穴法：直立垂手时，中指尖处。

【主治】 下肢痿痹；遍身瘙痒，脚气。

【操作】 直刺 1 ~ 2 寸。

（10）阳陵泉

【定位】 在小腿外侧,腓骨头前下方凹陷处。

【主治】 黄疸,口苦,呕吐,胁肋疼痛;下肢痿痹,膝髌肿痛,肩痛;小儿惊风。

【操作】 直刺 1 ~ 1.5 寸。

(11) 光明

【定位】 在小腿外侧,外踝尖上 5 寸,腓骨前缘。

【主治】 目痛,夜盲,目视不明;乳房胀痛,乳汁少。

【操作】 直刺 1 ~ 1.5 寸。

(12) 悬钟

【定位】 在小腿外侧,外踝尖上 3 寸,腓骨前缘。

【主治】 颈项强痛,偏头痛,咽喉肿痛;胁肋胀痛;痔疾,便秘;下肢痿痹,脚气。

【操作】 直刺 0.5 ~ 0.8 寸。

(13) 丘墟

【定位】 在足外踝的前下方,趾长伸肌腱的外侧凹陷处。

【主治】 胁肋胀痛;下肢痿痹,外踝肿痛,脚气;疟疾。

【操作】 直刺 0.5 ~ 0.8 寸。

(14) 足临泣

【定位】 在足背外侧,足第 4 跖趾关节的后方,小趾伸肌腱的外侧凹陷处。

【主治】 偏头痛,目赤肿痛,目眩,目涩;乳痛,乳胀,月经不调;胁肋疼痛,足跗肿痛;瘰疬,疟疾。

【操作】 直刺 0.3 ~ 0.5 寸。

(15) 足窍阴

【定位】 在足第 4 趾末节外侧,距趾甲角 0.1 寸。

【主治】 目赤肿痛,耳鸣,咽喉肿痛;头痛,失眠;胁痛,足跗肿痛;热病。

【操作】 浅刺 0.1 ~ 0.2 寸,或点刺出血。

足少阳胆经腧穴见图 10-13。

(十二)足厥阴肝经常用腧穴

1. 经脉循行 足大趾毫毛部→足背→内踝前→内踝上 8 寸处交出足太阴经后→膝内侧→大腿内侧→阴部→小腹→胃→肝→胆→横膈→胁肋→喉咙后→鼻咽部→"目系"→前额,与督脉会合于巅顶。"目系"支脉:"目系"→颊里→唇内。肝部支脉:肝→横膈→肺,与手太阴肺经相接。

2. 常用腧穴

(1) 大敦

【定位】 在足大趾末节外侧,距趾甲角 0.1 寸。

【主治】 疝气,遗尿,癃闭,崩漏,月经不调,阴挺;癫痫。

【操作】 浅刺 0.1 ~ 0.2 寸,或点刺出血。

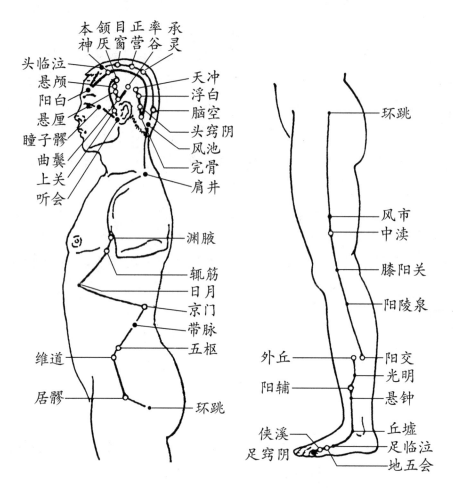

图 10-13　足少阳胆经腧穴示意图

（2）行间

【定位】　在足背侧，第1、2趾间，趾蹼缘的后方赤白肉际处。

【主治】　头痛，目眩，目赤肿痛；月经过多，崩漏，痛经，疝气，小便不利；中风，癫痫；胸胁胀痛，急躁易怒。

【操作】　直刺0.5～0.8寸。

（3）太冲

【定位】　在足背侧，第1跖骨间隙的后方凹陷处。

【主治】　头痛，眩晕，目赤肿痛；月经不调，崩漏，遗尿；癫痫，小儿惊风，中风；胁痛，郁闷，急躁易怒；下肢痿痹。

【操作】　直刺0.5～0.8寸。

（4）中封

【定位】　在足背侧，足内踝前，商丘与解溪连线之间，胫骨前肌腱的内侧凹陷处。

【主治】　疝气，腹痛，小便不利，遗精；下肢痿痹，足踝肿痛。

【操作】　直刺0.5～0.8寸。

（5）蠡沟

【定位】 在小腿内侧,足内踝尖上5寸,胫骨内侧面的中央。

【主治】 睾丸肿痛,外阴瘙痒,遗尿,月经不调;足胫疼痛。

【操作】 平刺0.5~0.8寸。

(6)曲泉

【定位】 在膝内侧,屈膝,膝关节内侧面横纹内侧端,股骨内侧髁的后缘,半腱肌、半膜肌止端的前缘凹陷处。

【主治】 小腹痛,小便不利,淋证,癃闭;月经不调,痛经,阴痒,遗精;膝股疼痛。

【操作】 直刺0.8~1寸。

(7)章门

【定位】 在侧腹部,第11肋游离端的下方。

【主治】 腹胀,泄泻,痞块;胁痛,黄疸。

【操作】 直刺0.8~1寸。

(8)期门

【定位】 在胸部,乳头直下,第6肋间隙,前正中线旁开4寸。

【主治】 胸胁胀痛;腹胀,呃逆,吐酸;乳痈,郁闷。

【操作】 斜刺0.5~0.8寸。

足厥阴肝经腧穴见图10-14。

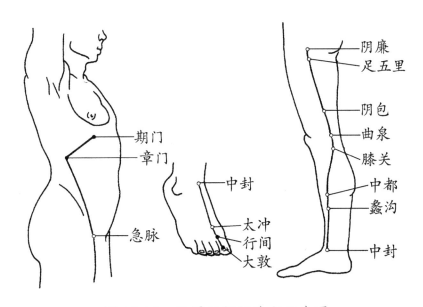

图10-14 足厥阴肝经腧穴示意图

(十三)督脉常用腧穴

1. 经脉循行 小腹内→会阴部→脊柱内→项后→脑内→巅顶→前额→鼻柱。

2. 常用腧穴

(1)长强

【定位】 在尾骨端下,尾骨端与肛门连线的中点处。

【主治】 痔疾,脱肛,泄泻,便秘;癫狂痫;腰痛,尾骶疼痛。

【操作】 斜刺,针尖向上与骶骨平行刺入 0.5 ~ 1 寸。不得穿刺直肠,以防感染。

(2) 腰阳关

【定位】 在腰部,后正中线上,第 4 腰椎棘突下凹陷中。

【主治】 腰骶疼痛,下肢痿痹;月经不调,带下,遗精,阳痿。

【操作】 直刺 0.5 ~ 1 寸。

(3) 命门

【定位】 在腰部,后正中线上,第 2 腰椎棘突下凹陷中。

【主治】 腰痛,下肢痿痹;遗精,阳痿,月经不调,赤白带下;泄泻。

【操作】 直刺 0.5 ~ 1 寸。

(4) 至阳

【定位】 在背部,后正中线上,第 7 胸椎棘突下凹陷中。

【主治】 黄疸,胸胁胀痛,身热;咳嗽,气喘;胃痛,脊背强痛。

【操作】 斜刺 0.5 ~ 1 寸。

(5) 大椎

【定位】 在后正中线上,第 7 颈椎棘突下凹陷中。

【主治】 热病,骨蒸潮热,咳嗽,气喘;癫痫,小儿惊风;感冒,畏寒,风疹,头项强痛。

【操作】 斜刺 0.5 ~ 1 寸。

(6) 哑门

【定位】 在项部,后发际正中直上 0.5 寸,第 1 颈椎下。

【主治】 暴喑,舌强不语;癫狂痫;头痛,项强,中风。

【操作】 伏案正坐位,使头微前倾,项肌放松,向下颌方向缓慢刺入 0.5 ~ 1 寸。

(7) 风府

【定位】 在项部,后发际正中直上 1 寸,枕外隆凸直下,两侧斜方肌之间凹陷中。

【主治】 头痛,眩晕,项强,中风不语,癫狂痫;目痛,咽喉肿痛。

【操作】 伏案正坐位,使头微前倾,项肌放松,针尖向下颌方向刺入 0.5 ~ 1 寸。针尖不可向上,以免刺入枕骨大孔,误伤脊髓。

(8) 百会

【定位】 在头部,前发际正中直上 5 寸,或两耳尖连线的中点处。

【主治】 头痛,眩晕,中风,癫狂痫;失眠,健忘;脱肛,阴挺。

【操作】 平刺 0.5 ~ 0.8 寸。

(9) 神庭

【定位】 在头部,前发际正中直上 0.5 寸。

【主治】 头痛,眩晕,失眠,癫痫;鼻渊,流泪,目痛。

【操作】 平刺 0.3 ～ 0.5 寸。

(10) 素髎

【定位】 在面部,鼻尖的正中央。

【主治】 鼻塞,鼻渊,鼻衄,酒渣鼻,目痛;惊厥,昏迷,窒息。

【操作】 向上斜刺 0.3 ～ 0.5 寸,或点刺出血。一般不灸。

(11) 水沟

【定位】 在面部,人中沟的上 1/3 与中 1/3 交点处。

【主治】 昏迷,晕厥,中风,癫狂痫;口喎,唇肿,齿痛,牙关紧闭;闪挫腰痛,脊背强痛。

【操作】 向上斜刺 0.3 ～ 0.5 寸,或用指甲按掐。一般不灸。

督脉腧穴见图 10-15。

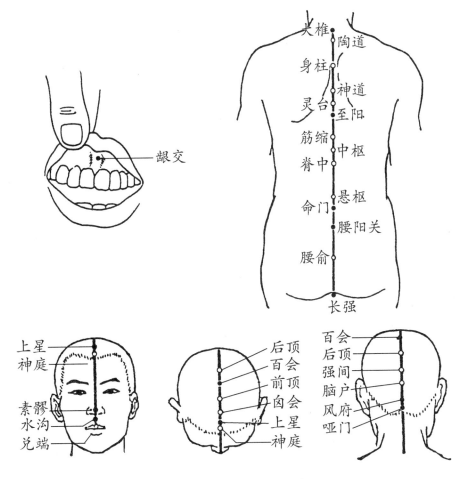

图 10-15 督脉腧穴示意图

(十四) 任脉常用腧穴

1. 经脉循行 小腹内→会阴→阴毛部→腹→胸→咽喉→口唇→面部→目眶下。

2. 常用腧穴

(1) 中极

【定位】 在下腹部,前正中线上,脐下 4 寸。

【主治】 遗尿,癃闭;月经不调,痛经;阳痿,遗精。

【操作】 直刺 1 ~ 1.5 寸,需排尿后针刺。孕妇禁针。

(2) 关元

【定位】 在下腹部,前正中线上,脐下 3 寸。

【主治】 虚劳羸瘦,中风脱证;阳痿,遗精,月经不调,痛经,崩漏,不孕,遗尿,癃闭;腹痛,泄泻。

【操作】 直刺 1 ~ 2 寸,需排尿后针刺。孕妇慎用。

(3) 气海

【定位】 在下腹部,前正中线上,脐下 1.5 寸。

【主治】 腹痛,泄泻,便秘;遗尿,阳痿,遗精,月经不调,崩漏,闭经;中风脱证,虚劳羸瘦。

【操作】 直刺 1 ~ 2 寸。

(4) 神阙

【定位】 在腹中部,脐中央。

【主治】 腹痛,久泻,脱肛,痢疾,水肿;虚脱。

【操作】 禁针,宜灸。

(5) 中脘

【定位】 在上腹部,前正中线上,脐中上 4 寸。

【主治】 胃痛,呕吐,吞酸,腹胀,泄泻,黄疸;咳嗽痰多;癫痫,失眠。

【操作】 直刺 1 ~ 1.5 寸。

(6) 膻中

【定位】 在胸部,前正中线上,平第 4 肋间隙,两乳头连线的中点。

【主治】 胸闷,气短,胸痛,心悸,咳嗽,气喘;乳汁少,乳痈;呃逆,呕吐。

【操作】 平刺 0.3 ~ 0.5 寸,或平刺。

(7) 天突

【定位】 仰靠坐位。在颈部,前正中线上,胸骨上窝中央。

【主治】 咳嗽,哮喘,胸痛;咽喉肿痛,舌下肿痛,暴喑,梅核气;噎膈。

【操作】 先直刺 0.2 寸,当针尖超过胸骨柄内缘后,即向下沿胸骨柄后缘、气管前缓慢向下刺入 0.5 ~ 1 寸。

(8) 廉泉

【定位】 仰靠坐位。在颈部,前正中线上,喉结上方,舌骨上缘凹陷处。

【主治】 舌强不语,舌下肿痛,舌本挛急,暴喑,吞咽困难;口舌生疮,咽喉肿痛。

【操作】 针尖向咽喉部刺入 0.5 ~ 0.8 寸。

(9) 承浆

【定位】 仰靠坐位。在面部,颏唇沟的正中凹陷处。

【主治】 口喎,唇紫,牙龈肿痛,流涎,暴喑,口舌生疮;消渴,癫痫。

【操作】 针尖向咽喉部斜刺 0.3 ～ 0.5 寸。

任脉腧穴见图 10-16。

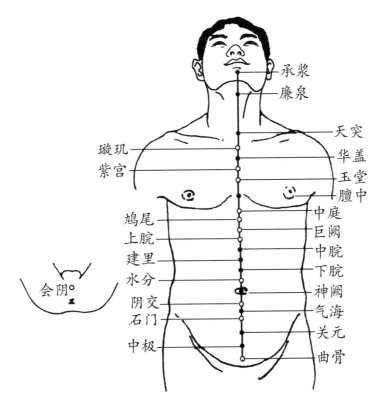

图 10-16　任脉腧穴示意图

三、常用经外奇穴

1. 四神聪

【定位】 正坐位,在头顶部。百会前后左右各 1 寸,共 4 个穴位。

【主治】 头痛,眩晕,失眠,健忘,癫痫。

【操作】 平刺 0.3 ～ 0.5 寸。

2. 印堂

【定位】 在额部,当两眉头之间。

【主治】 头痛,眩晕,小儿惊风;鼻塞,鼻渊,眉棱骨痛,目痛。

【操作】 提捏进针,从下向上平刺,或向左、右透刺攒竹、睛明等,深 0.5 ～ 1 寸,或点刺出血。

3. 太阳

【定位】 正坐或侧伏坐位。在额部,眉梢与目外眦之间,向后约1横指的凹陷处。

【主治】 头痛,目疾,齿痛,面瘫。

【操作】 直刺或斜刺0.3～0.5寸,或点刺出血。

4. 翳明

【定位】 正坐位,头略前倾。在颈部,翳风后1寸。

【主治】 目疾,耳鸣,失眠,头痛。

【操作】 直刺0.5～1寸。

5. 子宫

【定位】 仰卧位。在下腹部,脐中下4寸,中极旁开3寸。

【主治】 子宫脱垂,不孕,痛经,崩漏,月经不调。

【操作】 直刺0.8～1.2寸。

6. 夹脊

【定位】 俯卧或伏卧位。在背腰部,第1胸椎至第5腰椎棘突下两侧,后正中线旁开0.5寸,一侧17个穴位。

【主治】 胸1～5夹脊:心肺、胸肺及上肢疾病。

胸6～12夹脊:胃肠、脾、肝、胆疾病。

腰1～5夹脊:下肢疼痛,腰、骶、小腹部疾病。

【操作】 稍向内斜刺0.5～1寸,待有麻胀感即停止进针,严格掌握进针的角度及深度,防止损伤内脏或引起气胸。

7. 腰眼

【定位】 伏卧位。在腰部,第4腰椎棘突下,旁开约3.5寸凹陷中。

【主治】 腰痛;尿频,月经不调,带下。

【操作】 直刺0.5～1寸。

8. 十七椎

【定位】 伏卧位,在腰部,后正中线上,第5腰椎棘突下。

【主治】 腰骶痛;痛经,崩漏,月经不调,遗尿。

【操作】 直刺0.5～1寸。

9. 四缝

【定位】 仰掌伸指。在第2～5指掌侧,近端指关节的中央,一侧4个穴位。

【主治】 小儿疳积;百日咳。

【操作】 直刺0.1～0.2寸,挤出少量黄白色透明黏液或出血。

10. 十宣

【定位】 仰掌,十指微屈。在手十指尖端,距指甲游离端缘0.1寸,左右共10个穴位。

【主治】 昏迷,高热,晕厥,中暑,癫痫;咽喉肿痛。

【操作】 直刺 0.1 ～ 0.2 寸,或点刺出血。

11. 百虫窝

【定位】 正坐屈膝或仰卧位。在大腿内侧,髌底内侧上 3 寸,即血海上 1 寸。

【主治】 皮肤瘙痒,风疹,湿疹,疮疡;蛔虫病。

【操作】 直刺 0.5 ～ 1 寸。

12. 膝眼

【定位】 屈膝,在髌韧带两侧凹陷中,在内侧的称内膝眼,在外侧的称外膝眼。

【主治】 膝肿痛,脚气。

【操作】 向膝外侧斜刺 0.5 ～ 1 寸。

13. 胆囊

【定位】 正坐或侧卧位。在小腿外侧上部,腓骨小头前下方凹陷处(阳陵泉)直下2寸。

【主治】 急、慢性胆囊炎,胆石症,胆绞痛,胆道蛔虫症。

【操作】 直刺 1 ～ 1.5 寸。

14. 阑尾

【定位】 正坐或仰卧屈膝。在小腿前侧上部,犊鼻下 5 寸,胫骨前缘旁开一横指。

【主治】 急、慢性阑尾炎。

【操作】 直刺 1 ～ 1.5 寸。

第二节 毫针刺法

针刺法是采用特殊的针具,通过一定的手法刺激人体的腧穴或部位,以防治疾病的方法。

一、毫针的结构和规格

毫针是临床治疗应用最广泛的一种针具,多由不锈钢制成。毫针的结构一般分为五个部分:针尖、针身、针根、针柄、针尾(图 10-17)。毫针的规格主要以针身的长度和直径来加以区别,临床一般以长度为 25 ～ 75mm(1 ～ 3 寸)、直径为 0.32 ～ 0.38mm(28 ～ 30 号)者最为常用。

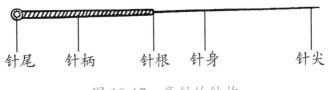

针尾　针柄　　针根　针身　　针尖

图 10-17　毫针的结构

二、针刺练习

指力和手法的锻炼,是初学针刺者的基本技能训练,是顺利进针、减少疼痛、提高疗效的基本保证。开始练针时,可在纸垫或棉团上进行(图10-18),练习中针具应由短而长,由粗而细。待达到一定的进针指力及掌握了基本手法后,可进行自身试针或同学之间互相试针,以体会进针手法和针感情况。待技术熟练后,才能在病人身上操作。

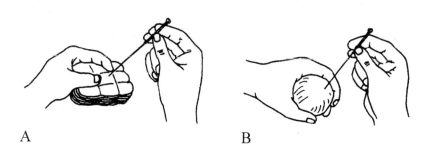

图 10-18 进针练习

A. 纸垫练习;B. 棉团练习。

三、针刺前准备

1. 体位的选择　以病人能舒适持久留针,医者正确取穴,操作方便为原则,切不可取站位。特别是对从未接受过针刺治疗,心存恐惧或半信半疑者,更要注意。临床常用的有仰靠坐位、俯伏坐位、仰卧位、俯卧位、侧卧位等。

2. 针具的选择　应根据病人的性别、年龄、形体胖瘦、体质强弱、病情虚实、病位深浅和所选腧穴的具体部位,选择长短、粗细适宜的针具。

3. 消毒　针刺前必须进行严格的消毒工作,消毒范围包括针具、操作者手指和施术部位。针具可采用高压蒸汽消毒法,有条件的地区提倡使用一次性针具;操作者的手要用肥皂水洗刷干净,再用75%乙醇棉球擦洗,方可持针操作。针刺前施针部位要用75%乙醇棉球擦拭消毒,或用1%的聚维酮碘消毒液涂擦。消毒皮肤必须保持洁净,防止再污染。

四、毫针刺法

(一)进针法

针刺操作时,一般应双手协同操作,紧密配合。持针手用拇、食、中三指夹持针柄,其状如持毛笔,称为"刺手";另一手按压所刺部位或辅助针身,称为"押手"。临床常用进针方法有:

1. 单手进针法　刺手拇、食指夹持针柄用力时,中指指端靠近穴位,指腹抵住针尖和针身下端,针尖迅速刺透皮肤。其多用于短针。

2. 双手进针法(图 10-19)

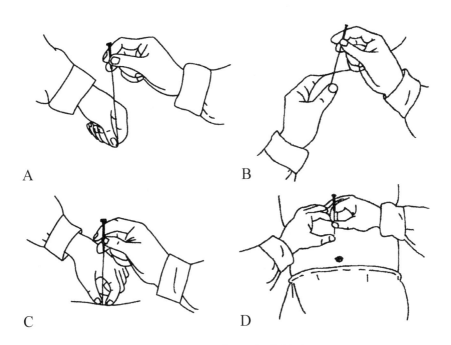

图 10-19　常用的进针法

A. 指切进针法;B. 提捏进针法;C. 夹持进针法;D. 舒张进针法。

(1) 指切进针法:押手指甲切按在穴位旁,刺手持针,紧靠押手指甲将针刺入穴位。其适用于短针的进针。

(2) 夹持进针法:押手拇、食指持捏消毒干棉球,夹住针身下端,将针尖固定在所刺穴位上,刺手捻动针柄,将针刺入穴位。其适用于长针的进针。

(3) 提捏进针法:押手拇、食指将针刺穴位部位的皮肤捏起,刺手持针,从捏起部位的上端刺入。皮肉浅薄部位的腧穴多用此法。

(4) 舒张进针法:押手拇、食指将针刺部位的皮肤向两侧撑开绷紧,刺手将针从押手拇、食指的中间刺入。此法适用于皮肤松弛或有皱纹部位的腧穴。

3. 管针进针法　毫针装入针管中,一手持针管,针尖置于穴位上,刺手食指或中指快速叩打针尾,待针刺入穴位,退出针管,再施行针手法。

(二) 针刺的角度和深度

在针刺操作过程中,掌握正确的针刺角度和深度,是增加针感、提高疗效,防止意外事故发生的重要环节。临床上应根据施术部位、病情需要,病人年龄、体质和形体等情况而灵活确定。

1. 针刺角度　是指进针时针身与所刺部位皮肤表面形成的夹角,主要根据腧穴所在部位的解剖特点和治疗要求而定。一般分直刺、斜刺和横刺三种(表 10-3,图 10-20)。

表 10-3　针刺的角度

针刺角度	适用范围
直刺（90°）	大部分腧穴，尤其是肌肉丰厚部位，如四肢、腹部、腰部等
斜刺（45°）	肌肉较薄处腧穴或内有重要脏器部位，如胸、背部
横刺（15°）	肌肉浅薄处腧穴，如头部

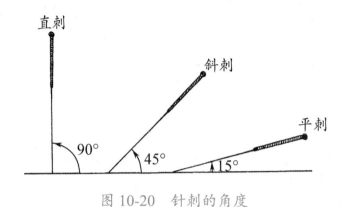

图 10-20　针刺的角度

2. 针刺深度　是指针身刺入腧穴内的深度。一般以既有针感而又不损伤内脏及重要组织为宜（表 10-4）。

表 10-4　针刺的深度

	浅刺	深刺
形体	体弱形瘦	体强形胖
年龄	年老体弱、小儿	中青年体壮者
病情	表证，阳证，新病	里证，阴证，久病
部位	头面部、胸背部	四肢、臀、腹部

针刺的角度和深度关系极为密切。一般浅刺多用斜刺或平刺，深刺多用直刺。

（三）行针与得气

行针又名运针；得气又称针感，是针刺"经气"感应。

针刺入腧穴后，为使病人产生针刺感应，或进一步调整针感的强弱，以及调节针感向特定方向扩散、传导而采取的各种针刺操作手法，就是行针。行针产生针刺感应、针感就是得气。

1. 行针的基本手法

（1）提插法：是将针刺入腧穴一定深度后，将针在穴内进行上下进退的操作方法。针由浅层向下刺入深层的操作为插，从深层向上退至浅层的操作称为提。

（2）捻转法：是将针刺入腧穴一定深度后，捻动针柄而使针在穴内左右来回旋转的操作方法。

以上两种基本手法，既可单独应用，也可相互配合运用，在临床上必须根据病人的具体情况灵活掌握，才能发挥其应有的作用（图 10-21）。

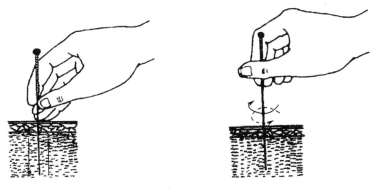

图 10-21　提插法与捻转法

2. 行针辅助手法　是行针基本手法的补充,是为了促使得气和加强针刺感应的操作手法。常用的辅助手法见表 10-5。

表 10-5　行针的辅助手法

名称	操作方法
指循法	用手指沿经脉的循行路线,在腧穴的上下部轻柔地按揉或叩打
刮柄法	用拇指指腹抵住针尾,用拇指、食指或中指的指甲由下而上或由上而下频频刮动针柄
弹针法	以手指轻弹针尾或针柄,使针体微微振动
震颤法	手持针柄,用小幅度、快频率的提插捻转动作,使针身发生轻微震颤

3. 得气　又称针感,是指将针刺入腧穴一定深度后,施以提插捻转等行针手法,使针刺部位获得"经气"感应。当针刺腧穴得气时,病人的针刺部位产生酸、麻、胀、重等感觉,医者会感到针下沉紧感。一般而言,得气迅速,疗效好,得气缓慢,疗效差。

(四)针刺补泻

针刺补泻就是通过针刺腧穴,采用适当的手法激发经气以补益正气、疏泄病邪而调节人体脏腑经络功能,促使阴阳平衡而恢复健康的针刺方法。几种临床常用的补泻手法见表 10-6。

表 10-6　针刺补泻手法

名称	补法	泻法
捻转补泻	捻转幅度小,用力轻,频率慢,时间短	捻转幅度大,用力重,频率快,时间长
提插补泻	先浅后深,重插轻提,幅度小,频率慢	先深后浅,轻插重提,幅度大,频率快
疾徐补泻	进针慢,少捻转,出针快	进针快,多捻转,出针慢
迎随补泻	针尖随着经脉循行方向,顺经而刺	针尖迎着经脉循行方向,逆经而刺
开阖补泻	出针后按闭针孔	出针时不按闭针孔,或摇大针孔
呼吸补泻	呼气时进针,吸气时出针	吸气时进针,呼气时出针

目前,临床常用的平补平泻,是指针刺得气后,均匀地施用提插捻转,根据病情留针或将针退出体外的一种手法。其主要适用于虚实不太明显或虚实夹杂的病证。

 知识拓展

针刺补泻手法研究

据观察,补法以升温反应为主,升温多在针刺局部及较近部位,泻法则以降温为主,降温涉及面较大,而在针刺局部反而略见升温现象。另从指甲微循环的变化来看,补法主要是促进微循环血流速度加快,泻法主要是促进肢端毛细血管收缩。

(五)留针与出针

留针是将针刺入腧穴行针施术后,使针留置在穴内。其目的是增强针感和便于继续行针施术。一般病证只要针下得气,施以适当的补泻手法后,即可出针或留针 10～20 分钟。慢性、顽固性、疼痛性、痉挛性疾病,可适当增加留针时间。

出针是指行针施术或留针后,将针拔出的操作方法。在出针时,一般先用押手拇、食指固定针孔周围皮肤,刺手持针轻捻转退到皮下,然后迅速拔出,用消毒干棉球按压针孔。出针后,还需要查看针孔是否有出血,查点针数,防止遗漏。

(六)注意事项

1. 病人过饥、过劳、精神紧张时不宜立即针刺。体质虚弱者,应选用卧位,针刺手法不宜过强。

2. 孕妇的腹部、腰骶部以及能引起子宫收缩的腧穴如合谷、三阴交、至阴等应当禁刺。

3. 小儿囟门未合时,头顶部腧穴不宜针刺。

4. 自发性出血或损伤后出血不止者,不宜针刺。

5. 皮肤有感染、溃疡、瘢痕的部位,不宜针刺。

6. 胸、背、腰、胁、腹部内脏和大血管部位的腧穴,采取适宜的针刺方向、角度和深度。

五、异常情况的处理及预防

1. 晕针　指在针刺过程中,病人发生的晕厥现象。

(1)原因:病人体质虚弱、精神紧张、过度劳累、饥饿,或大汗、大泻、大失血后,或体位不当,或施术手法过重。

(2)表现:突然出现头晕眼花、面色苍白、心慌气短、出冷汗、恶心欲吐、精神疲倦、血压下降、脉象沉细。重者四肢厥冷、神志不清、口唇青紫、二便失禁。

(3)处理:立即停针,将针全部起出。使病人平卧,头部放低,注意保暖。轻者饮温开水或糖水后,休息片刻即可恢复正常;重者在上述处理基础上指掐或针刺水沟、素髎、内关、足三里、涌泉等穴,也可灸百会、气海、关元、神阙等穴,必要时可配合其他急救措施。

(4) 预防:晕针重在预防。初次接受针刺治疗或精神紧张者,应先做好解释工作,消除恐惧心理;选取舒适持久的体位,最好采用卧位;选穴宜少,手法要轻。对劳累、饥饿、大渴者,应嘱其休息,进食、饮水后再予针刺。

2. 滞针　指在行针时或留针后,施术者感觉针下涩滞,捻转、提插、出针均困难,病人感觉局部剧痛的现象。

(1) 原因:病人精神紧张,当针刺入腧穴后,病人局部肌肉痉挛,或行针手法不当,捻转角度过大,行针用力过猛,或向单一方向捻转,肌纤维缠绕针体;或病人施针后移动体位。

(2) 处理:对精神紧张病人,应耐心安慰,在滞针穴四周,进行轻柔按摩,轻弹针柄,或在附近再刺一针,以缓解痉挛。若单向捻转所致者,可向相反方向将针捻回。

(3) 预防:施针前对病人做好解释工作,消除顾虑。针刺前要选好体位。行针时手法宜轻,捻针幅度不宜过大,避免单向捻转。

3. 弯针　针刺入腧穴后,针身在体内形成弯曲的现象。

(1) 原因:施术者进针用力过猛,或针下碰到坚硬组织,或因病人针后体位改变,或针柄受到外力碰击等。

(2) 现象:针柄改变了进针或刺入留针时的方向和角度,伴有提插、捻转和出针困难,而病人感到疼痛。

(3) 处理:发生弯针后,不宜再行针。若针身轻微弯曲,可将针身缓慢退出;若针身弯曲角度较大,退针时应顺着弯曲方向将针退出。若病人体位改变,应协助病人恢复原来的体位,使局部肌肉放松,再行退针。

(4) 预防:施术者行针手法要熟练,指力要均匀,不宜进针过速、过猛。选择舒适体位,留针过程中,叮嘱病人不要随意改变体位。保护针柄不受外物碰撞。

4. 断针　是指针体折断在人体内的现象。

(1) 原因:针具质量欠佳,针身或针根有损伤剥蚀,针刺前未检查。针刺时将针身全部刺入穴位;行针时强力提插、捻转,致肌肉强力收缩。留针时病人随意改变体位,或弯针、滞针未能进行及时、正确的处理。

(2) 现象:行针时或出针后发现针身折断,或部分针浮露于皮肤之外,或全部没于皮肤之下。

(3) 处理:发现断针后,嘱病人保持原有体位。若针身尚有部分露出皮肤外,可用镊子钳出。若断端与皮肤相平尚可见到残端,或微露于皮肤表面,可用一手拇、食二指按压断针周围皮肤,使残针显露后,另一手用镊子将针拔出。若断针完全没入皮下,需在 X 线下定位,采用手术方法取出。

(4) 预防:经常检查针具,凡不符合要求者,剔除不用。避免行针过猛过强。在行针或留针时,应嘱病人不要随意更换体位。针刺时,切勿将针身全部刺入。在针刺过程中,如发现弯针,应立即出针,不可强行刺入或行针。

5. 出血与血肿 指针刺部位出现的皮下出血而引起肿痛的现象。

(1) 原因:针尖弯曲带钩,使皮肉受损或行针时刺破血管。

(2) 现象:出针后,针刺部位肿胀疼痛,继则皮肤呈现青紫色。

(3) 处理:微量的皮下出血而致皮肤局部青紫时,一般不必处理,可自行消退。若局部肿胀疼痛较剧,青紫面积较大而且影响到活动功能,可先做冷敷止血后,再做热敷,以促进瘀血消散吸收。

(4) 预防:仔细检查针具,熟悉人体解剖部位,避开血管针刺。针刺手法不宜过重,出针时立即用消毒干棉球按压针孔处。

 知识拓展

世界卫生组织推荐的到目前为止适合针灸治疗的疾病

中风及中风后遗症、截瘫、眩晕症、各种神经痛症、面瘫、三叉神经痛、老年痴呆、帕金森病、重症肌无力、末梢神经炎、面肌痉挛、头痛。

感冒、咳嗽、气管炎、哮喘。

便秘、慢性萎缩性胃炎、胃下垂、急慢性肠炎、呃逆、胆囊炎、胆石症、口腔溃疡。

肥胖、高脂血症、糖尿病、骨质疏松、甲状腺功能亢进、甲状腺肿大。

高血压、心律失常、心绞痛、白细胞减少症。

泌尿系结石、尿路感染、前列腺炎、阳痿、不孕不育。

颈椎病、腰椎间盘突出症、肩周炎、风湿及类风湿关节炎。

网球肘、腱鞘炎、下颌关节功能紊乱、坐骨神经痛、膝关节炎。

痛经、月经不调、闭经、附件及盆腔炎、子宫脱垂。

小儿遗尿、小儿厌食、消化不良、小儿多动症、小儿脑瘫。

假性近视、中心视网膜炎、视神经萎缩、复视、斜视。

更年期综合征、失眠症、抑郁症、癫痫。

寻常疣、扁平疣、湿疹、荨麻疹、痤疮、带状疱疹。

血栓闭塞性脉管炎、腮腺炎、丹毒、痔疮、脱肛。

第三节 灸   法

灸法是以艾绒为主要燃烧材料,烧灼、熏熨或刺激体表的一定部位或腧穴以防治疾病的方法。灸法经济简便,适应证广,疗效显著,具有防病保健、温经散寒、扶阳固脱、消瘀散结和引热下行等作用。现代研究已证明,灸法可以调整脏腑功能,促进新陈代谢,增强免疫功能。

一、灸法的种类和应用

灸法种类很多,常用灸法见图 10-22。

(一) 艾炷灸

将纯净的艾绒放在平板上,用手指将艾绒搓捏成大小不等的圆锥形,称为艾炷(图 10-23)。灸时每燃烧一个艾炷称为一壮。艾炷灸分为直接灸和间接灸两类。

1. 直接灸　是将艾炷直接放在皮肤上施灸的一种方法(图 10-24),分为瘢痕灸和无瘢痕灸。

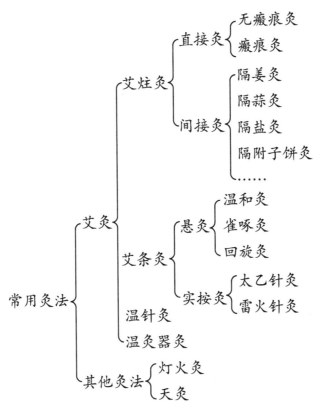

图 10-22　灸法的种类

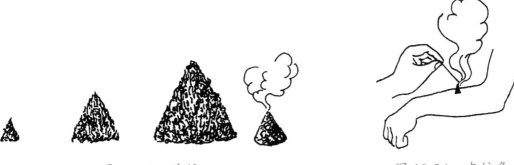

图 10-23　艾炷　　　　　　　　图 10-24　直接灸

（1）无瘢痕灸：也称非化脓灸，临床上多用中、小艾炷。施灸时先在施术部位涂擦少量的凡士林便于艾炷黏附，然后将艾炷放上，从上端点燃，当艾炷燃剩 2/5，病人感到微有灼痛时，可易炷再灸。一般灸 3～7 壮，以局部皮肤出现红晕为度。本法多用于虚寒性疾患，如哮喘、眩晕、慢性腹泻、风寒湿痹等。

（2）瘢痕灸：又名化脓灸，因施灸后局部组织烫伤、化脓、愈后留有瘢痕而得名，临床上多用小艾炷。灸前先在施灸部位上涂敷少量蒜汁以增加黏附和刺激作用，然后放置艾炷，从上端点燃。烧近皮肤时病人有灼痛感，可用手在施灸部位周围拍打以减轻疼痛。应用此法一般每壮艾炷须燃尽后除去灰烬，方可换炷，可灸 7～9 壮。灸后在施灸部位贴消炎药膏，大约 1 周可化脓形成灸疮，5～6 周灸疮痊愈，留下瘢痕。在灸疮化脓期间，需注意局部清洁，每天换药 1 次，避免感染。因本法灸后留有瘢痕，故灸前必须征得病人的同意。临床上瘢痕灸常用于治疗哮喘、慢性胃肠病、风湿顽痹、瘰疬等。

2. 间接灸　也称隔物灸，是在艾炷与皮肤之间垫上某种物品而施灸的方法。常用的间接灸方法有：

（1）隔姜灸：把鲜生姜切成直径 2～3cm、厚 0.2～0.3cm 的薄片，中间用针穿刺数孔，上置艾炷，放在应灸部位，然后点燃施灸（图 10-25），当艾炷燃尽，再易炷施灸。一般灸 5～10 壮，以皮肤红润而不起泡为度。隔姜灸具有温中散寒的作用，多用于治疗因寒而致的呕吐、腹痛、泄泻、风寒湿痹和外感表证等。

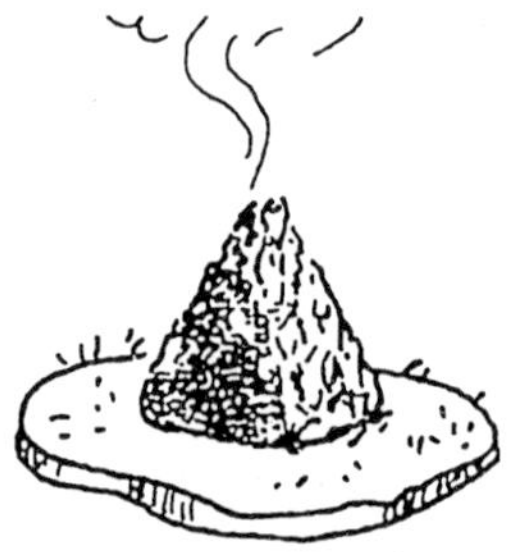

（2）隔蒜灸：用鲜大蒜头切成厚 0.2～0.3cm 的薄片，中间以针穿刺数孔，上置艾炷放在应灸部位，然后点燃施灸，待艾炷燃尽，易炷再灸，一般灸 5～7 壮。因大蒜液对皮肤有刺激性，灸后容易起泡，故应注意防护。本法具有消肿止痛的作用，多用于治疗瘰疬、肺结核、腹中积块及未溃疮疡等。

图 10-25　隔姜灸

（3）隔盐灸：又称神阙灸，只适于脐部。用纯净的食盐填敷于脐部，或于盐上再放一薄姜片，姜片上置艾炷施灸，如病人稍感灼痛即更换艾炷，一般灸 5～9 壮。本法具有回阳、救逆、固脱的作用，多用于治疗急性寒性腹痛、吐泻、痢疾、小便不利、中风脱证等。

（4）隔附子饼灸：将附子切细研末，以黄酒调和，做成直径约 3cm，厚约 0.8cm 的附子饼，中间用针穿刺数孔，上置艾炷，放在应灸腧穴或患处，点燃施灸。饼干更换，一般灸 3～9 壮。本法有温肾补阳的作用，多用于治疗命门火衰而致的阳痿、早泄、遗精、宫寒不孕和疮疡久溃不敛等。

（二）艾条灸

艾条是用桑皮纸包裹艾绒，卷成圆柱形封口而成。如在艾绒中掺入其他药物则成为药条。艾条灸是将点燃的艾条对准穴位或患处施灸的一种方法。按操作方法可分为悬灸和实按灸。

1. 悬灸　一般艾火距皮肤有一定距离，有温和灸、雀啄灸、回旋灸等（图 10-26）。

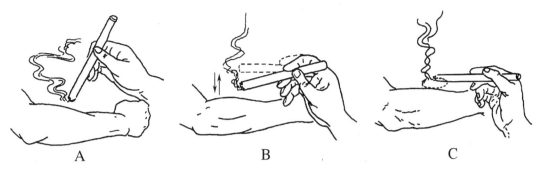

图 10-26　悬灸

A. 温和灸；B. 雀啄灸；C. 回旋灸。

（1）温和灸：将艾条的一端点燃，对准应灸的腧穴部位或患处，距离皮肤 2 ~ 3cm 进行熏烤，使病人局部有温热感而无灼痛为宜，一般每穴灸 10 ~ 15 分钟，至皮肤红晕为度。

（2）雀啄灸：施灸时，艾卷点燃的一端与施灸部位的皮肤并不固定在一定的距离，而是像鸟雀啄食一样，一上一下地移动施灸。一般每穴灸 5 ~ 10 分钟，至皮肤红晕为度。

（3）回旋灸：施灸时，艾卷点燃的一端与施灸部位的皮肤虽保持一定的距离，但不固定，而是反复旋转或向左右方向移动地施灸。

一般病证均可采用悬灸，但温和灸、回旋灸多治疗慢性病，雀啄灸多治疗急性病。

2. 实按灸　施灸时，先在施灸腧穴或患处垫上布或纸数层，然后将药物艾条一端点燃，趁热按到施灸部位上，使热力透达深部，如艾火熄灭，再点再灸。最常用的是太乙针灸和雷火针灸。它适用于风寒湿痹、痿证和虚寒证。

　知识拓展

太乙针灸和雷火针灸

1. 太乙针灸　太乙针的制作方法：用艾绒 100g，硫黄 6g，麝香、乳香、没药、松香、桂枝、杜仲、枳壳、皂角、细辛、川芎、独活、穿山甲、雄黄、白芷、全蝎各 1g。上药研成细末，和匀。先取艾绒 24g，均匀铺在 30cm 见方的桑皮纸上，再取药末 6g，均匀掺在艾绒里。

亦可用纯净细软的艾绒 150g 平铺在 40cm 见方的桑皮纸上。将人参 125g，穿山甲 250g，山羊血 90g，千年健 500g，钻地风 300g，肉桂 500g，小茴香 500g，苍术 500g，甘草 1 000g，防风 2 000g，麝香少许，共为细末，取药末 24g 掺入艾绒内。

然后，紧卷成爆竹状，外用鸡蛋清封固，再糊上一层桑皮纸，两头留空 3cm，捻紧即成。

施灸时，将太乙针的一端烧着，用布 7 层包裹其烧着的一端，立即紧按于应灸的腧穴或患处进行灸熨，火熄灭则再燃再熨。如此反复灸熨 7 ~ 10 次。

2. 雷火针灸　其制作方法与"太乙针"相同，唯药物处方有异。取纯净细软的艾绒 100g，沉香、木香、乳香、羌活、干姜、穿山甲各 9g，麝香少许，共为细末。制作、施灸方法与太乙针灸基本相同。

（三）温针灸

温针灸是针刺与艾灸结合使用的一种方法。在针刺得气后，将针留在适当的深度，用约 2cm 的艾条套在针柄上，从艾条下端点燃，直至燃尽为止（图 10-27）。每穴每次可施灸 3 ～ 5 壮，施灸完毕将针拔出。它适用于既需要留针，又需要施灸的病人，多治疗寒湿痹痛、脘腹冷痛、痛经等证。

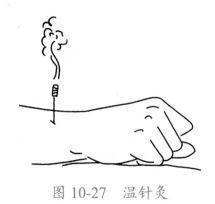

图 10-27　温针灸

二、灸法的禁忌与注意事项

（一）灸法的禁忌

1. 颜面、乳头、大血管等处不宜采用直接灸，关节活动部位不宜采用瘢痕灸。

2. 空腹、过饱、极度疲劳和对灸法恐惧者，应慎用灸法。

3. 孕妇的腹部和腰骶部不宜施灸。

（二）灸法的注意事项

1. 施灸顺序　施灸时遵循先上后下，先背后腹，先头身后四肢的原则。在临床中还应灵活运用，不可拘泥。

2. 施灸强度　对于体弱者，施灸时艾炷不宜过大，刺激量不可过强，以防晕灸。一旦发生晕灸，应立即停止施灸，处理方法同"晕针"。

3. 施灸安全　施灸时要防止燃烧的艾绒脱落烧损皮肤或衣物。

（三）灸后处理

施灸后，局部皮肤出现微红灼热为正常现象，不需处理。施灸过量，时间过长，局部出现水疱，只要不擦破，小者可自行吸收，大者可用消毒毫针刺破放出水液，涂以碘酒。瘢痕灸后的灸疮化脓期间，疮面局部切勿用手搔抓，可在局部盖以消毒敷料以保护痂皮，并保持清洁，防止感染。

第四节　拔　罐　法

拔罐法，古称"角法"，是一种以罐为工具，用燃火、抽气等方法造成罐内负压，使之吸附于腧穴或病变部位，使局部皮肤充血、瘀血以防治疾病的方法。它具有简便安全、适应广泛、疗效稳定的特点。拔罐疗法具有温经通络、行气活血、祛风散寒、吸毒拔脓的作用，可治疗感冒，发热，咳嗽，哮喘，胃痛，腹痛，腹泻，急、慢性软组织损伤，风湿痹痛，落枕，痛经，闭经，肥胖，痤疮，荨麻疹，面瘫等 100 多种病证。

一、罐 的 种 类

常用的罐具包括竹罐、玻璃罐、陶瓷罐、抽气罐等(图 10-28)。

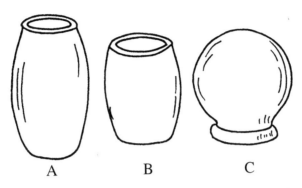

图 10-28　常用罐具

A. 竹罐;B. 陶罐;C. 玻璃罐。

1. 竹罐　用竹子制成,制作简便,轻巧价廉,不易摔碎,适于煎煮;但容易燥裂、漏气,吸拔力不大。竹罐主要用于水罐法、药罐法。

2. 陶瓷罐　用陶土或瓷土烧制而成,密封性好,吸拔力强;但罐具笨重,落地易碎。陶瓷罐主要用于火罐法。

3. 玻璃罐　采用耐热玻璃制成,其质地透明,便于观察;但容易破碎。玻璃罐是目前应用最广泛的拔罐用具,特别适用于刺络拔罐法。

4. 抽气罐　分为连体式和分体式两种,操作简便,可以避免烫伤,适用部位广泛,吸力调节灵活,但没有火罐的温热刺激作用。

二、拔罐的方法

(一) 吸拔方法

1. 火罐法　火罐法的吸拔力大小,与罐具的大小和深度、罐内燃火的温度和方式、扣罐的时机和速度以及在扣罐时进入罐内的空气多少等因素有关。常用的有闪火法和投火法。

(1) 闪火法:用镊子或止血钳等夹住 95% 乙醇棉球,点燃后在罐壁内中部绕 1 ~ 2 圈或停留片刻后,将火退出,迅速将罐扣于施术部位(图 10-29)。闪火法简便安全,不受体位限制,是常用的拔罐方法。

(2) 投火法:将纸折成宽筒条状,点燃后投入罐内,迅速将罐扣在施术部位(图 10-30)。

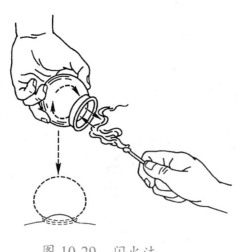

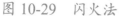

图 10-29　闪火法

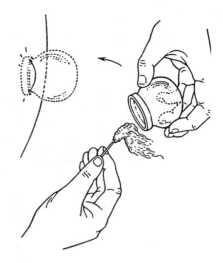

图 10-30　投火法

投火法适宜侧面横拔。

2. 水罐法　一般选用竹罐,倒置在锅内加水煮沸。使用时罐口朝下,用长柄镊子将罐夹出,甩干水液,迅速用凉毛巾紧扪罐口,再将罐扣在施术部位。水罐法适用于任何部位。

3. 抽气法　是将抽气管紧扣在施术部位,用抽气筒抽出罐内空气产生负压。抽气罐法适用于任何部位拔罐。

（二）应用方法

拔罐时,应依据病情性质和病变部位,选用不同的方法。

1. 留罐法　又称坐罐法,是最常见的一种拔罐形式。拔罐后将罐具留置于施术部位 10 ～ 15 分钟,再行起罐。可根据病变范围分别采用单罐法或多罐法。

2. 走罐法　又称推罐法、飞罐法,适用于身体面积较大、肌肉丰厚结实的部位,如腰背、大腿等。最好选用口径较大、罐口平滑厚实的玻璃罐。先在所拔部位的皮肤或罐口上涂上少许润滑剂,将罐吸拔好后,手握罐底,稍作倾斜,推动方向的后半边用力,前半边略提起,在皮肤表面上下或左右或循经慢慢来回推移,至皮肤潮红为度。

3. 闪罐法　是将罐具拔上后立即取下,如此反复吸拔多次,至皮肤潮红为度。其适用于肌肉比较松弛、吸拔不紧或留罐有困难处,或局部皮肤麻木或功能减退的虚证者。

4. 针罐法　是针刺与拔罐相结合的一种综合拔罐法,临床上较为常用。针刺留针后,将罐拔在以针为中心的部位上 (图 10-31)。留罐 10 ～ 15 分钟,起罐取针。

5. 刺血拔罐法　是将刺血疗法与拔罐疗法结合运用的综合拔罐法之一。按病变部位大小和出血量要求,用三棱针刺破小血管,再拔以火罐。其多用于急、慢性组织损伤,痤疮,神经性皮炎,皮肤瘙痒症,哮喘等。

（三）起罐法

起罐亦称脱罐。用一只手轻按罐具,另一只手将罐口处的皮肤轻轻按下,或将进气阀拉起,使空气进入罐内,则罐自落(图 10-32)。

图 10-31　留针拔罐法

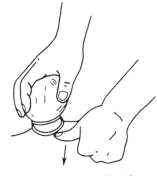

图 10-32　起罐

三、拔罐法的注意事项

1. 拔罐时要选择适当体位和肌肉丰满部位。骨骼凸凹不平、毛发较多的部位不适宜拔罐。

2. 根据所拔部位的面积大小而选择适宜的罐具,操作时应迅速。

3. 用火罐和水罐时勿灼伤或烫伤皮肤。

4. 皮肤有过敏、水肿、溃疡和大血管分布部位,不宜拔罐。高热抽搐、孕妇的腰骶部及腹部均不宜拔罐。

本章小结　　本章介绍了腧穴、毫针刺法、灸法和拔罐法。腧穴既是疾病的反应处,也是针灸的施术部位。腧穴分类有十四经穴、经外奇穴、阿是穴。毫针刺法是临床治疗应用最广泛的一种针刺方法。掌握针刺异常情况的处理及预防。灸法是以艾绒为材料,烧灼、熏熨或刺激体表部位或腧穴的方法。拔罐法是以罐为工具,用燃火、抽气等方法造成罐内负压,使之吸附于腧穴或病变部位,使局部皮肤充血、瘀血以防治疾病的方法。

（张　瑾）

目标测试

一、选择题

A 型题

1. 腧穴的分类是

    A. 十四经穴、阿是穴、特定穴　　　　　B. 十四经穴、经外奇穴、阿是穴

C. 特定穴、十二经穴、阿是穴　　　D. 十二经穴、经外奇穴、特定穴

E. 十二经穴、阿是穴、特定穴

2. 每个腧穴都具有的治疗作用是

A. 相对特异作用　　　　　　　B. 近治作用

C. 远治作用　　　　　　　　　D. 双向良性调节作用

E. 补益作用

3. 风市穴的定位法属

A. 固定标志法　　　　　　　　B. 活动标志法

C. 手指同身寸法　　　　　　　D. 骨度分寸法

E. 简便取穴法

4. 奇穴是指

A. 经脉以外的穴位

B. 经穴以外有具体名称、固定位置的穴位

C. 十二经穴以外的穴位

D. 经穴以外的穴位

E. 十二经穴以外有具体名称、固定位置的穴位

5. 大椎穴退热属于

A. 相对特异性作用　　　　　　B. 近治作用

C. 双向调节作用　　　　　　　D. 整体调整作用

E. 远治作用

6. 足三阴经腧穴主治病证相同的是

A. 神志病　　　　　　B. 胃肠病　　　　　　C. 咽喉病

D. 前阴病　　　　　　E. 胸部病

7. 骨度分寸法中,前发际至后发际是

A. 12寸　　　　　　　B. 9寸　　　　　　　C. 16寸

D. 10寸　　　　　　　E. 8寸

8. 骨度分寸法中,腘横纹至外踝尖是

A. 13寸　　　　　　　B. 12寸　　　　　　C. 16寸

D. 15寸　　　　　　　E. 14寸

9. 骨度分寸法中,腕横纹至肘横纹是

A. 12寸　　　　　　　B. 9寸　　　　　　　C. 8寸

D. 10寸　　　　　　　E. 16寸

10. 列缺穴的简便取穴法为

A. 腕横纹上一横指

B. 两手虎口交叉,中指尖下凹陷处

C. 两手虎口交叉,食指尖下凹陷处

D. 腕横纹上二横指

E. 两手虎口交叉,无名指尖下凹陷处

11. 列缺穴除治疗肺脏疾病外,还主要用于

A. 头项疾病　　　B. 腰背疾病　　　C. 耳聋耳鸣

D. 半身不遂　　　E. 眼病

12. 中府位于

A. 前正中线旁开 6 寸,锁骨下缘

B. 前正中线旁开 6 寸,平第 1 肋间隙

C. 前正中线旁开 6 寸,平第 2 肋间隙

D. 前正中线旁开 4 寸,平第 1 肋间隙

E. 前正中线旁开 4 寸,平第 2 肋间隙

13. 尺泽穴位于

A. 肘横纹内侧端　　　　　　　B. 肘横纹中

C. 肘横纹外侧端　　　　　　　D. 肘横纹中,肱二头肌腱的尺侧缘

E. 肘横纹中,肱二头肌腱的桡侧缘

14. 在拇指桡侧指甲角旁 0.1 寸处的穴位是

A. 商阳　　　B. 少泽　　　C. 少冲

D. 少商　　　E. 少府

15. 属于手太阴经的腧穴是

A. 少泽　　　B. 少冲　　　C. 少商

D. 少海　　　E. 少府

16. 曲池穴主治的发热类型是

A. 气虚发热　　　B. 阴虚发热　　　C. 寒热往来

D. 外感发热　　　E. 五心烦热

17. 头维穴位于

A. 头正中线旁 4.5 寸,额角发际上

B. 头正中线旁 4.5 寸,额角发际上 0.5 寸

C. 头正中线旁 4.5 寸,额角发际上 1 寸

D. 头正中线旁 4.5 寸,额角发际上 1.5 寸

E. 头正中线旁 4.5 寸,额角发际上 2 寸

18. 脾经腧穴除主治脾胃病、经络病证外,还可主治

A. 热病　　　B. 妇科病　　　C. 神志病

D. 五官病　　　E. 肝病

19. 在足内侧缘,第 1 跖骨基底的前下方是

A. 公孙   B. 大都   C. 太白

D. 然谷   E. 京骨

20. 在足内踝尖上 3 寸,胫骨内侧缘后方的穴位是

A. 三阴交   B. 漏谷   C. 地机

D. 复溜   E. 中都

21. 通里穴位于前臂掌侧,尺侧腕屈肌腱的桡侧缘,腕横纹上

A. 0.5 寸   B. 1 寸   C. 1.5 寸

D. 2 寸   E. 2.5 寸

22. 胎位不正的针灸治疗经验穴是

A. 至阴   B. 关元   C. 肾俞

D. 足三里   E. 少泽

23. 可以治疗血证的通用穴位是

A. 委中   B. 心俞   C. 脾俞

D. 膈俞   E. 肝俞

24. 昆仑穴主治的病症不包括

A. 头痛   B. 难产   C. 腰骶痛

D. 便秘   E. 目眩

25. 足内踝尖下方凹陷处的穴是

A. 太溪   B. 昆仑   C. 大钟

D. 中封   E. 照海

26. 位于肘横纹上,肱二头肌腱尺侧的穴位是

A. 曲池   B. 曲泽   C. 尺泽

D. 小海   E. 少海

27. 丝竹空位于

A. 在臂外侧,屈肘时在肘尖直上 1 寸凹陷处

B. 在前臂背侧,腕背横纹上 4 寸,尺骨与桡骨之间

C. 在面部,眉梢凹陷处

D. 在头部,折耳郭向前,耳尖直上发际处

E. 在耳垂后方,乳突与下颌角之间的凹陷处

28. 期门穴的定位是

A. 锁骨中线上,第 4 肋间隙处   B. 锁骨中线上,第 6 肋间隙处

C. 锁骨中线上,第 5 肋间隙处   D. 锁骨中线上,第 7 肋间隙处

E. 锁骨中线上,第 8 肋间隙处

29. 十宣穴的主治病症不包括

A. 昏迷   B. 高热   C. 咽喉肿痛

D. 癫狂   E. 肺气不宣

30. 四神聪穴主要治疗
    A. 健忘   B. 目赤肿痛   C. 鼻塞
    D. 牙痛   E. 耳鸣

31. 皮肤松弛之处,宜选用
    A. 指切进针法   B. 夹持进针法   C. 舒张进针法
    D. 提捏进针法   E. 管针进针法

32. 睛明穴宜选用
    A. 指切进针法   B. 夹持进针法   C. 舒张进针法
    D. 提捏进针法   E. 管针进针法

33. 环跳穴宜选用
    A. 指切进针法   B. 夹持进针法   C. 舒张进针法
    D. 提捏进针法   E. 管针进针法

34. 胸椎棘突下穴位的操作是
    A. 直刺   B. 斜刺   C. 向上斜刺
    D. 向下斜刺   E. 平刺

35. 晕针发生的根本原因是
    A. 精神紧张   B. 体质虚弱
    C. 饥饿疲劳   D. 手法过强
    E. 脑部暂时性缺血

36. 在艾灸中,"壮"是指
    A. 施灸的时间长短   B. 施灸的艾炷大小
    C. 施灸的艾炷的数目   D. 施灸的先后顺序
    E. 施灸的补泻方法

37. 当温和灸时,艾条点燃的一端距离皮肤约为
    A. 1~2cm   B. 2~3cm   C. 3~4cm
    D. 4~5cm   E. 5~6cm

38. 临床上施灸的程序是
    A. 先下后上,先阴后阳   B. 先下后上,先阳后阴
    C. 先上后下,先阴后阳   D. 先上后下,先阳后阴
    E. 先上后下,不分阴阳

39. 隔姜灸的作用是
    A. 消肿止痛   B. 扶阳固脱   C. 防病保健
    D. 温肾壮阳   E. 温中散寒

40. 在下列选项中,应慎用灸法的是
    A. 寒邪束表　　　　　B. 阳虚暴脱　　　　　C. 瘀血阻络
    D. 寒滞经脉　　　　　E. 阴虚发热

41. 拔罐多选择在
    A. 关节部位　　　　　B. 心脏部位　　　　　C. 大血管分布
    D. 毛发较多处　　　　E. 肌肉丰满处

42. 若拔罐部位有皱纹不易吸拔时,可在所拔部位放
    A. 纸板　　　　　　　B. 薄姜片　　　　　　C. 薄面饼
    D. 润滑剂　　　　　　E. 凡士林

43. 不宜采用拔罐法治疗的疾病是
    A. 风湿痹痛　　　　　B. 高热抽搐　　　　　C. 神经麻痹
    D. 痛经　　　　　　　E. 毒蛇咬伤

44. 应用走罐法时多选择
    A. 竹罐　　　　　　　B. 陶罐　　　　　　　C. 抽气罐
    D. 玻璃罐　　　　　　E. 多功能罐

45. 拔火罐的适应证是
    A. 急性腰扭伤　　　　　　　　B. 外感风寒,风寒湿痹
    C. 平素体质虚弱　　　　　　　D. 各种疮疡疖肿
    E. 高热、抽搐、昏迷

二、名词解释

1. 腧穴　　2. 奇穴　　3. 针刺法　　4. 押手　　5. 刺手　　6. 得气　　7. 行针
8. 灸法　　9. 直接灸　　10. 拔罐法

三、填空题

1. 腧穴分为＿＿＿＿、＿＿＿＿和＿＿＿＿三类。

2. 腧穴的主治作用有＿＿＿＿、＿＿＿＿和＿＿＿＿三方面。

3. 脐窝中央的腧穴是＿＿＿＿。

4. 手指同身寸定位法有＿＿＿＿、＿＿＿＿、＿＿＿＿三种。

5. 腧穴的定位方法,一般分为＿＿＿＿、＿＿＿＿、＿＿＿＿和＿＿＿＿四种。

6. 阴陵泉在＿＿＿＿后下方凹陷中。

7. 毫针行针的基本手法有＿＿＿＿和＿＿＿＿两种。

8. 毫针的结构包括＿＿＿＿、＿＿＿＿、＿＿＿＿、＿＿＿＿、＿＿＿＿。

9. 毫针行针的辅助手法有＿＿＿＿、＿＿＿＿、＿＿＿＿、＿＿＿＿四种。

10. 针刺的角度有＿＿＿＿、＿＿＿＿、＿＿＿＿。

11. 针刺时选择体位一般以医者能＿＿＿＿、＿＿＿＿,病人能＿＿＿＿为原则。

12. 常见的针刺异常情况有_____、_____、_____、_____、_____
五种。

13. 艾炷直接灸分_____和_____两类。

14. 艾条灸可分为悬灸和_____。悬灸又分为_____、_____、_____。

15. 常用的间接灸有_____、_____、_____、_____。

四、判断题

1. 阿是穴又称为不定穴。(   )

2. 胸剑联合中点到脐中的骨度是8寸。(   )

3. 两额发角之间的骨度是8寸。(   )

4. 两乳头之间的骨度是8寸。(   )

5. 臀横纹至膝中的骨度是14寸。(   )

6. 骨度分寸中的寸是市寸。(   )

7. 第7颈椎棘突下的穴是大椎。(   )

8. 外踝直下方凹陷中的穴是照海。(   )

9. 外踝尖与跟腱的凹陷处的穴是昆仑。(   )

10. 脐中旁开2寸的穴是天枢。(   )

11. 尺泽穴位于肘横纹中,肱二头肌腱尺侧凹陷中。(   )

12. 合谷穴位于第2掌骨桡侧中点。(   )

13. 内庭穴在第3、4趾间,趾蹼缘后方赤白肉际处。(   )

14. 归来穴在脐中下4寸,距前正中线2寸。(   )

15. 天枢穴既可治疗泄泻,又可治疗便秘。(   )

16. 听宫穴在耳屏前,下颌骨髁状突的前方,张口时呈凹陷处。(   )

17. 针刺睛明穴,可以提插。(   )

18. 肾俞穴在腰部,第2腰椎棘突下旁开3寸。(   )

19. 昆仑穴在内踝尖与跟腱之间的凹陷处。(   )

20. 至阴穴在足小趾末节外侧,距趾甲角0.1寸。(   )

21. 曲泽位于肘横纹上,肱二头肌腱的尺侧缘。(   )

22. 外关在腕背横纹上3寸,阳池与肘尖的连线上。(   )

23. 悬钟在小腿外侧,外踝尖上3寸,腓骨前缘。(   )

24. 太冲位于足背第2、3跖骨结合部前凹陷处。(   )

25. 拔罐法古称角法。(   )

五、简答题

1. 简述合谷穴的定位和主治。

2. 简述毫针行针的基本手法。

3. 简述温和灸的操作方法。

4. 简述闪火拔罐法的操作方法。

5. 简述走罐法的操作方法及适应证。

6. 简述足三里、三阴交的归经、定位和主治。

7. 简述针刺前的准备工作。

8. 简述常用双手进针法的种类和适用范围。

9. 简述针刺的注意事项。

10. 简述晕针的处理和预防。

第十一章 | 推拿按摩

11章 数字内容

1. 掌握常用推拿手法的操作方法和动作要领；常见痛症的推拿治疗方法。
2. 熟悉推拿的作用原理。
3. 了解推拿的分类和注意事项。

推拿，是运用特定手法在体表部位或穴位上进行操作，用于治疗疾病或康复、保健，亦称"按摩"。属于自然疗法，有简、便、验、廉和副作用少等优点，是中医学的一门学科。

一、推拿作用原理

推拿通过力学的直接作用，将手法转换为能量或形成向内脏传递的信息而起作用。具有对软组织舒筋活络、理筋整复、松解粘连、活血化瘀、消肿止痛等作用，对内脏能疏通经络、调和气血、调和阴阳、调理脏腑功能等作用，从而达到治疗、康复和保健的目的。

二、推拿的分类

1. 根据目的不同，分为医疗推拿、康复推拿和保健推拿。治疗疾病的为医疗推拿，针对后遗症、亚健康者的为康复推拿，针对健康者的为保健推拿。本章主要学习医疗推拿。
2. 根据对象不同，分为成人推拿和小儿推拿。本章主要学习成人推拿。

三、注 意 事 项

1. 操作者修剪指甲,除去手表、首饰等有碍操作的物品。
2. 集中精神,态度和蔼,耐心解释。
3. 根据被操作者的年龄、病情等,选择适当的体位和手法。并注意保暖,防止着凉。
4. 手法力度适宜,根据不同部位及时调整,勿使用暴力。
5. 情绪激动、过饥、过饱、醉酒时不宜推拿。
6. 推拿时间一般每次 15 ~ 30 分钟,7 ~ 10 次为一疗程。
7. 以下情况不宜推拿:严重心脏病、传染病、癌症、急性炎症、出血性疾病、开放性软组织损伤、皮肤破损处;妇女妊娠期、月经期的腹部和腰骶部等。

第一节 推 拿 手 法

手法,是运用手或肢体的其他部位,按照各种特定的技巧动作,在体表上进行操作的方法。

一、手法的基本要求

推拿手法需要力量,但非粗暴蛮力,而更需要技巧。技巧,是指一定的规范和技术要求。不讲究技巧的简单动作不能称之为"手法"。手法的基本要求包括持久、有力、均匀、柔和、深透。

持久,是指手法能按要求持续一定的时间,保持动作和力量的连贯性,不能断断续续,但具体要根据不同的手法、部位等而定;有力,是指手法要具备一定的力量,但具体也不是恒定的,要根据不同的手法、部位、体质和病情等而变化,原则是既有效又无不良反应;均匀,是指手法的速度均匀,力量平稳,不能时快时慢,时轻时重;柔和,是指动作要灵活,力量要缓和,手法变换自然,但不是软弱无力,而是轻而不浮,重而不滞,不能使用蛮力或暴力;深透,是指手法的作用能透达肌肉、筋骨或内脏,这是手法总的要求。

当然,不是所有手法都适用上述要求,如扳法的要求是稳、准、巧、快,而不能持久,这是要注意的。

 知识拓展

推拿力度应适度

有人认为推拿力度越大效果越好,其实不然,力度过大往往容易造成损伤。最佳力度应该是被操作者感到可忍受的轻微酸痛,而不应明显疼痛,更不能痛苦不堪。

二、常用推拿手法

根据动作形态不同,可将手法分为摆动类、摩擦类、振动类、挤压类、叩击类和运动关节类六类。

1. 㨰法

【操作】 手握空拳,用掌背尺侧或掌指关节接触体表,通过肘关节的屈伸,带动前臂旋转和腕关节的屈伸运动,使手掌背在体表上来回滚动(图11-1)。

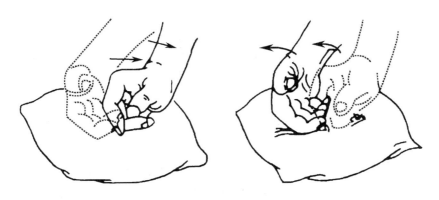

图 11-1 㨰法

【要领】 上肢放松,肘关节微屈,着力处紧贴体表,腕关节屈伸幅度120°左右,滚动频率120 ～ 160次/min。

【应用】 㨰法的特点是力量大,着力面大,柔和舒适。其常用于肩背、腰臀及四肢等肌肉丰厚处。它有舒筋活络、活血化瘀等作用,常用于筋伤、瘫痪、风湿痹痛等。

2. 揉法

【操作】 用手指螺纹面、大鱼际或掌根等部位着力,在体表作轻柔缓和的环旋转动,带动皮下组织。揉法分为掌揉法和指揉法等。掌揉法又分为掌根揉法(图11-2)和鱼际揉法等;指揉法主要是拇指揉法等。揉法因力量较轻,常与按法合用,组成按揉复合手法,以刚柔相济,既有力又柔和。

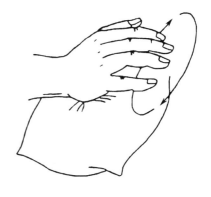

图 11-2 掌根揉法

【要领】 腕部放松,紧贴体表,用力轻柔,但要带动皮下组织,不与皮肤摩擦,频率约80次/min。

【应用】 揉法的特点是柔和舒适,可用于全身各部。拇指揉法常用于穴位等,鱼际揉法常用于头面、胸腹等,掌根揉法常用于腰背、四肢等。有舒筋活络、活血化瘀,或宽胸理气、健脾和胃等作用。其常用于筋伤或腹痛、泄泻、便秘等。

3. 摩法

【操作】 用指面或掌面着力,在体表做轻柔缓和的环旋转动,不带动皮下组织。其分为掌摩法和指摩法(图 11-3)。

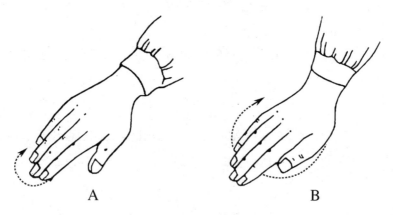

图 11-3　摩法
A.指摩法;B.掌摩法。

【要领】 腕部放松,用力轻柔,仅在体表摩擦,不带动皮下组织,这也是摩法与揉法的主要区别,频率约 80 次 /min。

【应用】 摩法的特点是轻柔舒适。其常用于面部、胸腹部等,有舒筋活络、调和气血,或健脾和胃、消积导滞等作用;常用于腹胀痛、泄泻、便秘等;也常用于美容、保健按摩。摩腹时顺时针为泻法,逆时针为补法。

4. 擦法

【操作】 用掌面、大鱼际或小鱼际着力,在体表上做直线往返摩擦,并产生一定的热量。可使用麻油等介质,以保护皮肤,并增强效果。它分为掌擦法、大鱼际擦法和小鱼际擦法(图 11-4)。

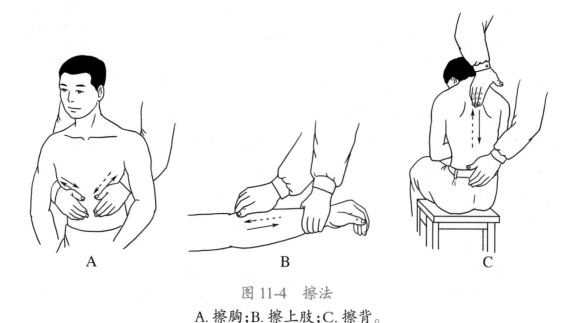

图 11-4　擦法
A.擦胸;B.擦上肢;C.擦背。

【要领】 直、长、匀,即紧贴体表,路线要直,距离要长,速度均匀,压力不要过大,频率约 100 次/min,使热量逐渐渗透体内。擦后局部不宜再用其他摩擦类手法,以免损伤皮肤,但可热敷。

【应用】 擦法的特点是温热,常用于肩背、腰骶、四肢等部位。它有温经通络、行气活血、消肿散结,或宽胸理气、健脾和胃、温肾壮阳等作用。常用于筋伤或内妇杂病如胸胁脘腹疼痛、痛经等。

5. 推法

【操作】 用指、掌、拳背或肘尖等部位着力,较用力下压,做单方向的直线向前移动。可使用麻油等介质,以保护皮肤。它分为指推法、掌推法、拳推法和肘推法等(图 11-5)。

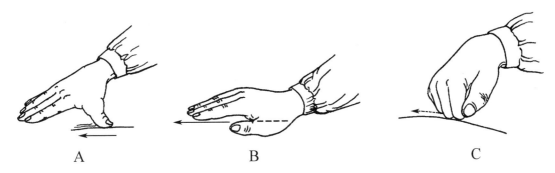

图 11-5 推法

A. 拇指推法;B. 掌推法;C. 指推法。

【要领】 动作要稳,用力较重,速度缓慢,单方向向前推动。

【应用】 推法的特点是掌推法刺激缓和舒适,而拳推法和肘推法刺激较强,常用于腰背、四肢等部位。有舒筋活络、理顺筋脉、活血化瘀等作用,常用于筋伤等。

 知识拓展

推 拿 介 质

推拿介质是指在推拿操作时,在被操作者皮肤上涂些麻油或滑石粉等物质,这些物质就称为推拿介质。目的主要是保护皮肤,有些还可增强治疗作用。常用的推拿介质有油剂(如芝麻油、万花油)、膏剂(如按摩膏)、粉剂(如滑石粉)、水剂(如清水、生姜汁、薄荷水)和酊剂(外用药酒)等。

6. 搓法

【操作】 用双手掌面对称夹住肢体一定部位,相对用力作方向相反的快速搓揉,并上下往返移动(图 11-6)。

【要领】 快搓慢移。即搓动要快,移动要慢。夹住肢体的力不要太大,以免搓动不灵活。

【应用】 搓法的特点是轻快舒适,常用于四肢,尤其上肢多用。有舒筋活络、调和气血等作用,常用于四肢酸痛、麻木等,是推拿的结束手法之一。

7. 抹法

【操作】 用双手拇指面或掌面着力,紧贴体表,做上下或左右、直线或弧线、往返或不往返移动。它分为掌抹法和指抹法(图11-7)。

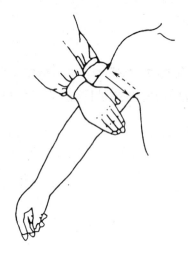

图 11-6　上肢搓法

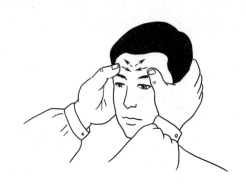

图 11-7　指抹法

【要领】 用力要稳,速度缓慢或轻快,动作连贯。

【应用】 常用于头面、四肢部等。有镇静安神或醒脑明目、舒筋活络、调和气血等作用,常用于头昏头痛、失眠或手足酸痛、麻木等。

8. 抖法

【操作】 用双手握住肢体远端,稍用力做小幅度的上下快速抖动,使关节有松动感。其分为上肢抖法和下肢抖法(图11-8)。

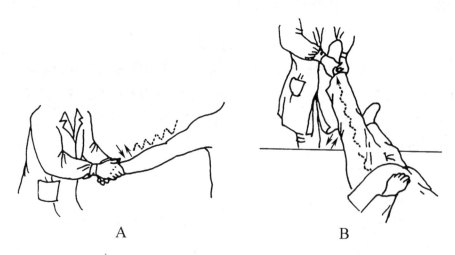

A　　　　　　　　　　　B

图 11-8　抖法

A.抖上肢;B.抖下肢。

上肢抖法：被操作者坐位，上肢放松，操作者站于前外侧，双手轻握被操作者腕部上方，将上肢抬起，然后做小幅度的上下快速连续抖动，使肩关节有松动感。

【要领】 抖动的幅度要小，频率要快。抖上肢的频率约 200 次 /min，抖下肢幅度稍大，频率较慢，约 100 次 /min。

【应用】 抖法的特点是使关节有松动感。常用于四肢，尤其上肢多用。有舒筋活络、滑利关节、松解粘连等作用。常用于四肢关节疼痛、麻木等，是推拿的结束手法之一。

9. 按法

【操作】 用指面、掌等放在某一部位或穴位上，逐渐用力下压。分为指按法和掌按法等，掌按法又分为掌根按法和全掌按法，可以单掌按、双掌按或叠掌按（图 11-9），指按法多用拇指按。按法常与揉法合用，组成按揉复合手法，以刚中有柔。

【要领】 按压的方向要垂直，用力由轻到重，稳而持续，勿使用暴力。

【应用】 按法的特点是刺激较强。指按法多用于穴位等，掌按法用于腰背、四肢部等。有通经止痛、舒筋活络、矫正畸形等作用。其常用于筋伤、内脏疾病等多种病症。

10. 点法

【操作】 用拇指端或屈曲的指间关节背侧按压某一穴位，故又称"点穴"法。点法分为拇指端点法（图 11-10）和屈指点法。

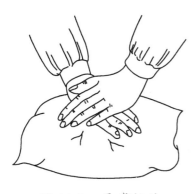
图 11-9 叠掌按法

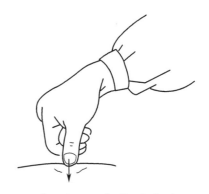
图 11-10 拇指端点法

【要领】 同按法。

【应用】 点法的特点是面积小，刺激强。其主要用于穴位，尤其是骨缝处的穴位。有通经止痛、调整脏腑功能等作用，用于筋伤、内脏疾病等。

11. 掐法

【操作】 用拇指指甲重力按压穴位。

【要领】 同按法。

【应用】 掐法的特点是面积很小，刺激很强，有"以指代针"的效果。掐人中有开窍醒神的作用，用于神志昏迷的急救等，掐四缝有消积导滞的作用，用于小儿疳积等。

12. 拿法

【操作】 捏而提起谓之拿。用拇指与其余手指相对,捏住某一部位或穴位,逐渐用力内收并向上提起。分为三指拿法、四指拿法和五指拿法等(图11-11)。拿法常与揉法结合使用,组成拿揉复合手法,以刚柔相济,缓和刺激。

【要领】 腕关节放松,用指面着力,勿用指端抠,用力轻重交替,动作连贯不断。

【应用】 拿法的特点是刺激较强。三指拿法常用于穴位,四指拿法常用于颈项、肩部和四肢部等,五指拿法常用于头部,俗称"拿五经"。有舒筋活络、通经止痛、镇静安神或醒脑明目等作用。其常用于筋伤或头痛、失眠等。

13. 弹拨法

【操作】 用拇指面或掌根等按压某一部位至有酸胀感后,再做与软组织或经络走行方向垂直的来回拨动(图11-12)。

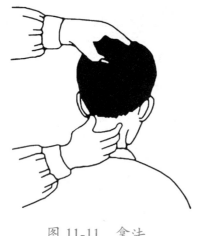

图 11-11　拿法

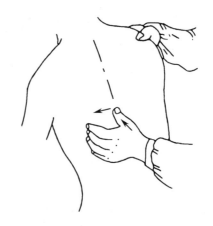

图 11-12　弹拨法

【要领】 拨动方向与软组织或经络的走行垂直,速度缓慢,动作柔和、深沉,用力适度。

【应用】 弹拨法的特点是刺激强,作用部位深。其常用于颈项、腰背及四肢等部位,有舒筋活络、松解粘连等作用,常用于慢性筋伤有"条索状物"或"筋结"处以及肌肉紧张等。也可弹拨经脉,如背部的膀胱经,以刺激腧穴,起到调整脏腑功能的作用。

14. 拍法

【操作】 五指并拢,掌指关节等微屈成虚掌,双手有节奏地拍打体表,并发出清脆的响声(图11-13)。

【要领】 腕关节放松,拍打要有节奏,快速提起,响声要清脆。

【应用】 拍法的特点是可使局部充血,常用于腰背、四肢等。有舒筋活络、调和气血等作用,常用于筋

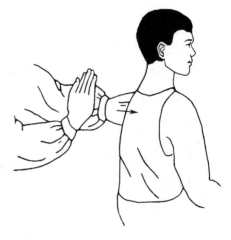

图 11-13　拍法

伤,也常用于保健按摩,以促进血液循环,消除肌肉疲劳。

15. 叩法

【操作】 双手握空拳,用小鱼际侧或拳面轻轻击打体表,或双手相合,五指略分开,用小指侧轻轻击打体表(图11-14)。

【要领】 轻击为叩。叩法用力较轻,击打要有节奏,快速提起,多有响声。

【应用】 叩法的特点是轻快舒适,常用于肩部、腰背及四肢等。有舒筋活络、调和气血等作用,常用于筋伤,也常用于保健按摩,以促进血液循环,消除肌肉疲劳。

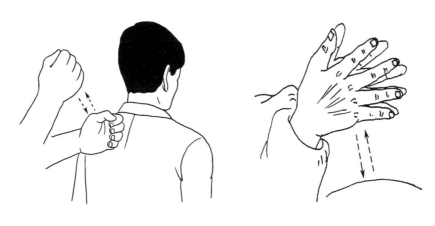

图 11-14　叩法

16. 摇法

【操作】 双手分别握住或扶住被摇关节的近端和远端肢体,以被摇关节为支点,使肢体远端做缓和的回旋转动。摇法分为摇颈、摇腰、摇肩、摇腕、摇髋、摇踝法等;摇肩又分为托肘摇肩法、握手摇肩法等。

(1)摇颈法:被操作者坐位,颈部放松,操作者站于一侧,一手扶头后,另手托下颌,双手向相反方向用力,使头部回旋转动,顺逆各数次(图11-15)。

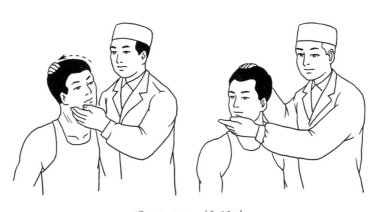

图 11-15　摇颈法

（2）摇肩法

1）托肘摇肩法：被操作者坐位，肩部放松，操作者站于侧方，一手扶患侧肩上，另一手托患侧肘部下方，被操作者前臂搭在操作者前臂上，使肘部回旋转动，带动肩关节转动，顺逆各数次（图 11-16）。

2）握手摇肩法：被操作者坐位，肩部放松，操作者站于侧方，一手扶患侧肩上，另一手握患侧手指，使腕部回旋转动，带动肩关节转动，顺逆各数次（图 11-17）。

【要领】 用力要稳，动作缓和，幅度由小到大，且不能超过被摇关节的生理活动范围。

【应用】 常用于颈部、腰部及四肢关节。有舒筋活络、松解粘连、滑利关节、整复错位等作用，常用于关节活动功能障碍等。

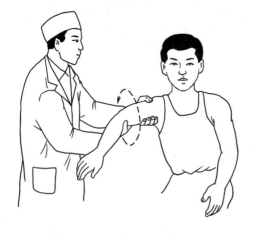 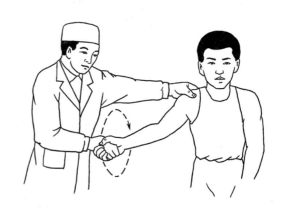

图 11-16　托肘摇肩法　　　　图 11-17　握手摇肩法

17. 拔伸法

【操作】 双手分别握住关节的近端和远端肢体，向相反方向牵拉。其分为颈椎拔伸法、腰椎拔伸法和四肢关节拔伸法。

（1）颈椎肘托拔伸法：被操作者坐位，颈部放松，操作者站于后方，一手扶枕后以固定助力，另手屈肘，肘弯托住下颌，手掌扶头后以固定，两手同时向上用力，持续拔伸 1 分钟左右（图 11-18）。

（2）腰椎拔伸法：被操作者俯卧位，双手抓住床头，腰部放松，操作者站于足端，双手分别握住两踝，向足端用力，持续拔伸 1 分钟左右（图 11-19）。

【要领】 动作要缓和，用力由轻到重，稳而持续，力量以被操作者能耐受为度，不可使用暴力，以免产生不良反应。

【应用】 常用于颈部、腰部及四肢关节。有舒筋活络、整复错位、拉宽椎间隙、松解粘连等作用，常用于颈椎病、腰椎间盘突出症、脊柱小关节错位、关节活动功能障碍、软组织粘连挛缩等。

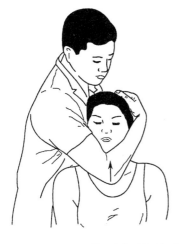

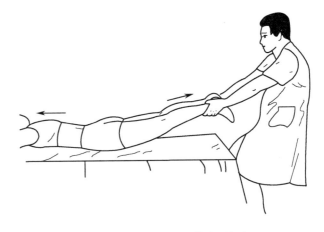

图 11-18　颈椎肘托拔伸法　　　　　　　图 11-19　腰椎拔伸法

18. 扳法

【操作】 双手向相反方向用力扳动关节,使关节旋转或伸展。有颈椎扳法、腰椎扳法和四肢关节的扳法。下面介绍两种常用的扳法:

(1) 颈椎斜扳法:被操作者坐位,颈部放松。操作者站于侧后方,一手扶头后使头保持前俯,另手托下颌,两手协同使头向一侧转动至最大限度时,再稍加力扳动,随即松手,常可听到"嗒嗒"响声,但不可强求,以免加重损伤。本法的操作与颈椎摇法类似,不同之处在于扳法在转动至最大限度后,加力扳动。

(2) 腰椎斜扳法:被操作者侧卧位,健侧下肢在下(伸直),患侧下肢在上(屈曲),腰部放松。操作者站于被操作者对面,一手掌扶肩前(向后推),另手前臂按臀部(向前按),两手协同使腰部转动至最大限度时,再稍加力扳动,随即松手,常可听到"嗒嗒"响声(图11-20)。

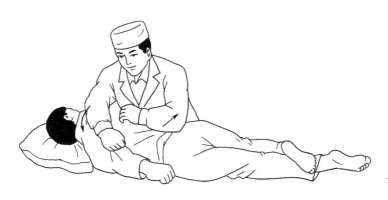

图 11-20　腰椎斜扳法

【要领】 稳、准、巧、快。即动作要稳妥,要有控制、分阶段、有限度地进行;要预先确定扳动的部位和范围,不能超出生理范围;用力要轻巧,要在转动的过程中顺势扳动,切忌强拉硬扳;时间要快速短暂,扳后要随即松手,不可长时间牵拉。

【应用】 常用于颈椎、胸椎、腰椎及四肢关节。有整复错位、滑利关节、松解粘连、舒筋活络等作用,常用于脊柱小关节错位、关节活动功能障碍、软组织粘连挛缩等。对骨质病变如骨质疏松、骨结核、骨肿瘤等及强直性脊柱炎者禁用。

第二节 推 拿 治 疗

一、痛 症

 病例分析

某男,40 岁,右侧颈、肩及上肢疼痛反复半年余,加重 5 天。半年来经常感到右侧颈、肩至上肢疼痛、发沉,有时伴手指麻木,时轻时重。X 线片显示颈椎生理曲度变直,椎体增生,颈 5~6 椎间隙变窄。

请问:1.该病人最可能的诊断是什么?有什么依据?

　　　2.推拿治疗的原则是什么?操作方法如何?

(一)落枕

落枕是因睡眠时枕头高低不适,导致颈项疼痛、转动不灵的一种疾病。其病理主要是颈部浅层肌如斜方肌、胸锁乳突肌等痉挛所致。临床表现特点是起床后逐渐出现颈项疼痛、转动不灵等,检查可见颈部肌肉紧张、压痛,颈部活动受限等。

治疗原则:舒筋活络,温经通络,活血止痛。

推拿操作:病人坐位。

1. 拇指按揉两侧天宗穴 2 分钟左右,并嘱病人缓慢转动头部以放松紧张的肌肉。

2. 轻柔地㨰颈项、肩背部。

3. 拿揉颈项、肩背部。

4. 点按风池、风府、肩井、外关、合谷、落枕穴等穴位。

5. 摇颈,顺逆各数次。

6. 可斜扳颈椎,左右各一次。

注意:手法轻柔,可热敷疼痛处,颈部保暖,枕头高低适中。

(二)颈椎病

因颈椎退行性变及其继发性改变而出现一系列症状者,称为颈椎病。其病理主要是由于颈椎退行性变,导致骨质增生,从而刺激或压迫神经根、椎动脉、脊髓等,从而产生多种临床症状。其分为神经根型、椎动脉型、脊髓型等。最常见的是神经根型，其主要临床表现是颈、肩、上肢放射痛或麻木等，检查主要有压顶试验和臂丛神经牵拉试验阳性，X线片见颈椎增生和生理曲度改变等。这里主要介绍颈椎病的基本推拿方法。

治疗原则：舒筋活络，理筋整复，松解粘连，活血化瘀。

推拿操作：病人坐位或俯卧位。

1. 㨰颈项、肩部及上肢。

2. 拿揉或按揉颈项、肩部及上肢。

3. 弹拨颈项两侧。

4. 点按风池、风府、肩井、天宗、曲池、手三里、外关、合谷等穴位。

5. 摇颈椎，顺逆各数次。

6. 拔伸颈椎。

7. 可斜扳颈椎，左右各一次。

注意：减少低头体位，配合颈部功能锻炼（后仰、左右旋转等），神经根型可配合颈椎牵引。

（三）肩关节周围炎

肩关节周围炎简称"肩周炎"，中医称为"漏肩风"，又称"五十肩"，是肩关节周围软组织的慢性无菌性炎症。主要临床表现是肩痛和肩关节活动受限，后期因软组织粘连而出现严重的肩关节活动障碍，俗称"冻结肩"。

治疗原则：早期以舒筋活络、活血止痛为主；后期以松解粘连、滑利关节为主。

推拿操作：病人坐位或仰卧位。

1. 㨰肩部前后、外侧等。

2. 拿揉或按揉肩部前后、外侧等。

3. 点按肩井、肩髃、肩贞、天宗、手三里、外关、条口、阳陵泉等穴位。

4. 弹拨肩部，特别是有"条索状物"处或痛点。

5. 摇肩关节，顺逆各数次。

6. 扳肩关节：内收、外展、后伸、上举等。

7. 搓、抖肩部及上肢。

8. 掌擦肩部，透热为度。

注意：早期疼痛明显时以休息为主，后期加强肩关节功能锻炼（蝎子爬墙、体后拉手、弯腰晃肩、四面摆手、吊单杠等），并注意肩部保暖。

（四）腰肌劳损

腰肌劳损是指腰部软组织的慢性疲劳性损伤。其病理主要是无菌性炎症，日久软组织粘连。临床表现特点是腰部酸痛，劳累后加重，休息后减轻，检查腰部压痛广泛但不明显或无压痛，腰部活动基本正常。

治疗原则:舒筋活络,温经通络,松解粘连,活血化瘀。

推拿操作:病人俯卧位。

1. 㨰腰部两侧,往返数遍。

2. 按揉腰部两侧,往返数遍。

3. 弹拨腰部两侧。

4. 点按大肠俞、委中、阳陵泉等穴位。

5. 直推腰部两侧。

6. 叩、拍腰部两侧。

7. 直擦腰部两侧,横擦腰骶部,透热为度。

注意:避免久坐,配合腰部功能锻炼(飞燕式或拱桥式),并注意腰部保暖。

二、内妇儿科常见病推拿简介

见表 11-1。

表 11-1 内妇儿科常见病推拿简介

病症	治则	推拿基本操作
头痛	疏经通络,调和气血	推印堂至神庭穴;分抹印堂至太阳穴;点按攒竹、太阳、迎香、风池、百会、合谷、外关等穴位;按压印堂至百会穴;五指拿头顶至风池,三指拿风池,拿颈项两侧;拿肩井
失眠	健脾和胃,养心安神	除按头痛的基本操作外,加顺时针摩腹;点按中脘、关元、气海、心俞、脾俞、肾俞、内关、足三里、三阴交等穴位;交替推桥弓;直擦背部督脉,横擦左侧背部、腰骶,擦涌泉穴,透热为度
偏瘫	舒筋通络,行气活血,滑利关节	㨰脊柱两侧;㨰、拿揉患侧上下肢;点按肝俞、膈俞、曲池、手三里、外关、合谷、环跳、阳陵泉、足三里、解溪等穴位;摇肩、腕、髋、踝等,顺逆各数次;搓患侧上下肢
便秘	和肠通便	顺时针摩腹;点按中脘、天枢、大肠俞、支沟、足三里、上巨虚等穴位;㨰脊柱两侧从肝俞至骶部;直擦背部督脉,横擦腰骶部,透热为度
昏厥	开窍醒神	先掐人中;再拿合谷、内关、委中,点按百会、印堂;并分抹印堂到太阳穴;最后拿肩井。苏醒后再针对原因处理
痛经	通调气血	顺时针摩小腹;点按气海、关元、中极、膈俞、血海、三阴交等穴位;㨰脊柱两侧至骶部;直擦背部督脉,横擦腰骶部,透热为度
疳积	消积导滞,调理脾胃	顺时针摩腹;按揉脐神阙、中脘、天枢、足三里等穴位;捏脊 3~5 遍;掐四缝

捏 脊 法

捏脊常用于小儿的疳积等,故又称"捏积"。其可用于成人的消化道疾病及失眠、月经不调、痛经等慢性病。有疏通经络、行气活血、调和阴阳、健脾和胃、调整脏腑功能及增强抵抗力等作用。操作时用拇指与食中指或拇指与食指相对,双手捏住脊柱两侧皮肤,从长强穴开始,交替向上捏至大椎穴,反复3~5遍,并可按揉脾俞、胃俞、肾俞等穴,以增强疗效(图11-21)。它还可用于小儿保健,有促进生长发育、增强抵抗力等作用。

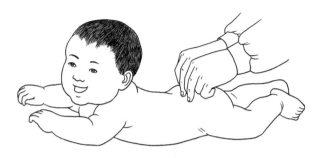

图 11-21 捏脊法

第三节 保健按摩简介

一、全身保健按摩

全身保健按摩能够舒筋活络,消除疲劳,缓解紧张或提神醒脑。按摩后,全身轻松,舒适愉快。全身保健按摩操作有一套常规手法,顺序一般从头面部开始,然后到胸腹部、上肢部、下肢前侧,改俯卧位后从颈项部开始,到背腰部、下肢后侧结束。时间一般为45分钟。

二、足部反射区保健按摩

足部反射区保健按摩是用手指刺激足部反射区的一种保健按摩方法,主要有增强泌尿系统排泄的功能,加速体内有毒物质和代谢产物的排出。一般先探查心脏反射区,然后按压基本反射区、主要反射区等,最后再按压基本反射区。时间一般为30分钟。

足部反射区

人体每个组织器官在双足均有相对应的神经末梢终点并固定在一定部位,这就是足部反射区,实际上是足部的"神经集结点"。反射区是一定范围的区域,不同于穴位的一个点。一百多个反射区,有的相互覆盖,边界也并非绝对,按摩时即使过界也没影响。

　　足部反射区的分布有一定的规律性。把双足并拢,双足底可以看作是一个正面坐着的人,反射区按内脏的位置分布,如左足有心脏,右足有肝胆等(图11-22)。

　　足部反射区最重要的是基本反射区,包括肾上腺、肾、输尿管、膀胱和尿道反射区等,操作开始和结束前均要刺激基本反射区,以增强泌尿系统的排泄功能。

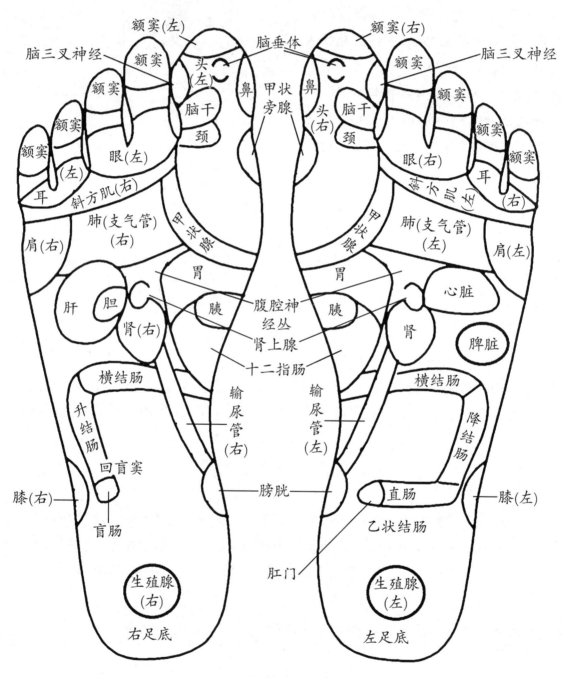

图 11-22　足部反射区(足底)

三、海外保健按摩流派

（一）泰式按摩

此按摩以活动关节手法为主，无穴位之说，多要求跪式服务，左右手交替按摩，用力柔和均匀，速度适中，顺序一般从下肢往上，但胸腹部不按摩。

（二）日式按摩

此按摩由日本传统指压疗法结合中医整体观念形成，注重按压经络、穴位。

本章小结

推拿是通过手法对体表一定部位及穴位进行操作，达到治疗、康复或保健的目的，推拿的主要手段是手法，手法的基本要求包括持久、有力、均匀、柔和、深透，关键在技巧，而非粗暴蛮力。不同的手法有不同的操作方法和动作要领，重点是掌握其要领。推拿治疗以痛症为主，通过舒筋活络、理筋整复、松解粘连、活血化瘀、疏通经络等起作用。

（李位昌）

 目标测试

选择题

A1 型题

1. 㨰法的频率是

    A. 80 次 /min 以下　　　　B. 80 ～ 120 次 /min　　　　C. 100 ～ 140 次 /min

    D. 120 ～ 160 次 /min　　　E. 160 次 /min 以上

2. 揉法的用力

    A. 轻柔　　　　　　　　　B. 较重　　　　　　　　　　C. 很重

    D. 以能耐受为度　　　　　E. 较轻

3. 擦法的作用不包括

    A. 温通经络　　　　　　　B. 行气活血　　　　　　　　C. 消肿止痛

    D. 温肾壮阳　　　　　　　E. 提神醒脑

4. 擦法的运动形式是

    A. 直线单向　　　　　　　B. 直线往返　　　　　　　　C. 环形

    D. 弧形　　　　　　　　　E. 不移动

5. 推法的应用范围是

A. 头面部   B. 胸腹部   C. 四肢部

D. 腰背部   E. 腰背、四肢

6. 最常用于上肢部的手法是

A. 搓法   B. 抹法   C. 擦法

D. 摩法   E. 推法

7. 具有以指代针,常用于昏迷不醒等急救的手法是

A. 推法   B. 掐法   C. 揉法

D. 按法   E. 抖法

8. 拿法操作时,着力部位是

A. 鱼际   B. 指端   C. 指面

D. 掌心   E. 掌根

9. 不宜运用拿法的部位是

A. 颈项部   B. 头部   C. 四肢部

D. 胸胁部   E. 肩部

10. 摇法时关节运动的特点是

A. 主动运动   B. 主动和被动运动   C. 被动运动

D. 摩擦运动   E. 无规则运动

附　录

实　训　指　导

实训指导1　藏　　象

【实训目的】

1. 掌握脏腑的生理功能及病理表现。

2. 熟悉脏腑之间的生理联系及病理影响。

3. 培养学生自主学习的能力及小组团结协作的精神。

【实训学时】　2学时。

【实训场地】　多媒体教室。

【实训准备】

1. 物品　笔、脏腑模型。

2. 器械　多媒体教学设备。

3. 环境　多媒体教室整洁卫生,保持安静,精神集中,团结合作。

【实训方法与结果】

（一）实训方法

1. 教师展示五个以上典型病例。

2. 五个学生一组,分组进行讨论,并要求:

(1) 复习脏腑的生理功能及病理表现。

(2) 归纳总结脏腑之间的相互关系。

（二）实训结果

1. 小组成员之间进行讨论,分析每个病例所属脏腑病证。

2. 详细分析脏腑功能失常的表现。

3. 培养小组成员之间团结协作的精神。

【实训评价】

1. 评价方式——多元化　充分发挥学生的主动性,先由小组交叉评价,最后教师评价,并评选出优胜组。

2. 评价内容——多样化　脏腑知识应用能力评价;实训报告书写评价;小组协作能力评价。

实训指导 2 藏象——气的推动作用

【实训目的】

1. 掌握精、气、血、津液的生成及作用。

2. 掌握气与血、气与津液、津液与血液之间的相互关系。

3. 通过注射人参液,观察小鼠与对照组游泳时间的差异,认识气对机体具有推动作用。

【实训学时】 2 学时。

【实训场地】 实训室。

【实训准备】

1. 动物   18 ~ 22g 小白鼠 6 只(雄性)。

2. 器械   动物夹 2 只,长把镊子 1 把,玻璃缸 2 只,药用天平 1 台,2ml 注射器 2 副(针头直径 0.6mm),注射针头 6# 2 只,铁丝若干。

3. 药物   0.9% NaCl 溶液,1:1 红参水提液。

4. 环境   实训室整洁卫生,保持安静,精神集中,团结合作。

5. 爱护仪器,节约药品、动物、水电。

6. 实训前后须清点器材、药品,损坏要登记,故意损坏要赔偿。

【实训方法与结果】

(一) 实训方法

教师示范操作,学生观察记录。

1. 以 18 ~ 22g 重雄性小白鼠,尾部系上其重量 10% 的负荷。

2. 放入温水(26 ~ 27℃)中游泳。

3. 以小白鼠第一次无力冲出水面为界,记录时间。

4. 最后取游泳时间相近的小鼠,随机分组。

5. 筛选后第二天,分出二组。

实验组:小鼠腹腔注射人参水提液 0.08ml/10g(生药 6g/kg)。

对照组:小鼠腹腔注射 0.9% NaCl 溶液 0.08ml/10g。

(二) 实训结果

1. 注射 30 分钟后,按上述条件做游泳试验,记录小鼠游泳持续时间(分别为第一次无力冲出水界及死亡时间)。

2. 比较两组游泳持续时间,得出结论(气对机体具有推动的作用)。

【实训评价】

1. 评价方式——多元化   充分发挥学生的主动性,先由小组交叉分析评价,最后教师评价,并评选出优胜组。

2. 评价内容——多样化   精、气、血、津液的相关知识应用能力评价;实训报告书写评价;小组协作能力评价。

实训指导 3　舌诊技能实训

【实训目的】

1. 掌握正常舌象的特点。

2. 熟悉伸舌的正确姿势,以及察舌的基本方法及注意事项。

3. 掌握常见异常舌象特点及主病。

【实训学时】　1 学时。

【实训场地】　实训室。

【实训准备】

1. 物品　有色光源、无色光源、可染色食物、舌诊模型。

2. 器械　多媒体教学设备。

3. 环境　实训室整洁卫生,保持安静,精神集中,团结合作。

【实训方法与结果】

(一) 实训方法

1. 通过多媒体设备演示正确的伸舌姿势,以及察舌的方法与顺序。

2. 学生观察常见的舌诊模型的舌象特征。

3. 两个学生一组,分组练习诊舌的方法。

4. 通过多媒体设备展示异常舌象,并加以识别。

(二) 实训结果

1. 培养学生具备运用望舌的基本知识诊察舌象的能力。

2. 引导学生综合舌质、舌苔,分析舌象主病,提高学生分析与解决问题的能力。

【实训要求】

1. 望舌时,一般先看舌苔,后看舌质,按舌尖、舌中、舌根的顺序进行。

2. 注意伸舌时,注意将舌体放松,舌面伸展,舌尖略向下,充分暴露舌体。如果一次判断不清,可令病人休息 3 ~ 5 分钟,再重复检查。

3. 注意光线、食物对舌象的影响。

【实训评价】

1. 评价方式——多元化　充分发挥学生的主动性,先由小组交叉评价,最后教师评价,并评选出优胜组。

2. 评价内容——多样化　舌诊知识综合应用能力评价;实训报告书写评价;对病人人文关怀的评价。

实训指导 4　脉诊技能实训

【实训目的】

1. 掌握正确的切脉方法,训练切脉技能。

2. 通过脉诊仪体会常见病脉的特征。

【实训学时】 1学时。

【实训场地】 实训室。

【实训准备】

1. 物品 脉诊仪,脉枕。

2. 器械 多媒体教学设备。

3. 环境 实训室整洁卫生,保持安静,精神集中,团结合作。

【实训方法与结果】

(一)实训方法

1. 通过多媒体设备演示正确的切脉方法,如布指定位、指力。

2. 学生通过脉诊仪体会常见病脉特征。

3. 两个学生一组,分组练习切脉的方法。

(二)实训结果

1. 学生具备识别16种常见病脉的能力。

2. 通过脉诊的实训,让学生感受中医之神奇,增强学生的求知欲。

【实训要求】

1. 脉诊时要聚精会神,注意调息,保持安静,一次切脉时间不能少于1分钟。

2. 使用脉诊仪时,注意操作说明。

3. 学生相互切脉时,注意体会医患之间的沟通方法。

【实训评价】

1. 评价方式——多元化 充分发挥学生的主动性,先由小组交叉评价,最后教师评价,并评选出优胜组。

2. 评价内容——多样化 脉诊知识综合应用能力评价;实训报告书写评价;对病人人文关怀的评价。

实训指导5 常用中药的识别

【实训目的】 通过实训练习,能识别常用中药。

【实训学时】 2学时。

【实训场地】 中药标本室。

【实训准备】

1. 物品 常用中药饮片、中药标本、记录表格。

2. 环境 中药标本室清洁,空气新鲜,光线充足,物品摆放整齐有序。

3. 实训前后须清点器材、药品,损坏要登记,故意损坏要赔偿。

【实训方法与结果】

(一)实训方法

1. 教师示教 运用多媒体进行常见中药形态特征讲解。

2. 三个学生一组,分组讨论,观察药材标本,掌握其性状鉴别特征,教师巡视指导。

(二) 实训结果

分辨、识别:

1. 根、根茎类　芍药、三七、当归、独活等。

2. 茎木、皮质类　黄柏、地骨皮、桑寄生、钩藤等。

3. 动物类　地龙、蝉蜕、蜈蚣、全蝎等。

4. 花类药材　金银花、菊花、旋覆花、款冬花等。

【注意事项】

相似中药的鉴别:

1. 党参和怀牛膝

(1) 外观:均为长圆柱形稍弯曲,表面淡棕色或灰黄色。

(2) 质地:党参质地坚硬,皮厚,断面平坦,角质样;牛膝质地坚硬而脆,易折断,断面平坦,角质样。

(3) 性味:党参有特殊香气,味甜,嚼之无渣;牛膝气微,味微甜,嚼之微苦涩。

2. 地骨皮和五加皮

(1) 外观:均为根皮,呈筒状不规则,外表面灰褐色或棕黄色,有不规则纵裂纹。

(2) 质地:地骨皮体轻质脆,易折断,断面不平坦,外层黄棕色;五加皮体轻质脆,断面不整齐,灰白色。

(3) 性味:地骨皮气微香,味微甘后苦;五加皮气微香、味微辣而苦。

【实训评价】

1. 评价方式——多元化　充分发挥学生的主动性,先由小组交叉评价;教师评价,并评选出优胜组。

2. 评价内容——多样化　常用中药的鉴别能力评价;实训报告书写评价。

实训指导 6　毫针的进针、行针、出针操作

【实训目的】

1. 掌握针刺法的基本操作程序。

2. 掌握针刺法的基本操作方法。

3. 熟悉针刺异常情况的处理及预防。

【实训学时】　2学时。

【实训场地】　实训室。

【实训准备】

1. 物品　消毒用品。

2. 器械　已消毒的不同规格的针具。

3. 环境　实训室整洁卫生,保持安静,精神集中,团结合作。

【实训方法与结果】

(一) 实训方法

1. 教师示教　教师做人体练针示教。

2. 学员分组做人体练针。

（二）实训结果

1. 在教师现场指导下,学生二人一组互相模拟医生和病人,按毫针刺法的操作流程在有关穴位上进行试针练习。

2. 每位学员选择 10 个腧穴进行针刺练习。即上肢部:合谷、内关、外关、曲池。下肢部:足三里、三阴交、太溪。头面部:颊车、迎香、风池。

【实训评价】

1. 在操作过程中应树立无菌观念,对针具和手指、穴位的皮肤进行严格消毒。

2. 正确选择针具　长短适宜,针身直,无锈蚀,针柄无松动,针尖无倒钩。

3. 进针快速准确,尽量避免浅表血管和受试者的疼痛,并注意选择好进针角度(直刺、斜刺、平刺)。

4. 操作者仔细观察受试者的反应,受试者操作者仔细体会针感。

5. 要预防和及时处理好针刺异常情况的发生。

实训指导 7　三棱针、电针操作

【实训目的】

1. 掌握三棱针的基本操作方法。

2. 掌握电针的基本操作方法。

【实训学时】　2 学时。

【实训场地】　实训室。

【实训准备】

1. 物品　消毒用品。

2. 器械　三棱针、电针。

3. 环境　实训室整洁卫生,保持安静,精神集中,团结合作。

【实训方法与结果】

（一）实训方法

1. 教师示教　教师作人体练针示教。

2. 学员分组作人体练针。

（二）实训结果

1. 三棱针练习严格按操作程序进行点刺法、散刺法操作练习。

2. 耳针练习同上。

【实训评价】

1. 上述各种针具练习,必须严格对针具与穴位皮肤进行消毒。

2. 使用三棱针时不可用力过猛、刺得太深,以防出血太多。

3. 使用电针时,电流量调节应按从小到大的顺序进行。

实训指导 8　灸法、拔罐的基本操作

【实训目的】

1. 掌握艾灸的基本操作方法。

2. 掌握拔罐的基本操作方法。

【实训学时】　2 学时。

【实训场地】　实训室。

【实训准备】

1. 物品　艾绒、艾条、姜片、毫针、火柴若干。

2. 器械　各种口径的玻璃火罐若干、酒精灯、镊子、75% 酒精棉球。

3. 环境　实训室整洁卫生,保持安静,精神集中,团结合作。

【实训方法与结果】

(一) 实训方法

1. 教师示教　隔姜灸、温针灸;投火法、闪火法。

2. 两个学生一组,分组练习艾灸与拔罐的基本操作。

(二) 实训结果

1. 灸法练习

(1) 制作艾炷:小炷可用左手拇、食指搓揉艾绒,右手持小镊子取麦粒大艾团即成。中、大炷则须将艾绒置于平板上,用拇、食、中三指边捏边旋转,将艾绒捏成上尖下平的圆锥体。

技术要点:要求搓捏紧实,能放置平稳,燃烧时火力由弱到强,病人易于耐受,且耐燃而不易爆。每个同学分别作出符合规格的大、中、小艾炷各 2 个;要求在 2 分钟内做出符合规格的大、中、小艾炷 5 个以上。

(2) 隔姜灸法操作:用针在厚约 0.3cm 的生姜片上扎孔数个,置施灸穴位上,将大、中艾炷点燃放在姜片中心施灸,若被灸者有灼热感可将姜片提起。施灸 2 壮。

(3) 温和灸:将艾卷的一端点燃,对准足三里穴进行熏烤,距离皮肤约 2 ~ 3cm,局部如有温热舒适感而无灼痛就固定不移,灸 5 分钟。

技术要点:随时调节施灸距离,掌握施灸时间,防止烫伤。

(4) 温针灸:先将毫针刺入腧穴,得气后并给予适当补泻手法而留针。将纯净细软的艾绒搓捏成枣核形状大小适合的艾团,中间掐出一痕,贴在针柄上,用拇、食、中指围绕一搓,使艾绒团紧缠于针柄上;或用艾条一段长约 2cm,插在针柄上,距离皮肤 2 ~ 3cm,从艾团或艾条的下端(近皮肤端)点燃施灸。若觉艾火烧灼皮肤发烫,可在皮肤上隔一厚纸片。待艾绒或艾条烧完后除去灰烬,施灸完毕将针取出。

2. 拔火罐法练习

(1) 闪火法:一手握罐体(罐口朝上),另一手将用镊子夹住的一个蘸有酒精的棉球在酒精灯上点燃后,立即伸入罐内,闪火后退出,迅速将罐扣于应拔部位,使罐吸附在皮肤上。

技术要点:动作迅速。棉球蘸酒精宜少,且不能滴落于罐口,以免烫伤皮肤。

(2) 投火法:将蘸酒精的棉球或折叠的软质纸片点燃后投入罐内,趁火旺时迅速将罐扣于应拔部位,将罐吸附在皮肤上。

【实训评价】

1. 灸法操作注意事项

(1) 防止火灰掉落烧伤皮肤、烧坏衣物或其他用品。

(2) 施灸结束,要将火彻底熄灭,严防火灾。

(3) 注意施灸顺序:先上后下,先背后腹,先头身后四肢。

2. 拔火罐操作注意事项

(1) 选择好体位、部位及适宜的火罐口径。

(2) 防止罐口太热烫伤皮肤。

(3) 防止火罐自行脱落。

(4) 注意防火。

实训指导 9 推拿手法的基本操作(1)

【实训目的】 掌握下列推拿手法的基本操作方法及动作要领:㨰法、按揉法、摩法、擦法、推法、搓法、抹法、抖法、点法、掐法。

【实训学时】 2学时。

【实训场地】 实训室。

【实训准备】

1. 物品 按摩单、按摩巾、芝麻油等。

2. 器械 推拿床等。

3. 环境 清洁、安静、明亮、通风。

【实训方法与结果】

(一) 实训方法

1. 教师示教上述手法的操作方法及动作要领。

2. 两个学生一组,分组练习上述手法的操作方法及动作要领。

(二) 实训结果

1. 㨰法练习。

2. 按揉法练习。

3. 摩法练习。

4. 擦法练习。

5. 推法练习。

6. 搓法练习。

7. 抹法练习。

8. 抖法练习。

(三) 操作注意事项

1. 用力适度,禁用暴力。

2. 擦法等宜用少许润滑油,以保护皮肤。

【实训评价】

1. 手法操作方法正确。

2. 手法动作要领符合要求。

实训指导 10　推拿手法的基本操作(2)

【实训目的】　掌握下列推拿手法的基本操作方法及动作要领: 拿法、弹拨法、拍法、叩法、摇颈法、摇肩法、颈椎肘托拔伸法、腰椎拔伸法、颈椎斜扳法、腰椎斜扳法。

【实训学时】　2 学时。

【实训场地】　实训室。

【实训准备】

1. 物品　按摩单、按摩巾等。

2. 器械　推拿床等。

3. 环境　清洁、安静、明亮、通风。

【实训方法与结果】

(一) 实训方法

1. 教师示教上述手法的操作方法及动作要领。

2. 两个学生一组,分组练习上述手法的操作方法及动作要领。

(二) 实训结果

1. 拿法练习。

2. 弹拨法练习。

3. 摇颈法练习。

4. 摇肩法练习。

5. 颈椎肘托拔伸法练习。

6. 颈椎斜扳法练习。

7. 腰椎斜扳法练习。

(三) 操作注意事项

1. 用力适度,禁用暴力。

2. 扳法需在教师指导下进行。

【实训评价】

1. 手法操作方法正确。

2. 手法动作要领符合要求。

常 用 方 剂

(按拼音排序)

B

八珍汤：人参、炒白术、茯苓、炙甘草、当归、白芍、川芎、熟地黄。加生姜、大枣。

八正散：木通、车前子、萹蓄、大黄、滑石、甘草、瞿麦、栀子。

白虎汤：生石膏、知母、甘草、粳米。

白虎加人参汤：生石膏、知母、甘草、粳米、人参。

白头翁汤：白头翁、黄连、黄柏、秦皮。

百合固金汤：百合、熟地黄、生地黄、当归、白芍、桔梗、玄参、川贝、麦冬、甘草。

败毒散：柴胡、前胡、川芎、枳壳、羌活、独活、茯苓、炒桔梗、人参、甘草。加生姜、薄荷。

半夏白术天麻汤：半夏、白术、天麻、茯苓、橘红、甘草。加生姜、大枣。

半夏厚朴汤：半夏、厚朴、茯苓、生姜、苏叶。

半夏泻心汤：半夏、黄芩、干姜、人参、炙甘草、黄连、大枣。

保和丸：山楂、神曲、半夏、茯苓、陈皮、连翘、莱菔子。（一方有麦芽）

保元汤：人参、炙甘草、黄芪、肉桂。

萆薢渗湿汤：萆薢、薏苡仁、黄柏、牡丹皮、赤茯苓、泽泻、滑石、通草。

补肺汤：人参、黄芪、熟地黄、五味子、紫菀、桑白皮。

补肝汤：地黄、当归、芍药、川芎、木瓜、甘草、山茱萸、首乌。

补中益气汤：黄芪、炙甘草、人参、当归、橘皮、升麻、柴胡、白术。

C

柴胡疏肝散：柴胡、白芍、麸炒枳壳、川芎、香附、醋炒陈皮、炙甘草。

葱豉汤：豆豉、葱白。

D

大承气汤：酒大黄、芒硝、炙厚朴、枳实。

大定风珠：阿胶、生鸡子黄、生龟板、生牡蛎、生鳖甲、生白芍、干地黄、麻仁、五味子、麦冬、炙甘草。

大黄附子汤：大黄、炮附子、细辛。

黛蛤散：青黛、海蛤壳。

丹栀逍遥散：当归、白芍、白术、茯苓、柴胡、甘草、煨姜、薄荷、丹皮、栀子。

当归四逆汤：当归、桂枝、芍药、炙甘草、细辛、通草、大枣。

当归饮子：当归、首乌、白芍、荆芥、防风、生地黄、刺蒺藜、川芎、黄芪、甘草。

导赤散：生地黄、木通、甘草、淡竹叶。

导痰汤：半夏、茯苓、陈皮、炙甘草、胆南星、枳实。

定经汤：菟丝子、白芍、当归、熟地黄、茯苓、山药、荆芥穗、柴胡。

独活寄生汤：独活、桑寄生、杜仲、牛膝、细辛、秦艽、茯苓、桂心、防风、川芎、人参、甘草、当归、芍药、干地黄。

都气丸: 熟地黄、山萸肉、山药、泽泻、茯苓、丹皮、五味子。

E

二陈汤: 半夏、橘红、茯苓、甘草。(原方加生姜、乌梅)。

二妙丸: 黄柏、苍术。

F

附子理中汤: 附子、人参、白术、炙甘草、炮干姜。

G

葛根芩连汤: 葛根、黄芩、黄连、炙甘草。

膈下逐瘀汤: 桃仁、红花、当归、川芎、赤芍、乌药、香附、元胡、枳壳、甘草、牡丹皮、五灵脂。

固冲汤: 炒白术、生黄芪、煅龙骨、煅牡蛎、山萸肉、生杭芍、海螵蛸、茜草、棕榈炭、五倍子。

瓜蒌薤白半夏汤: 瓜蒌实、薤白、半夏、白酒。

归脾汤: 白术、党参、黄芪、当归、炙甘草、茯神、炙远志、酸枣仁、木香、龙眼肉。加生姜、大枣。

归芍地黄丸: 熟地黄、山药、山萸肉(炙)、牡丹皮、茯苓、泽泻、白芍、当归。

桂枝白虎汤: 石膏、知母、炙甘草、粳米、桂枝。

桂枝甘草龙骨牡蛎汤: 桂枝、炙甘草、煅龙骨、煅牡蛎。

桂枝甘草汤: 桂枝、甘草。

桂枝加葛根汤: 桂枝、白芍、炙甘草、生姜、大枣、葛根。

桂枝加厚朴杏子汤: 桂枝、白芍、炙甘草、生姜、大枣、厚朴、杏仁。

桂枝汤: 桂枝、白芍、炙甘草、生姜、大枣。

H

黄连阿胶汤: 黄连、黄芩、芍药、阿胶、鸡子黄。

黄连解毒汤: 黄连、黄芩、黄柏、栀子。

黄连温胆汤: 黄连、制半夏、橘皮、白茯苓、炙甘草、竹茹、炒枳实、生姜。

黄芪建中汤: 黄芪、桂枝、白芍、甘草、生姜、大枣、饴糖。

藿朴夏苓汤: 藿香、厚朴、半夏、茯苓、杏仁、薏苡仁、白蔻仁、猪苓、泽泻、淡豆豉、通草。

藿香正气散: 藿香、紫苏、白芷、茯苓、大腹皮、苦桔梗、白术、姜制厚朴、陈皮、半夏曲、生姜、大枣、炙甘草。

J

交泰丸: 黄连、肉桂。

金匮肾气丸: 熟地黄、怀山药、山萸肉、牡丹皮、茯苓、泽泻、桂枝、附子。

金铃子散: 金铃子、延胡索。

金锁固精丸: 炒沙苑蒺藜、芡实、莲须、煅龙骨、煅牡蛎。莲子粉糊为丸。

荆防败毒散: 荆芥、防风、羌活、独活、川芎、柴胡、前胡、桔梗、枳壳、茯苓、甘草。加薄荷、生姜。

蠲痹汤：海风藤、羌活、独活、秦艽、当归、川芎、桂枝、木香、乳香、炙甘草、桑枝。

K

控涎丹：甘遂、大戟、白芥子。

L

理中丸：干姜、人参、炙甘草、白术。

两地汤：生地黄、玄参、白芍、麦冬、阿胶、地骨皮。

良附丸：高良姜、香附。

苓桂术甘汤：茯苓、桂枝、白术、甘草。

羚角钩藤汤：羚羊角、钩藤、霜桑叶、川贝母、鲜竹茹、生地黄、菊花、白芍、茯神木、生甘草。

六君子汤：人参、白术、茯苓、炙甘草、陈皮、半夏。

六味地黄丸：熟地黄、山萸肉、山药、泽泻、茯苓、牡丹皮。

龙胆泻肝汤：龙胆、栀子、炒黄芩、柴胡、生地黄、车前子、泽泻、木通、甘草、当归。

M

麻黄汤：麻黄、桂枝、杏仁、甘草。

麻杏石甘汤：麻黄、石膏、杏仁、甘草。

麻子仁丸：麻子仁、大黄、炒杏仁、炙枳实、炙厚朴、芍药。

麦门冬汤：麦门冬、半夏、人参、甘草、粳米、大枣。

麦味地黄汤：麦冬、五味子、熟地黄、山药、山茱萸、茯苓、牡丹皮、泽泻。

礞石滚痰丸：礞石(煅)、沉香、黄芩、大黄。

N

内补丸：菟丝子、鹿茸、潼蒺藜、紫菀、黄芪、桑螵蛸、肉苁蓉、炙附子、肉桂、茯苓、白蒺藜。

暖肝煎：当归、枸杞、小茴香、肉桂、乌药、沉香、茯苓、生姜。

Q

七味都气丸：地黄、山茱萸、山药、茯苓、牡丹皮、泽泻、五味子。

杞菊地黄丸：熟地黄、山萸肉、山药、泽泻、茯苓、丹皮、枸杞、菊花。

牵正散：白附子、白僵蚕、去毒生全蝎。热酒调下。

清气化痰丸：陈皮、杏仁、麸炒枳实、酒炒黄芩、瓜蒌仁、茯苓、胆南星、制半夏。加姜汁。

清热固经汤：地骨皮、生地黄、龟板、牡蛎、阿胶、栀子、地榆、黄芩、藕节、棕榈炭、甘草。

清暑益气汤：西洋参、西瓜翠衣、荷梗、黄连、石斛、麦冬、竹叶、知母、甘草、粳米。

清胃散：升麻、生地黄、当归、川黄连、牡丹皮、石膏。

清营汤：水牛角、生地黄、玄参、竹叶心、麦冬、丹参、黄连、金银花、连翘。

R

人参养荣汤：人参、甘草、当归、白芍、熟地黄、肉桂、大枣、黄芪、白术、茯苓、五味子、远志、橘皮、生姜。

如意金黄丸：天花粉、黄柏、大黄、姜黄、白芷、厚朴、陈皮、甘草、苍术、天南星。

S

三拗汤：麻黄、杏仁、生甘草。

三仁汤：杏仁、飞滑石、白通草、竹叶、厚朴、薏苡仁、半夏、白蔻仁。

三子养亲汤：紫苏子、莱菔子、白芥子。

桑菊饮：桑叶、菊花、杏仁、连翘、薄荷、桔梗、甘草、苇根。

桑杏汤：桑叶、杏仁、象贝、沙参、栀子皮、香豉、梨皮。

沙参麦冬汤：沙参、麦冬、玉竹、生地黄、桑叶、天花粉、生扁豆。

四君子汤：人参、白术、茯苓、炙甘草。

四逆散：柴胡、炙甘草、枳实、白芍。

四逆汤：生附子、干姜、炙甘草。

四神丸：肉豆蔻、补骨脂、五味子、吴茱萸。加生姜、大枣。

四物汤：熟地黄、当归、白芍、川芎。

参附龙牡汤：红参、炮附子、煅龙骨、煅牡蛎、甘草。

参附汤：人参、附子。

参苓白术散：人参、白茯苓、白术、莲子肉、炒桔梗、炒白扁豆、山药、薏苡仁、缩砂仁、甘草。加大枣。

肾气丸：干地黄、山茱萸、山药、泽泻、茯苓、丹皮、肉桂、炮附子。

生化汤：全当归、川芎、桃仁、炮干姜、炙甘草。(黄酒、童便各半煎服)

生脉散：人参、麦冬、五味子。

失笑散：炒蒲黄、酒五灵脂。

十灰散：大蓟、小蓟、荷叶、侧柏叶、白茅根、茜草根、栀子、大黄、丹皮、棕榈皮，烧炭存性。藕汁或萝卜汁或京墨汁调服。

十枣汤：甘遂、大戟、芫花、大枣。

实脾饮：白茯苓、白术、木瓜、炙甘草、木香、槟榔、草果仁、附子、干姜、厚朴。加生姜、大枣。

寿胎丸：桑寄生、续断、菟丝子、阿胶。

疏凿饮子：羌活、秦艽、商陆、槟榔、泽泻、木通、大腹皮、茯苓皮、炒赤小豆、椒目。加生姜。

苏子降气汤：苏子、半夏、前胡、姜厚朴、炙甘草、当归、肉桂。加生姜、大枣、苏叶。

酸枣仁汤：酸枣仁、知母、茯苓、川芎、甘草。

T

桃核承气汤：桃核、大黄、桂枝、芒硝、甘草。

桃红四物汤：桃仁、红花、当归、川芎、熟地黄、白芍。

桃仁红花饮：桃仁、红花、当归、川芎、威灵仙、炙南星、制白附子、炙僵蚕、炙全蝎。

天麻钩藤饮：天麻、钩藤、生石决明、杜仲、川牛膝、桑寄生、栀子、黄芩、益母草、朱茯神、夜交藤。

天台乌药散：天台乌药、木香、青皮、高良姜、槟榔、小茴香、川楝子、巴豆。

天王补心丹：柏子仁、酸枣仁、天冬、麦冬、生地黄、当归身、人参、丹参、玄参、桔梗、朱砂、五味子、远志、茯苓。

调胃承气汤：大黄、芒硝、炙甘草。

痛泻要方：炒陈皮、炒白术、炒白芍、防风。

透脓散：穿山甲、皂角刺、生黄芪、当归、川芎。

W

完带汤：炒白术、炒山药、人参、炒白芍、炒车前子、苍术、甘草、陈皮、黑荆芥、柴胡。

胃苓汤：泽泻、白术、猪苓、茯苓、桂枝、厚朴、陈皮、苍术、甘草。生姜、大枣。

温经汤：吴茱萸、当归、白药、川芎、人参、桂枝、阿胶、牡丹皮、生姜、甘草、半夏、麦冬。

乌梅丸：乌梅、细辛、干姜、当归、炮附子、炒蜀椒、桂枝、黄柏、黄连、人参。

五苓散：猪苓、茯苓、白术、泽泻、桂枝。

五磨饮子：沉香、乌药、槟榔、枳实、木香。

五皮饮：生姜皮、桑白皮、陈皮、大腹皮、茯苓皮。

五味消毒饮：金银花、野菊花、蒲公英、紫花地丁、紫背天葵。

X

犀角地黄汤：犀角、生地黄、芍药、牡丹皮。

仙方活命饮：金银花、炙山甲、皂角刺、天花粉、生甘草、乳香、没药、当归、赤芍、白芍、白芷、防风、象贝母、陈皮。

香砂六君子汤：人参、白术、茯苓、炙甘草、陈皮、半夏、木香、砂仁。

逍遥散：柴胡、当归、白芍、白术、茯苓、炙甘草。加煨姜、薄荷。

小半夏汤：半夏、生姜。

小柴胡汤：柴胡、黄芩、人参、半夏、炙甘草、生姜、大枣。

小承气汤：大黄、炙厚朴、枳实。

小建中汤：桂枝、白芍、炙甘草、生姜、大枣、饴糖。

泻白散：地骨皮、炒桑白皮、炙甘草。加粳米。

泻心汤：黄芩、黄连、大黄。

新加香薷饮：香薷、鲜扁豆花、厚朴、金银花、连翘。

杏苏散：紫苏叶、杏仁、陈皮、半夏、茯苓、甘草、前胡、桔梗、枳壳、生姜、大枣。

旋覆代赭汤：旋覆花(包)、赭石、生姜、制半夏、炙甘草、大枣、党参。

血府逐瘀汤：桃仁、红花、当归、生地黄、赤芍、川芎、枳壳、桔梗、牛膝、柴胡、甘草。

Y

养心汤：肉桂、茯神、远志、柏子仁、茯苓、酸枣仁、川芎、当归、半夏曲、炙甘草、五味子、人参、黄芪。

叶氏养胃汤：沙参、麦冬、石斛、生地黄、白芍、川楝子、甘草。

一贯煎：北沙参、麦冬、生地黄、当归身、枸杞子、川楝子。

异功散：人参、白术、茯苓、陈皮、炙甘草。

益胃汤：沙参、麦冬、冰糖、细生地黄、玉竹。

茵陈蒿汤：茵陈蒿、栀子、大黄。

银翘散：金银花、连翘、苦桔梗、薄荷、竹叶、甘草、荆芥穗、淡豆豉、牛蒡子、鲜芦根。

右归丸：熟地黄、山茱萸、山药、杜仲、枸杞子、菟丝子、肉桂、制附子、鹿角胶、当归。

右归饮：熟地黄、炒山药、山芋肉、枸杞子、炙甘草、姜制杜仲、制附子、肉桂。

越婢加术汤：麻黄、石膏、甘草、生姜、大枣、白术。

越婢汤：麻黄、石膏、生姜、大枣、甘草。

越鞠丸：苍术、香附、川芎、神曲、栀子。

玉屏风散：防风、黄芪、白术。

Z

真人养脏汤：人参、白术、当归、煨肉豆蔻、肉桂、炙甘草、白芍、木香、诃子、蜜炙罂粟壳。

真武汤：炮附子、茯苓、白术、白芍、生姜。

镇肝熄风汤：白芍、天冬、玄参、龟板、赭石、川楝子、茵陈、龙骨、牡蛎、麦芽、牛膝、甘草。

知柏地黄丸：熟地黄、山萸肉、山药、泽泻、茯苓、牡丹皮、黄柏、知母。

止带方：茯苓、猪苓、泽泻、赤芍、丹皮、茵陈、黄柏、栀子、牛膝、车前子。

枳实导滞丸：大黄、枳实、炒神曲、茯苓、黄芩、黄连、白术、泽泻。

朱砂安神丸：朱砂、黄连、甘草、生地黄、当归。

竹叶石膏汤：生石膏、甘草、粳米、人参、麦冬、竹叶、半夏。

左归丸：熟地黄、山茱萸(制)、山药、茯苓、鹿角胶、龟板胶、枸杞子、菟丝子、牛膝。

左归饮：熟地黄、山芋肉、枸杞子、炒山药、茯苓、甘草。

参 考 文 献

[1] 刘全生. 中医学基础 [M]. 2 版. 北京: 人民卫生出版社, 2002.

[2] 李家邦. 中医学 [M]. 6 版. 北京: 人民卫生出版社, 2006.

[3] 廖福义. 中医学基础 [M]. 北京: 人民卫生出版社, 2002.

[4] 李佃贵. 中医学 [M]. 北京: 人民卫生出版社, 2004.

[5] 汪志诚, 吴伯英. 中医学基础 [M]. 北京: 科学出版社, 2004.

[6] 车念聪. 中医学基础 [M]. 北京: 中医古籍出版社, 2003.

[7] 韩贵清, 李佃贵. 中医学 [M]. 北京: 北京医科大学出版社, 2002.

[8] 奚中和. 中医学概要 [M]. 3 版. 北京: 人民卫生出版社, 2001.

[9] 王桂敏. 中医学 [M]. 北京: 科学出版社, 2007.

[10] 季绍良, 成肇智. 中医诊断学 [M]. 北京: 人民卫生出版社, 2002.

[11] 刘毅. 中医诊断学 [M]. 北京: 高等教育出版社, 2005.

[12] 廖福义. 中医诊断学 [M]. 北京: 人民卫生出版社, 2005.

[13] 郭蕾. 中医基础理论 [M]. 北京: 科学出版社, 2005.

[14] 单兆伟. 中医内科临床思路与方法 [M]. 北京: 人民卫生出版社, 2006.

[15] 梁繁荣. 针灸学 [M]. 上海: 上海科学技术出版社, 2006.

[16] 贾春华. 中医护理学 [M]. 2 版. 北京: 人民卫生出版社, 2006.

[17] 许健鹏, 高文柱. 中国传统康复治疗学 [M]. 北京: 华夏出版社, 2005.

[18] 宋传荣. 中医学概要 [M]. 北京: 人民卫生出版社, 2005.

[19] 那继文. 推拿手法学 [M]. 北京: 人民卫生出版社, 2005.

[20] 郭翔. 推拿学 [M]. 3 版. 北京: 人民卫生出版社, 2014.

[21] 宋立富. 中医学基础 [M]. 西安: 第四军医大学出版社, 2012.

56检